消 化 系 统

王双连　丁兆习　主编

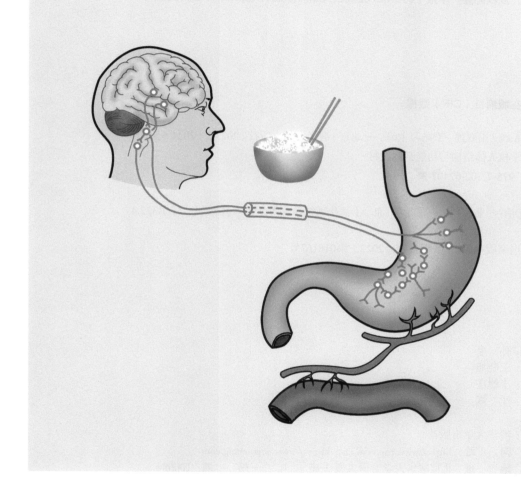

清华大学出版社

北 京

内 容 简 介

本书以消化系统为主线,将解剖学、组织胚胎学、生理学、病理学、病理生理学、诊断学和药理学的内容进行有机整合,为学生搭建消化系统结构功能 – 病理改变 – 疾病诊断 – 药物治疗的知识框架,并基于消化系统临床病例,引导学生利用整合知识解决临床实际问题,以利于开展以器官系统为中心的混合式教学。本教材可供全国高等院校基础、临床、预防、口腔医学专业学生及从事相关医学研究的科技和医务工作者使用。

图书在版编目(CIP)数据

消化系统 / 王双连,丁兆习主编 . — 北京:清华大学出版社,2023.2(2024.6重印)
高等学校人体结构与功能系列教材
ISBN 978-7-302-62407-3

Ⅰ.①消… Ⅱ.①王…②丁… Ⅲ.①消化系统—高等学校—教材 Ⅳ.① R322.4

中国国家版本馆CIP数据核字(2023)第016167号

责任编辑:孙　宇
封面设计:王晓旭
责任校对:李建庄
责任印制:沈　露

出版发行:清华大学出版社
　　　　网　　　址:https://www.tup.com.cn,https://www.wqxuetang.com
　　　　地　　　址:北京清华大学学研大厦 A 座　　　邮　　编:100084
　　　　社 总 机:010-83470000　　　　　　　　邮　　购:010-62786544
　　　　投稿与读者服务:010-62776969,c-service@tup.tsinghua.edu.cn
　　　　质量反馈:010-62772015,zhiliang@tup.tsinghua.edu.cn
印 装 者:涿州市般润文化传播有限公司
经　　销:全国新华书店
开　　本:210mm×285mm　　　　印　　张:19.5　　　　字　　数:445 千字
版　　次:2023 年 4 月第 1 版　　　　印　　次:2024 年 6 月第 2 次印刷
定　　价:89.00 元

产品编号:100232-01

主编简介

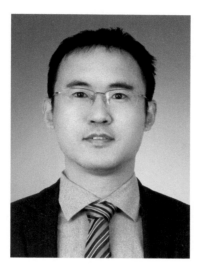

王双连　副教授

　　2007—2011 年获得"国家留学基金委建设高水平大学研究生项目"资助，以联合培养博士生的身份先后在多伦多大学和韦仕敦大学进行科研训练。2011 年入职山东大学，在基础医学院生理与病理生理学系从事教学和科研工作。

　　教学方面：主持山东省一流本科课程一项；科研方面：主要研究外周 GABA 能信号系统对内脏功能的调控作用及其机制。已主持完成国家自然科学基金青年项目一项、山东省优秀中青年科学家奖励基金一项、教育部博士点基金新教师类项目一项。目前主持在研国家自然科学基金面上项目一项，山东省自然科学基金面上项目一项。

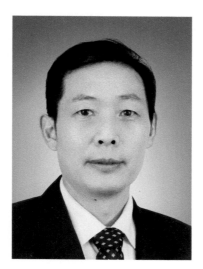

丁兆习　教授

　　从事人体系统解剖学、局部解剖学教学 30 余年，为国家精品在线开放课程"系统解剖学"和国家级线上一流课程"系统解剖学"负责人，主编、副主编或参编规划教材 6 部。主要从事淋巴系统的基础和临床应用研究，主持部级课题 2 项。

高等学校人体结构与功能系列教材

编　委　会

《消化系统》

编委会

主　编　王双连　丁兆习

副主编　郭雨霁　张晓芳

编　委（按姓氏拼音排序）

丛书前言

"高等学校人体结构与功能系列教材"秉承国际医学教育改革和发展的核心理念，打破学科之间的壁垒，将人体解剖学、组织学与胚胎学、生理学、病理生理学、病理学、药理学、诊断学七门内容高度相关的医学核心课程以器官系统为主线进行了整合，形成《人体结构与功能基础》《神经系统》《运动系统》《血液与淋巴系统》《心血管系统》《呼吸系统》《消化系统》《泌尿系统》《内分泌与生殖系统》共九本书，系统阐述了各器官的胚胎发生、正常结构和功能、相关疾病的病因和发病机制、疾病发生后的形态及功能改变、疾病的诊断和相关药物治疗等内容。

本套教材根据"全面提高人才自主培养质量，着力造就拔尖创新人才"要求，坚持精英医学人才培养理念，在强调"内容精简、详略有方"的同时，力求实现将医学知识进行基于人体器官的实质性融合，克服了整合教材常见的"拼盘"做法，有利于帮助医学生搭建机体结构－功能－疾病－诊断－药物治疗为基础的知识架构。多数章节还采用案例引导的方式，在激发学生学习兴趣的同时，引导学生运用所学知识分析临床问题，提升知识应用能力。

为推进教育数字化，建设全民终身学习的学习型社会，编写组还制作了配套的在线开放课程并在慕课平台免费开放，为医学院校推进数字化教学转型提供了便利。建议选用本套教材的学校改变传统的"满堂灌"教学模式，积极推进混合式教学，将学生线上学习基础知识和教师线下指导学生内化与拓展知识有机结合，使以学生为中心、以能力提高为导向的医学教育理念落到实处。本套教材还支持学生以案例为基础（CBL）和以问题为中心（PBL）的自主学习，辅以实验室研究型学习和临床见习，从而进一步提高医学教育质量，实现培养高素质医学人才的目标。

本套教材以全国高等医学院校临床医学类、口腔医学类、预防医学类和基础医学类五年制、长学制医学生为主要目标读者，并可作为临床医学各专业研究生、住院医师等相关人员的参考用书。

感谢山东大学出版基金、山东大学基础医学院对于本套教材编写的鼎力支持，感谢山东数字人科技股份有限公司提供的高清组织显微镜下图片，感谢清华大学出版社在本书出版和插图绘制过程中给予的支持和帮助。

本套教材的参编作者均为来自山东大学等国内知名医学院校且多年从事教学科研工作的一

线教师，他们将多年医学教学积累的宝贵经验有机融入教材中。不过由于时间仓促、编者水平有限，教材中难免会存在疏漏和错误，敬请广大师生和读者提出宝贵意见，以利今后在修订中进一步完善。

刘传勇　易　凡
2022 年 11 月

　　本教材的参编作者均为来自国内知名医学院校，从事多年一线教学科研工作的专家、教授，在编写过程中，他们将医学教学中积累的宝贵经验潜移默化地融入教材中。本教材秉承国际第二代医学教育改革的核心思想，打破了学科之间的壁垒，将内容高度相关的七门医学核心课程，包括人体解剖学、组织学与胚胎学、生理学、病理生理学、病理学、药理学、诊断学等内容以消化系统为主线进行了整合，系统阐述了消化系统的结构和功能、消化系统疾病发生的原因，以及发生后的形态及功能表现、消化系统相关疾病的诊断和药物治疗等内容。

　　本教材坚持符合医学精英教育的要求，在强调"内容精简、详略有方"的同时，实现了在消化系统的器官水平进行相关学科内容的实质性整合，克服了整合教材常见的"拼盘"做法，有利于帮助医学生搭建以器官－系统为基础的知识架构。此外，每一个消化器官还采用了案例引导的方式，让学生在学习知识的同时，学会用所学的知识解释临床问题，培养临床思维。

　　为方便学生学习和学校教学，编写组还以系统为单元制作了在线开放课程并在慕课平台免费开放，所有微视频也可以通过扫描二维码的形式观看，为医学院校以此教材为基础推进线上线下相结合的混合式教学提供了便利，此模式将学生线上进行基础知识学习、教师课堂进行知识的内化和拓展、以问题为中心的自主学习（problem-based learning, PBL），以及实验室学习和临床见习等多种学习方法相结合，将学生所学直接应用于临床思维的训练，改变传统的以知识学习为目的的"满堂灌"教学模式，将知识学习与能力转化相结合，从而提高医学教育质量，以实现培养高层次的具有综合素质和发展潜能人才的医学教育目标。

　　本教材以全国高等医学院校临床医学专业学生为主要目标读者，并可作为研究生、住院医师等相关人员的参考用书。

王双连　丁兆习

2023 年 2 月

目　录

第一篇　消化系统

第二篇　能量代谢与体温调节

第一篇 消化系统

第一章 消化系统概述

- **消化系统的组成**
  - ◎ 消化系统的一般结构
  - ◎ 胸腹部标志线和腹部分区
- **消化系统的发生**
  - ◎ 前肠的演变
  - ◎ 中肠的演变
  - ◎ 后肠的演变
  - ◎ 消化系统的常见畸形

- **消化系统的功能**
  - ◎ 消化道的血流分布及血流量控制
  - ◎ 消化道的运动
  - ◎ 肠神经系统以及消化系统的自主神经控制
  - ◎ 消化系统的内分泌功能
  - ◎ 肠道微生态的概念及生理意义
  - ◎ 消化道的免疫功能
  - ◎ 进餐期间胃肠功能的控制

第一节 消化系统的组成

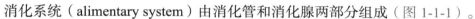

消化系统（alimentary system）由消化管和消化腺两部分组成（图 1-1-1）。

消化管（alimentary canals）包括口腔、咽、食管、胃、小肠（十二指肠、空肠和回肠）和大肠（盲肠、阑尾、结肠、直肠和肛管）。临床上常把口腔、咽、食管、十二指肠称为上消化道，空肠及以下的消化管称为下消化道。消化管各部形态差异较大，以适应摄食、咀嚼、运送、消化和吸收等不同功能。消化腺（alimentary glands）包括大消化腺和小消化腺两种。大消化腺位于消化管壁外，成为独立的器官，分泌的消化液经导管排入消化管腔内，如肝、胰和大唾液腺；小消化腺位于消化管壁内，如唇腺、颊腺、食管腺、胃腺和肠腺等。

一、消化系统的一般结构

消化系统的器官虽然各具形态和功能，但从基本结构上可分为中空性器官（如消化管）和实质性器官（如消化腺）两大类。

（一）中空性器官

中空性器官呈管状或囊状，内部有空腔与外界相通。中空性器官的壁由数层组织构成，自咽至肛门的消化管都可分为 4 层，由内向外依次是：黏膜层、黏膜下层、肌

Note

层和外膜层。其中，各器官黏膜层变化最为明显（图1-1-2）。

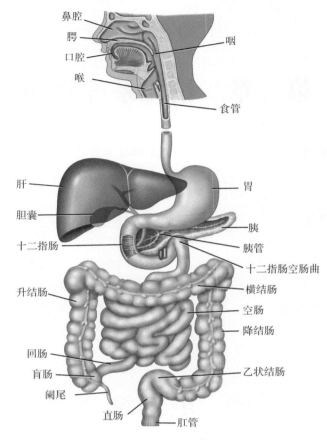

图 1-1-1　消化系统概况

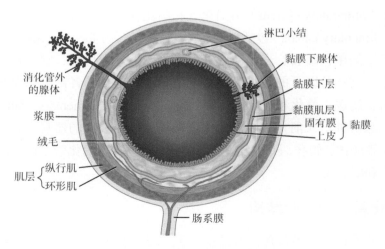

图 1-1-2　肠壁的一般构造模式图

（二）实质性器官

实质性器官内部没有特定的空腔，表面常包以结缔组织的被膜或浆膜，结缔组织的被膜深入器官内，将器官的实质分隔成若干小单位，称小叶，如肝小叶。分布于实

质性器官的血管、淋巴管和神经，以及导管等出入该器官的部位常为一凹陷，称为门
（hilum 或 porta），如肝门等。

二、胸腹部标志线和腹部分区

消化系统和其他内脏系统的大部分器官位于胸腔、腹腔、盆腔内，虽然器官受人
体生理活动、体形、体位等变化的影响，但各器官都占据着相对固定的位置。掌握这
些器官的正常位置，对临床检查和诊断具有重要意义。为了阐明胸腔、腹腔内各器官
的正常位置和体表投影，通常利用某些躯体标志在胸、腹部体表设定一些标志线和分
区（图 1-1-3、图 1-1-4）。

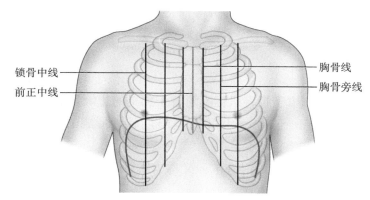

图 1-1-3　胸部标志线

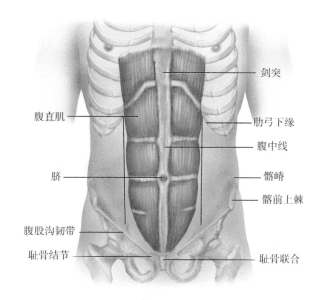

图 1-1-4　腹部体表标志示意图

（一）胸部标志线

解剖上常以肋或肋间隙作为横坐标，以下列垂线作为纵坐标描述胸腔脏器的位置
和体表投影。

1. 前正中线　沿胸腹部前面正中线所做的垂线。

2. 胸骨线　沿胸骨最宽处两侧缘所做的垂线。

3. 胸骨旁线　沿胸骨线和锁骨中线两者连线中点所做的垂线。

4. 锁骨中线　沿锁骨中点向下所做的垂线。

5. 腋前线　沿腋窝前缘或腋前襞向下所做的垂线。

6. 腋中线　沿腋前线和腋后线连线中点所做的垂线。

7. 腋后线　沿腋窝后缘或腋后襞向下所做的垂线。

8. 肩胛线　经肩胛骨下角所做的垂线。

9. 脊柱旁线　沿肩胛线和后正中线连线中点所做的垂线。

10. 后正中线　沿躯体后面正中即胸椎棘突尖所做的垂线。

（二）腹部体表标志

1. 剑突（xiphoid process）　为胸骨下端的软骨，位于第 7 对肋软骨之间凹陷的顶部，是腹部体表的上界。由于腹直肌腱膜附着于剑突的边缘及尖部，常不易扪及。

2. 肋弓下缘（costal margin）　由第 8 ~ 10 肋软骨形成的肋缘组成，参与构成腹部体表上界。

3. 腹上角（upper abdominal angle）　又称为胸骨下角（infrasternal angle），为两侧肋弓至剑突根部的交角。

4. 腹中线（midabdominal line）　又称腹白线（linea alba），为前正中线腹部部分。

5. 脐（umbilicus）　位于腹中线，其向后投影相当于第 3 ~ 4 腰椎之间，为腹部四分区的交点。

6. 腹直肌外缘（lateral border of the rectus muscle）　是腹直肌的外侧缘，相当于两侧锁骨中线的延续。

7. 髂嵴（iliac crests）　为两侧髂骨翼的上缘。

8. 髂前上棘（anterior superior iliac spine）　为髂嵴前端的突出点，常作为腹部九分区、阑尾压痛点和骨髓穿刺点的定位标志。

9. 耻骨联合（pubic symphysis）　为两耻骨间的纤维软骨连结，与耻骨共同组成腹部体表下界。

10. 腹股沟韧带（inguinal ligament）　为腹部与股部分界处的韧带，与耻骨联合共同构成腹部前壁体表的下界。

（三）腹部分区

腹部位于胸部和骨盆之间。腹部前方上界为剑突、肋弓下缘，后方上界为第 11、12 肋游离缘及第 12 胸椎棘突；下界为耻骨联合上缘、腹股沟韧带及髂嵴。腹部包括腹壁、腹腔和腹腔脏器 3 部分。腹腔的上界以膈肌为顶，下界以盆腔为底。腹腔器官很多，除消化系统器官外，还包含泌尿、内分泌和部分生殖系统的器官。在进行腹部体格检查的过程中，应综合考虑消化系统器官与其他器官之间的位置关系并加以鉴别。

1. **九区分法** 腹部的分区方法较多。通常根据腹部的体表标志在腹部画出两条横线和两条纵线将腹部分为 9 个区（图 1-1-5A）。两条横线分别是通过两侧肋弓最低点（或第 10 肋的最低点）的上横线（肋下平面）和两侧髂结节的下横线（结节间平面），将腹部分为上腹部、中腹部和下腹部。两条纵线分别是通过腹股沟韧带中点所做的垂线，将上腹部分为中间的腹上区和两侧的左、右季肋区，将中腹部分为中间的脐区和两侧的左、右腹外侧区（腰区），将下腹部分为中间的腹下区（耻区）和两侧的左、右髂区（腹股沟区）。腹腔各器官在腹部的体表投影见表 1-1-1。

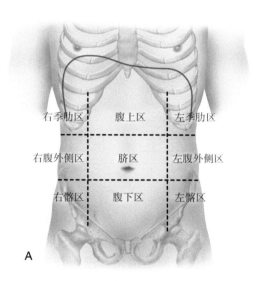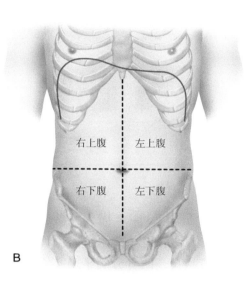

图 1-1-5 腹部体表分区

表 1-1-1 九区分法主要脏器分布

右季肋区	腹上区	左季肋区
大部分右半肝、部分胆囊、结肠右曲、部分右肾	小部分右半肝、大部分左半肝、部分胆囊、胃贲门部、大部分胃体、胃幽门部、胆总管、部分十二指肠、大部分胰腺、两肾各一部分、肾上腺	小部分左半肝、胃底、部分胃体、脾、胰尾、结肠左曲、部分左肾
右腹外侧（腰）区	**脐区**	**左腹外侧（腰）区**
升结肠、部分回肠、部分右肾	胃大弯（充盈时）、横结肠、大网膜、两侧输尿管各一部分、部分十二指肠、部分空肠、部分回肠	降结肠、部分空肠、部分左肾
右髂（腹股沟）区	**腹（耻）下区**	**左髂（腹股沟）区**
盲肠、阑尾、回肠末段	部分回肠、膀胱（充盈时）、子宫（妊娠期）、部分乙状结肠、两侧输尿管各一部分	部分乙状结肠、部分回肠

2. **四区分法** 临床上常用简便的腹部分区法，即通过脐做水平和垂直两条线，将腹部分为左、右上腹部和左、右下腹部 4 个区（图 1-1-5B、表 1-1-2）。

表 1-1-2　四区分法主要脏器分布

右上腹	左上腹
肝、胆囊、幽门、十二指肠、小肠、胰头、结肠肝曲、部分横结肠、主动脉腹部及右肾上腺、右肾	胃、脾、胰体、胰尾、小肠、结肠脾曲、部分横结肠、主动脉腹部、左肾上腺、左肾

右下腹	左下腹
盲肠、阑尾、部分升结肠、小肠及膨胀的膀胱、增大的子宫、女性的右侧输卵管、男性的右侧精索、右输尿管	小肠、部分降结肠、乙状结肠及增大的子宫、女性的左侧卵巢和输卵管、男性的左侧精索、左输尿管

（丁兆习）

第二节　消化系统的发生

　　人体胚胎第 3 ~ 4 周，胚盘边缘向腹侧卷折，内胚层被卷入胚体内，形成一条头尾走向的封闭管道，称原始消化管或原肠（primitive gut）。其头端起自口咽膜，尾端止于泄殖腔膜，两者分别于第 4 周和第 8 周破裂、消失，原始消化管遂与外界相通。原始消化管中段与卵黄囊相通连，称为中肠（midgut），前段称为前肠（foregut），尾段称为后肠（hindgut）。随着胚体和原始消化管的增长，卵黄囊与中肠的连接部逐渐变细，形成卵黄管（vitelline duct）（图 1-1-6）。卵黄管于胚胎第 6 周闭锁并逐渐退化消失。

　　前肠将分化为部分口腔底、舌、咽至十二指肠乳头之间的消化管、肝、胆囊、下颌下腺、舌下腺、胰腺等器官；中肠将分化为自十二指肠乳头至横结肠右 2/3 之间的消化管；后肠将分化为自横结肠左 1/3 至肛管上段的消化管。消化管的上皮细胞及腺的实质大多来自原始消化管的内胚层，而结缔组织和肌组织则来自脏壁中胚层。

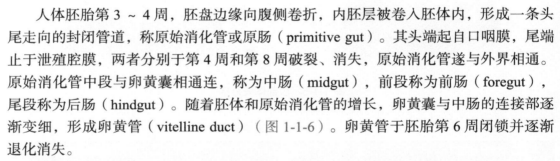
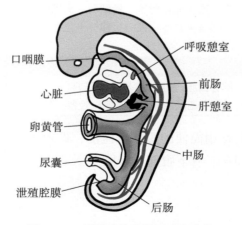

图 1-1-6　原始消化管的形成和分段

一、前肠的演变

1.**食管和胃的发生**　食管由原始咽尾侧至胃之间的一段前肠分化而来。人体胚胎第 5 周时食管很短，随着颈的出现和心、肺的下降而迅速增长。食管上皮最初为单层，后增殖为复层，管腔一度闭锁。第 8 周，过度增殖的上皮细胞凋亡退化，食管的管腔重现，食管上皮变为复层上皮。覆盖于原始消化管外面的脏壁中胚层分化形成食管壁的结缔组织和肌组织。

胚胎第 4 周，在原始横隔的下方，前肠尾段形成一梭形膨大，为胃的原基，以腹、背系膜与体壁相连。第 5 周，其背侧壁生长迅速，形成胃大弯；腹侧壁生长缓慢，形成胃小弯。第 7 ~ 8 周，胃大弯头端生长迅速，向上膨出，形成胃底。胃背系膜生长迅速，突向左侧，形成网膜囊，使胃沿头尾轴顺时针方向旋转 90°。胃的头端因肝的增大而被推向左侧，胃的尾端因十二指肠紧贴于腹后壁而被固定，从而胃由原来的垂直方位变成了由左上至右下的斜行方位（图 1-1-7）。

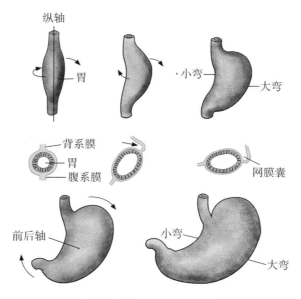

图 1-1-7　胃的形成和旋转

2.**肝脏和胆囊的发生**　胚胎第 4 周初，前肠末端腹侧壁内胚层上皮增生，向外突出，形成一囊状突起，称肝憩室（hepatic diverticulum），是肝脏和胆囊的原基。肝憩室迅速增大，很快长入位于心脏与卵黄管之间的原始横隔（septum transversum）内。肝憩室末端膨大，形成头、尾两支（图 1-1-8A）。头支较大，为肝原基；尾支较小，为胆囊原基。头支生长迅速，上皮细胞增殖，形成许多分支并相互吻合成网状的细胞索，即肝索。肝索分化形成肝板、界板及肝内各级胆管。穿行于原始横隔内的卵黄静脉和脐静脉也反复分支并相互吻合，在肝索间形成毛细血管网，即肝血窦。大约第 6 周，肝细胞间出现胆小管，第 9 ~ 10 周出现肝小叶。第 3 个月，肝细胞开始合成分泌胆汁。原始横隔中的间充质分化为肝内结缔组织和肝被膜。第 6 周，造血干细胞从卵黄囊壁迁入肝，在肝血窦内外形成大量造血组织并开始造血。肝脏主要产生红细胞，也产生少量粒细胞和巨核细胞。肝脏造血功能在第6个月之后逐渐降低，至出生时基本停止。胎儿肝细胞还可以合成并分泌多种血浆蛋白和甲胎蛋白（alpha-fetal protein, AFP）。

肝憩室尾支较小，发育为胆囊和胆囊管。肝憩室根部发育为胆总管，末端与主胰管末端合并，开口于十二指肠乳头（图1-1-8B）。

3. 胰腺的发生 胚胎第4周末，前肠末端近肝憩室处腹侧内胚层细胞增生，向外突出形成腹/背胰芽（ventral/dorsal pancreatic bud）。腹/背胰芽的上皮细胞增生，形成细胞索，之后反复分支，其末端形成腺泡，与腺泡相连的各级分支形成各级导管，分化形成腹胰（ventral pancreas）和背胰（dorsal pancreas）（图1-1-8C），两者各有一条贯穿腺体全长的导管，分别称为腹胰管与背胰管。胎儿第3个月后，部分细胞脱离上皮细胞索，分化形成胰岛，并于第5个月开始行使内分泌功能。

由于胃和十二指肠方位的变化，腹胰转向右侧，背胰转向左侧。由于肠壁的不均等生长，腹胰转至背胰后方，并与之融合成完整胰腺。腹胰形成胰头的下份和钩突，背胰形成胰头上份、胰体和胰尾。腹胰管与背胰管远侧段通连，形成主胰管（main pancreatic duct），与胆总管汇合后，共同开口于十二指肠乳头。背胰管的近侧段大多退化消失，只有少数个体保留，形成副胰管（accessory pancreatic duct），开口于十二指肠副乳头（图1-1-8D）。

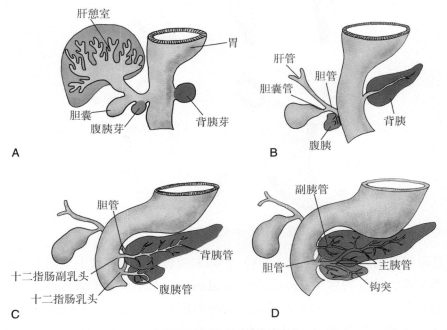

图 1-1-8　胆囊和胰腺的发生

二、中肠的演变

胚胎第4周，中肠腹侧与卵黄囊相通连，借背系膜连于背侧体壁。第5周，由于中肠增长速度比胚体的增长速度快，肠管向腹侧弯曲，形成一"U"形肠袢，称中肠袢（midgut loop），肠系膜上动脉行于中肠袢背系膜的中轴部位。中肠袢顶部与卵黄管相连，并以此为界分为头、尾两支（图1-1-9A）。尾支近卵黄管处内胚层细胞增生形成一囊状突起，称盲肠突（caecal bud），是盲肠和阑尾的原基。

胚胎第 6 周，中肠袢生长迅速，加之肝、中肾发育增大，腹腔容积相对变小，中肠袢突入脐带中的胚外体腔即脐腔（umbilical coelom）内，形成生理性脐疝（physiological umbilical herniation）。之后中肠袢在脐腔内继续增长，同时以肠系膜上动脉为轴，逆时针旋转 90°（胚体腹面观），头支转至右侧，尾支转至左侧（图 1-1-9B）。胚胎第 10 周，由于中肾萎缩、肝生长减缓和腹腔增大，中肠袢从脐腔退回腹腔，脐腔随之闭锁。在中肠袢退回腹腔时，头支在前，尾支在后，同时逆时针旋转 180°，头支转至左侧，尾支转至右侧（图 1-1-9C）。头支生长快，形成空肠和回肠的大部，位居腹腔中部。盲肠突位置较高，位居肝右叶下方，后降至右髂窝，形成升结肠。盲肠突的近段形成盲肠，远段形成阑尾。盲肠突以后的部分中肠形成横结肠的右 2/3（图 1-1-9C、D）。

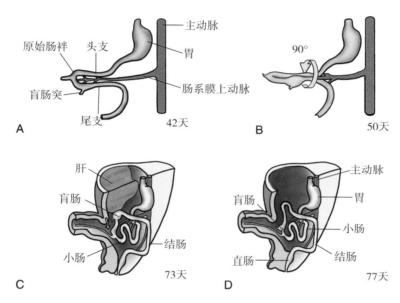

图 1-1-9　中肠袢的旋转示意图

三、后肠的演变

当中肠袢退回到腹腔时，大部分后肠被推向左侧，形成横结肠的左 1/3、降结肠和乙状结肠（图 1-1-9D）。后肠的末段膨大，称泄殖腔（cloaca），腹侧与尿囊相连，末端以泄殖腔膜封闭。胚胎第 6 ～ 7 周，尿囊与后肠之间的间充质增生，向尾端生长，形成一突入泄殖腔的镰状隔膜，称尿直肠隔（urorectal septum）。当尿直肠隔与泄殖腔膜接触融合后，泄殖腔被分为腹侧的尿生殖窦（urogenital sinus）和背侧的肛直肠管（anorectal canal），腹侧份发育为膀胱和尿道，背侧份发育为直肠和肛管上段。泄殖腔膜也因此被分为腹侧的尿生殖膜（urogenital membrane）和背侧的肛膜（anal membrane）。尿直肠隔的尾侧端和泄殖腔膜融合处形成会阴体（图 1-1-10）。肛膜表面的外胚层向内凹陷形成一浅凹，称肛凹（anal pit）。胚胎第 8 周，肛膜破裂后，肛凹加深，形成肛管的下段。肛管上段的上皮来自内胚层，下段的上皮来自外胚层，两者的分界线为齿状线。

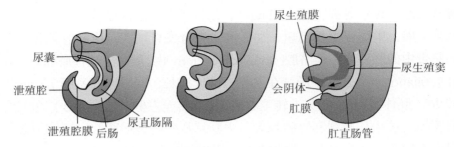

图 1-1-10 泄殖腔的分隔

四、消化系统的常见畸形

1. 消化管闭锁和狭窄　在胚胎第 6 周时，消化管上皮细胞过度增生，管腔一度完全闭塞。之后，过度增生的细胞发生凋亡，管腔重新出现。若管腔重建过程受阻或不良，就会出现消化管闭锁（atresia）或狭窄（stenosis），多见于食管和十二指肠。

2. 先天性幽门狭窄　胃幽门部环形平滑肌过度肥厚并突向管腔所致的先天性消化管畸形称为先天性幽门狭窄（congenital pyloric stenosis），主要表现为患儿进食后出现严重的呕吐。

3. 先天性脐疝　胎儿出生时，肠管从脐部膨出，称先天性脐疝（congenital umbilical hernia），是肠襻未从脐腔退回腹腔或肠襻退回腹腔后脐腔未闭锁所致（图 1-1-11）。

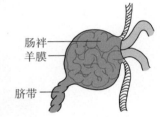

图 1-1-11　先天性脐疝

4. 卵黄管相关畸形　卵黄管未闭锁或闭锁不全会导致先天性畸形。如果卵黄管全长未闭锁，则回肠与脐之间会保留一瘘管，称脐瘘（umbilical fistula）（图 1-1-12A）。出生后，粪便可通过该瘘管从脐部溢出。如果卵黄管远端已闭锁，但基部保留一盲囊连于回肠，则称为梅克尔憩室（Meckel's diverticulum）或回肠憩室（ileal diverticulum）。梅克尔憩室多发生在距回盲口 0.3 ~ 1 m 的回肠对系膜缘上，呈囊状突起，长约 5 cm（图 1-1-12B）。梅克尔憩室的位置靠近阑尾，当发炎或合并穿孔时，症状和阑尾炎相似。

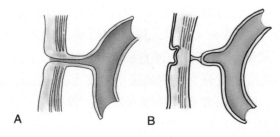

图 1-1-12　卵黄管相关畸形

A. 脐瘘；B. 梅克尔憩室

5. 先天性巨结肠　先天性巨结肠（congenital megacolon）又称 Hirschsprung 病，多见于乙状结肠。因神经嵴细胞未能迁移至受损段肠壁内，该段肠壁内副交感神经节细胞缺如，致使受损段结肠处于不能蠕动的麻痹状态，近端结肠内粪便淤积、扩张而成为巨结肠。

6. **肛门闭锁和直肠闭锁**　肛管与外界不通，称肛门闭锁（imperforate anus），系肛膜未破或肛凹未形成所致。尿直肠隔向背侧偏移可导致直肠闭锁（rectal atresia），常伴有各种直肠瘘（rectal fistula），如直肠膀胱瘘、直肠尿道瘘、直肠阴道瘘及直肠会阴体瘘等（图 1-1-13）。

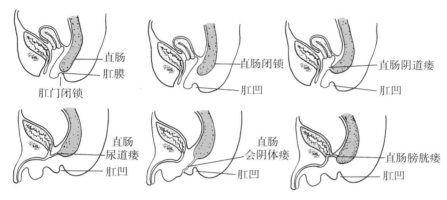

图 1-1-13　肛门闭锁和直肠闭锁

7. **中肠袢旋转异常**　正常发育过程中，中肠袢从脐腔退回腹腔时逆时针旋转 180°，如果该旋转过程出现异常，就会形成各种消化管异位，如中左位阑尾、右位胃和右位乙状结肠等。中肠袢旋转异常可伴有其他内脏器官的镜像性易位，如右位心。这类异常又统称为内脏反位，在临床上，易导致误诊。

8. **胆管闭锁**　肝内和肝外胆管在发生过程中也有管腔重建过程。如果其管腔重建过程受阻，就可能出现肝内或肝外胆管闭锁（intra-or extra- hepatic biliary atresia），导致新生儿阻塞性黄疸。

（郭雨霁）

第三节　消化系统的功能

人体所需的营养物质来源于食物。食物中的水、无机盐和维生素等小分子营养物质可以直接被吸收利用，而糖类、蛋白质和脂肪等大分子有机物必须在消化道内分解为结构简单的小分子物质才能被吸收和利用。食物在消化道内被分解成可吸收的小分子物质的过程称为消化（digestion）。消化的方式有两种，一种是机械性消化（mechanical digestion），是指通过消化道的运动将食物进行研磨，使其与消化液充分混合，同时将食物推向远段肠管的过程；另一种是化学性消化（chemical digestion），是指通过消化腺分泌消化液，由消化液中的消化酶将食物中的大分子物质分解成可被吸收的小分子物质的过程。上述两种消化方式同时进行，相互配合，共同作用，为机体的新陈代谢不断地提供养料和能量。经消化后的小分子物质、水、无机盐和维生素，通过消化道黏膜进入血液和淋巴液的过程，称为吸收（absorption）。食物中未被消化吸收的残渣，以粪便的形式排出体外。消化和吸收是两个相辅相成、紧密联系的过程，受到神经和体液因素的调节。

一、消化道的血流分布及血流量控制

消化系统的正常运行需要消化道及其相关器官接受足够的氧和营养物质供应，以满足代谢需求。血管收缩使血流量减少，消化液分泌会随之减少，导致消化道运动减弱，消化和吸收能力均降低。

（一）消化道的血流分布

消化道是机体最大的储血器官。安静状态下，消化系统的血流量约占心输出量的1/3，这不仅可满足消化道血液供给的需要，还可以使消化道的血管系统起到储血库的作用。消化系统的血液供应主要来自腹主动脉的三大分支，即腹腔动脉、肠系膜上动脉和肠系膜下动脉。这些动脉的分支除了供应消化道之外还供应脾、胰腺和肝。消化道动脉分支形成复杂而丰富的血管网，使消化道的任何部位在复杂的功能状态下都能接受多支动脉同时供血。例如，消化道各相邻动脉彼此沟通，相互吻合成动脉弓，由动脉弓发出的分支再吻合成次级动脉弓，形成复杂的血管网，各动脉分支血液供应之间无明显界限。这种血液循环布局，能够保证消化道各个区域在复杂的功能状态下均能得到足够的血液供应。消化道、胰腺、脾的静脉血经门静脉入肝，经肝窦汇入肝静脉，再经腔静脉回到右心房。肝的网状内皮细胞能够清除从肠道进入血液的细菌和一些特殊物质，避免其进入全身循环产生不利影响。

（二）消化道血流量的调节

副交感神经兴奋释放的递质乙酰胆碱可直接扩张血管，引起局部血流量增加。另外，副交感神经兴奋时消化道运动、分泌和吸收功能增强，组织代谢加强，耗氧量增加，CO_2和其他组织代谢产物增多，从而引起血管舒张，血流量增多。交感神经兴奋释放的递质去甲肾上腺素通过 α 肾上腺素能受体引起消化道血管收缩，血流量减少，但数分钟后，由于局部代谢产物的增加，血流量可立即恢复，基本维持消化道的血液供应。去甲肾上腺素作用于血管平滑肌 $β_2$ 肾上腺素能受体，使血管平滑肌舒张。由于 α 和 $β_2$ 受体在消化道血管平滑肌的分布密度不同，所以交感神经兴奋时，消化道血流出现重新分布现象，即黏膜层与黏膜下层的血管收缩，血流减少，而平滑肌层的血管舒张，血流增加，消化道总的血流量改变并不大。消化道内在神经也参与对消化道局部血流量的调节，如血管活性肠肽可引起结肠、直肠的血管舒张，使血量增加。

消化道局部的血流量也与体液因素关系密切。例如当消化道黏膜进行吸收时，黏膜的血流量大量增加，与消化道分泌的肽类舒血管因子，如血管活性肠肽、促胃液素、促胰液素及肠腺分泌的激肽和缓激肽等相关。餐后机体为适应食物的吸收，消化道血

Note

流量也增加。胃黏膜血流增加与胃泌酸腺区胃酸分泌引起的能量代谢增强相关，而小肠黏膜血流增加与小肠吸收的葡萄糖、脂肪酸和氨基酸等物质刺激小肠黏膜相关。

消化道的血流量还与局部组织的活动水平密切相关。进食后，由于消化道组织的代谢率增加，导致局部组织代谢产物（如腺苷）生成增多，使血管舒张，血流量增加。

二、消化道的运动

（一）消化道平滑肌的一般生理特性

消化道的运动是由消化道平滑肌来实现的。消化道平滑肌具有肌组织的共同特性，如兴奋性、自律性、紧张性、伸展性和敏感性，但这些特性的表现均有其自身的特点。

1. **兴奋性** 消化道平滑肌的兴奋性较骨骼肌和心肌低，其主要表现是收缩和舒张都很缓慢。

2. **自律性** 消化道平滑肌在离体后，可在适宜的环境中自动进行节律性收缩和舒张，称为自动节律性（automatic rhythmicity）。

3. **紧张性** 消化道平滑肌经常保持在一种微弱的持续收缩状态，即具有一定的紧张性（tonicity）。这种紧张性不仅是消化道平滑肌其他运动形式的基础，也可使胃、肠等维持一定的形状和位置。

4. **伸展性** 随着消化道的内容物增加，消化道平滑肌能够被动地伸展，以增加其容积。良好的伸展性具有重要的生理意义，能使消化道有可能容纳几倍于最初容积的食物，而消化道内压力却不明显升高。

5. **敏感性** 消化道平滑肌对电刺激不敏感，而对机械牵拉、温度和化学性刺激却极为敏感。消化道平滑肌的这一特性与它所处的生理环境密切相关，消化道内食物对平滑肌的机械扩张、温度和化学性刺激可促进消化腺分泌及消化道运动，有助于食物的消化。

（二）消化道平滑肌的电生理特性

消化道平滑肌的细胞电活动比骨骼肌复杂，其电位变化主要有静息电位、慢波电位和动作电位等三种形式。

1. **静息电位** 消化道平滑肌的静息电位（resting membrane potential）较小，一般测定值为 $-60 \sim -50$ mV 之间，主要因 K^+ 平衡电位而产生。

2. **慢波电位** 消化道平滑肌细胞在静息电位基础上，自发地产生周期性轻度去极化和复极化的电变化，由于其频率较慢，故称为慢波（slow wave）或基本电节律（basic electric rhythm）。慢波的波幅为 $10 \sim 15$ mV，持续时间由几秒至十几秒，其频率随不同的部位而异，人体的慢波频率在胃约每分钟 3 次，在十二指肠约每分钟 12 次，在回肠末段为每分钟 $8 \sim 9$ 次。慢波起源于消化道纵行肌和环形肌之间的 Cajal 间质细胞（interstitial cell of Cajal, ICC），因此 ICC 被认为是胃肠运动的起搏细胞。平滑肌细胞存在机械阈（mechanical threshold）和电阈（electrical threshold）两个临界膜电位值。当慢波去极化达到或超过机械阈时，细胞内 Ca^{2+} 浓度增加到足以激活肌细胞收缩水平，平滑肌细胞出现小幅度收缩，收缩幅度与慢波幅度呈正相关；当慢波去极化达到或超过电阈时，可引发动作电位，平滑肌细胞收缩增强，慢波上出现的动作电位数目越多，平滑肌细胞收缩越强（图 1-1-14）。

3. 动作电位　消化道平滑肌细胞动作电位（action potential）的去极化主要依赖 Ca^{2+} 内流，因此锋电位上升较慢，持续时间较长；复极化也由 K^+ 外流所致，且 K^+ 的外向电流与 Ca^{2+} 的内向电流在时间上几乎相同，因此锋电位的幅度较低，且大小不等。

当消化道平滑肌细胞发生动作电位时，由于 Ca^{2+} 内流量远大于慢波去极化达机械阈时的 Ca^{2+} 内流量，所以在只有慢波而无动作电位时，平滑肌仅发生轻度收缩；而当发生动作电位时，其收缩幅度明显增大，并随动作电位频率的增高而加大（图 1-1-14）。可见，动作电位与收缩之间存在良好的相关性，每个慢波上所出现的动作电位数目可作为收缩力大小的指标。

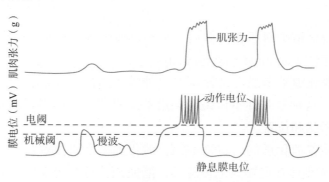

图 1-1-14　消化道平滑肌的电活动

平滑肌慢波、动作电位和收缩之间的关系可归纳为：收缩主要继动作电位之后产生，而动作电位则在慢波去极化的基础上发生。因此，慢波被认为是平滑肌收缩的起步电位，是平滑肌收缩节律的控制波，它决定消化道运动的方向、节律和速度。

（三）消化道平滑肌的兴奋 – 收缩耦联

消化道平滑肌细胞的收缩与骨骼肌和心肌一样，也是通过兴奋 - 收缩耦联（excitation-contraction coupling）由细胞内 Ca^{2+} 所触发的。神经递质和激素等因素可以促进 Ca^{2+} 内流。肌肉在静息条件下，胞内 Ca^{2+} 浓度较低，肌动蛋白和肌球蛋白之间没有相互作用。Ca^{2+} 可通过电压依赖性的钙通道（voltage-dependent Ca^{2+} channels, VDCCs）进入细胞。当细胞膜去极化达到阈值，便产生了动作电位，VDCCs 开放，Ca^{2+} 顺浓度梯度进入细胞引起细胞收缩。收缩的过程需要能量，因此缺血的肠道会很快丧失张力，从而被动扩张，最终导致腹部膨胀。

三、肠神经系统以及消化系统的自主神经控制

消化道的神经支配包括内在神经系统（intrinsic nervous system）和外来神经系统（extrinsic nervous system），两者相互协调，共同调节胃肠功能。

（一）内在神经系统

内在神经系统又称肠神经系统（enteric nervous system, ENS），是指分布于消化道管壁内的神经元和神经纤维组成的复杂神经网络，包含位于黏膜下层的黏膜下神经丛（submucosal plexus），又称 Meissner 神经丛，和位于纵行肌和环形肌之间的肌间神经丛（myenteric plexus），又称 Auerbach 神经丛。ENS 由感觉神经元、运动神经元和中间神经元组成。其中感觉神经元感受消化道内机械刺激、化学刺激和温度刺激，运动神经元支配消化道平滑肌、腺体和血管，中间神经元参与胃肠道运动和腺体分泌调节（图 1-1-15）。

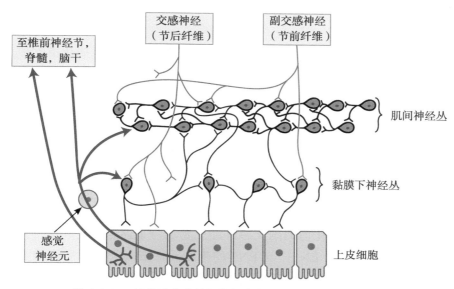

图 1-1-15　消化道内在神经丛与外来自主神经的关系示意图

1. **黏膜下神经丛**　黏膜下神经丛主要调节腺细胞、内分泌细胞、上皮细胞的分泌和局部血流量。其中兴奋性的分泌运动性神经元释放乙酰胆碱和血管活性肠肽（vasoactive intestinal peptide, VIP），作用于腺体细胞或上皮细胞。黏膜下神经丛也含有大量的感觉神经元，作为促分泌反射的传入支，接受机械牵张刺激和化学刺激。大多数黏膜感觉神经元并不对刺激直接发生反应，例如，黏膜中的肠嗜铬细胞（enterochromaffin cell）在受到机械或化学刺激后释放 5- 羟色胺（5-hydroxytryptamine, 5-HT），后者再作用于感觉神经元。感觉神经元可投射到肠神经节的末梢并释放降钙素基因相关肽（calcitonin gene-related peptide, CGRP），CGRP 作用于黏膜下中间神经元，再经中间神经元释放乙酰胆碱作用到黏膜下的其他神经元发挥以下作用：

（1）作用于黏膜下的分泌运动性神经元，调节肠黏膜的分泌；

（2）作用于肌间神经节的运动神经元，调节平滑肌的收缩和舒张；

（3）作用于黏膜下使血管扩张的神经元，促进血管扩张。

2. **肌间神经丛**　大部分肌间神经节中的神经元都是运动神经元，也有感觉神经元和中间神经元，故肌间神经丛主要参与消化道运动的控制。肌间神经丛兴奋，可提高胃肠的紧张性收缩，提高消化道节律性收缩强度和频率，提高胃肠蠕动的速度。运动神经元以兴奋性神经元为主，也有少量的抑制性神经元。兴奋性神经元通过释放乙酰胆碱（acetylcholine, ACh）作用于平滑肌细胞膜上的毒蕈碱受体（M 受体）而起作用。有些神经元还释放 P 物质（substance P）和缓激肽（bradykinin）。抑制性神经元分泌抑制性递质，主要包括去甲肾上腺素、VIP、一氧化氮（nitric oxide, NO）、ATP 等，其中 NO 是舒张消化道平滑肌最重要的调节因子，而 VIP 和 NO 之间存在协同作用，可相互促进释放，使平滑肌舒张。抑制性递质还可抑制消化道括约肌活动。大多数肌间神经丛中的中间神经元释放乙酰胆碱，作用于运动神经元或其他中间神经元。

ENS 各神经元之间由神经纤维相互联系，形成一个局部的神经网络，可以独立完成局部反射活动，同时也接受外来神经的支配或作为外来神经的中继站。

（二）外来神经系统

除口腔、咽、食管上段及肛门外括约肌受躯体神经支配外，消化道其他部位受交感神经和副交感神经的双重支配，其中受副交感神经的影响较大。

1. 交感神经　支配胃肠道的交感神经从脊髓胸 5 至腰 2（$T_5 \sim S_2$）节段的侧角发出，节前纤维离开脊髓后进入交感神经链，分别在腹腔神经节、肠系膜神经节换元。节后纤维主要终止于内在神经丛的胆碱能神经元。少数节后纤维也可直接支配胃肠道的平滑肌、血管平滑肌及腺体细胞。交感神经兴奋时对内在神经元的活动、消化道的运动、消化腺的分泌通常起抑制作用，但对消化道的括约肌则起兴奋作用，并引起血管平滑肌的收缩，使血流减少。

2. 副交感神经　支配消化道的副交感神经主要走行于迷走神经和盆神经中，其节前纤维进入消化道后终止于 ENS，与 ENS 的神经元形成突触，节后纤维主要支配消化道的平滑肌细胞和腺体细胞。大部分副交感神经节后纤维末梢通过释放乙酰胆碱对消化道运动、消化腺分泌和内在神经元活动起兴奋作用，但对括约肌则起抑制作用。少数副交感神经节后纤维末梢释放的神经递质是肽类物质，如 VIP、P 物质、脑啡肽和生长抑素等，在胃的容受性舒张、机械刺激引起的小肠充血等过程中起作用。

四、消化系统的内分泌功能

消化道是机体最大且最复杂的内分泌器官。消化道内存在 40 多种内分泌细胞，这些细胞的共同特点是具有摄取胺的前体、进行脱羧而产生肽类或活性胺的能力。通常将这类细胞统称为胺前体摄取和脱羧细胞（amine precursor uptake and decarboxylation cells, APUD），简称 APUD 细胞。通常把消化道黏膜的内分泌细胞合成和释放的具有生物活性的化学物质统称为胃肠激素（gastrointestinal hormone）。胃肠激素中对消化器官功能影响较大的有促胃液素、促胰液素、缩胆囊素和生长抑素等，其生物学作用将在下文详述。一些被认为是胃肠激素的肽类物质也存在于中枢神经系统，而原来认为只存在于中枢神经系统的神经肽也在消化道中被发现。这些在消化道和中枢神经系统内双重分布的肽类物质统称为脑 - 肠肽（brain- gut peptide）。目前已知的这些肽类物质有 20 多种，如促胃液素、缩胆囊素、胃动素、生长抑素和神经降压素等。脑 - 肠肽概念的提出揭示了神经系统与消化道之间存在密切的内在联系。

　　胃肠激素从内分泌细胞释放后，作用于相应的靶细胞产生生理效应，作用的方式包括经典的内分泌、旁分泌、自分泌、腔分泌和神经分泌（图 1-1-16）。促胃液素、促胰液素、缩胆囊素和抑胃肽等经过血液运输到靶细胞起作用，即内分泌（endocrine）；胃窦黏膜和胰岛 D 细胞分泌的生长抑素通过局部组织液扩散至邻近的靶细胞起作用，即旁分泌（paracrine）；有些胃肠激素从分泌细胞释放后作用于自身或邻近的同类细胞，即自分泌（autocrine）；有些胃肠激素由内分泌细胞释放后，沿细胞之间的缝隙扩散进入胃肠腔内发挥作用，即腔分泌（solinocrine）；VIP 由消化道神经元合成后经神经纤维末梢分泌并发挥作用，即神经分泌（neurocrine）。

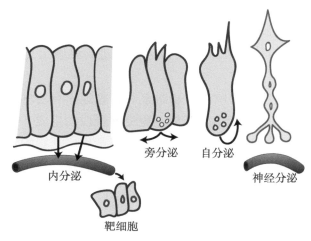

图 1-1-16　胃肠激素作用的方式

　　消化道的内分泌细胞有开放型和闭合型两类（图 1-1-17）。大多数为开放型细胞，其细胞呈锥形，顶端有微绒毛突起伸入胃肠腔内，直接感受胃肠腔内容物刺激，触发细胞的分泌活动。闭合型细胞较少，主要分布在胃底和胃体的泌酸区和胰腺，这种细胞无微绒毛，不直接接触胃肠腔内环境，它们的分泌受神经和周围体液环境变化的调节。

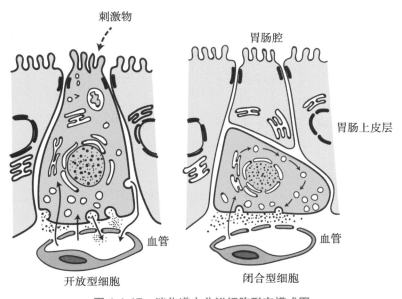

图 1-1-17　消化道内分泌细胞形态模式图

胃肠激素对消化与吸收、消化道组织代谢和生长等方面起着广泛的生物学作用，可以归纳为以下几个方面。

1. **调节消化道的运动和消化腺的分泌**　胃肠激素对消化道平滑肌的运动、消化道黏膜消化腺的分泌起调节作用。一种激素可以调节多个消化器官的活动，同时一个消化器官可以接受多种不同胃肠激素的调控。例如，促胃液素能促进胃液分泌，也能促进胃运动；而促胰液素和抑胃肽则可抑制胃液分泌和胃运动。

2. **调节其他激素的合成与释放**　胃肠激素之间对各自的分泌存在相互促进或抑制关系。例如，在血糖浓度升高时，抑胃肽可刺激胰岛素的释放，这对防止餐后血糖升高具有重要的意义。

3. **营养作用**　一些胃肠激素具有刺激消化道组织的代谢和促进生长的作用，称为营养作用（trophic action）。例如，促胃液素能促进胃黏膜上皮的生长，缩胆囊素可促进胰腺外分泌部组织的生长。

4. **胃肠激素对免疫功能的影响**　胃肠激素对肠黏膜固有层淋巴组织中的免疫细胞增生、炎症介质与细胞因子的产生或释放、免疫球蛋白的生成、白细胞的趋化和吞噬作用、溶酶体释放，以及免疫细胞氧化代谢等都能产生广泛影响。另外，某些胃肠激素（如 P 物质和降钙素基因相关肽等）还可以作为内脏神经系统和免疫系统发生相互联系的重要环节。

五、肠道微生态的概念及生理意义

微生物广泛分布在人体表面的皮肤、口腔、消化道、呼吸道、生殖道等部位，其编码的基因在数量上远超于人类自身编码的基因 150 倍以上。人类肠道微生物群代表了一个复杂的生态系统，消化道寄生的大量微生物被统称为肠道菌群（gut microflora）或肠道微生物群。肠道菌群主要分为益生菌、中性菌和有害菌三种。正常生理情况下三种菌群相互影响，保持平衡，不引起疾病，同时菌群与人体相互影响、相互作用，成为具有共生关系的统一体，称为肠道微生态系统（enteric microecological system）。肠道菌群除参与结肠内分解食物残渣、维生素和氨基酸的合成外，其代谢物对肠道具有重要作用。研究表明，菌群及其代谢产物通过肠内肌间神经丛影响肠动力，通过影响肠黏膜屏障紧密连接蛋白而影响肠道通透性，通过多种机制影响肠道炎症反应和肿瘤等。此外，肠道微生态还参与人体生长发育、能量调节、免疫防御、物质代谢、衰老及内分泌调控等多种重要的生理和病理过程。

六、消化道的免疫功能

肠黏膜上皮组织、肠相关淋巴组织（gut-associated lymphoid tissue），以及肠道正常栖息微生物群等组成肠道黏膜免疫系统（gut mucosal immune system），是肠黏膜屏障的重要组成部分，对防止肠腔内病原微生物、未降解蛋白质等抗原入侵发挥积极的免疫作用。同时，肠黏膜免疫系统还可维持针对外来抗原的免疫应答与免疫稳态之间的平衡，对于维持肠道免疫耐受具有重要意义。例如，肠黏膜特有的树突状细胞可摄取食物或正常菌群抗原，诱导特异性调节性 T 细胞（regulatory T cells, Tregs），后者在诱导免疫耐受中发挥着重要作用。肠道免疫耐受的打破与炎性肠病的发生密切相关（见本书第七章第三节）。此外，肠黏膜免疫系统还可以和 ENS 通过旁分泌的形式发生相互联系，称为肠神经免疫通信（enteric neuroimmune communication），是神经免疫调节模式的一种方式。

七、进餐期间胃肠功能的控制

一般来说，食物进入消化道可刺激消化道主体部位和胆囊平滑肌，舒张括约肌，刺激唾液腺、胰腺及肝的分泌并使血流量增加。根据食物所在的部位，控制过程可分为三个时期：

1. **头期**　头期（cephalic phase）是指食物的视嗅感觉及食物在口腔内的直接作用。
2. **胃期**　胃期（gastric phase）是指食物在胃内的直接作用。
3. **肠期**　肠期（intestinal phase）是指食物在小肠内的直接作用。

食物或食糜在不同部位的一系列作用使得不同区域和器官的平滑肌、分泌组织和血管系统的活动可以同步协调地进行。食物进入口腔可刺激压力感受器和化学（味觉）感受器，导致唾液腺血流的增加和唾液分泌，开始淀粉的消化；还会启动胃、胰腺和肝的分泌活动，为胃肠道完成消化和吸收功能做准备。此时，胃的运动会暂时受到抑制。食物进入胃内可引起胃血流增加和胃液分泌，还可刺激胃平滑肌收缩。上述活动可以使食物在胃里搅拌并开始食物的消化。同时，食物在胃内还可刺激胰液、胆汁和小肠液的分泌，为食糜到达小肠及在小肠进行的大量消化和吸收活动做准备。此外，食糜可刺激回肠和结肠的运动，促使在这些区域的食糜移动到下一区域，为更多食糜的进入腾出空间。十二指肠的食糜对胃肠功能可起到主要的控制作用，可抑制胃液分泌和胃的运动能力，并暂时抑制胃的进一步排空，以便对已经进入小肠的食物进行加工处理。在小肠中的食物还可刺激小肠液、胰液和碱性胆汁的分泌，并促进血液流向小肠、胰腺和肝脏，同时促进胆囊收缩和 Oddi 括约肌舒张，以便胰液和胆汁进入十二指肠。这些消化液进而可对营养复合物进行消化，确保小肠吸收的进行。

（王双连）

参考文献

［1］邹仲之，曾园山 . 组织学与胚胎学 [M]. 9 版 . 北京：人民卫生出版社，2018.

［2］李和，李继承 . 组织学与胚胎学 [M]. 3 版 . 北京：人民卫生出版社，2015.

［3］Mescher AL. Junqueira's Basic Histology Text and Atlas[M]. 16th ed.New York：McGraw-Hill Education, 2021.

［4］Sadler TW. Langman's Medical Embryology[M]. 15th ed. Maryland: Wolters Kluwer Health/Lippincott Williams & Wilkins, 2023.

［5］王庭槐 . 生理学 [M]. 9 版 . 北京：人民卫生出版社，2018.

［6］Guyton AC, Hall JE. Textbook of Medical Physiology[M]. 14th ed. Philadelphia: Elsevier

Saunders, 2021.

［7］Kim E. Barrett, Susan M. Barman, Heddwen L. Brooks, et al. Ganong's Review of Medical Physiology[M]. 26th ed. New York: McGraw-Hill, 2019.

［8］管又飞，朱进霞，罗自强．医学生理学 [M]. 4 版 . 北京：北京大学医学出版社，2018.

［9］Margaret E. Smith, Dion G. Morton. The Digestive System[M]. 2th ed. Singapore: Elsevier (Singapore) Pte Ltd, 2011.

第二章 口腔、咽和食管

第一节 口腔

口腔（oral cavity）是消化道的起始部，向前借口裂开口于外界，向后经咽峡通咽。口腔的前壁和侧壁分别为唇和颊，上壁为腭，下壁为口腔底。口腔被上、下颌牙弓和牙龈分为前外方的口腔前庭和后内方的固有口腔两部分（图 1-2-1）。口腔前庭（oral vestibule）是位于唇、颊与上、下颌牙弓及牙龈之间的弧形间隙。固有口腔（oral cavity proper）是上、下颌牙弓以内至咽峡的部分。在上、下颌牙咬合时，两部分经下颌骨前缘与第 3 磨牙之间的间隙相通。当患者牙关紧闭时，可经此插管进入固有口腔进行引流。

一、口唇

口唇（oral lip）包括上唇和下唇，外面为皮肤，中间主要为口轮匝肌，内面为黏膜。口唇的游离缘是皮肤和黏膜的移行部位，称为唇红缘，血供丰富，颜色随血氧饱和度而变化。上、下唇的游离缘围成口裂（oral fissure）。上、下唇在两端联合成口角（angle of mouth），位置约与第 1 磨牙相对。上唇两侧借鼻唇沟与颊为界，上唇外面中线上有一条纵行浅沟称人中（philtrum），上、下唇内面中线上分别以上、下唇系带从口唇连至牙龈基部（图 1-2-1）。

Note

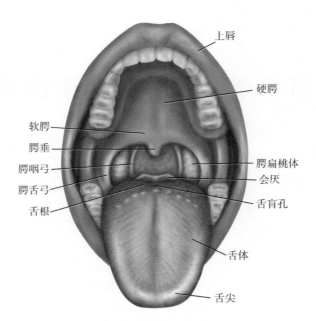

图 1-2-1　口腔和咽峡

二、颊

颊（cheek）构成口腔的侧壁，从外向内由皮肤、颊脂体、表情肌（颊肌）、颊黏膜构成。在与上颌第 2 磨牙牙冠相对处的颊黏膜上有微隆起的腮腺管乳头（papilla of parotid duct），顶部有腮腺管开口（图 1-2-1）。

三、腭

腭（palate）构成固有口腔的顶，分隔口腔和鼻腔。腭呈穹窿形，分为前方的硬腭和后方的软腭两部分（图 1-2-1、图 1-2-12）。

硬腭（hard palate）：腭的前 2/3 部分，由骨腭和表面的黏膜构成。口腔表面的黏膜肥厚，表皮轻度角化，中线上有略隆起的白线，称腭缝（palatine raphe）。

软腭（soft palate）：腭的后 1/3 部分，由黏膜及包裹的腭腱膜、腭肌等构成，口腔面的黏膜内含有味蕾。软腭呈弧形斜向后下方，称腭帆（velum palatinum）。软腭后缘游离下垂，中部向下方突起，称腭垂（uvula）或悬雍垂。腭垂两侧腭帆后缘向下形成两条黏膜皱襞，前方一条移行于舌根侧缘的黏膜，称腭舌弓（palatoglossal arch），内含腭舌肌；后方的一条移行于咽侧壁的黏膜，称腭咽弓（palatopharyngeal arch），内含腭咽肌。两弓之间的三角形隐窝称扁桃体窝（tonsillar fossa），容纳腭扁桃体。由腭垂、软腭后缘、腭舌弓和舌根共同围成咽峡（isthmus of facues），是口腔和咽的界限和狭窄部。平静状态下，软腭下垂，鼻咽和口咽通畅；说话或吞咽时，软腭上抬贴向咽后壁，可分隔鼻咽和口咽。

腭肌（muscles of palate）均为骨骼肌，构成软腭的实质，包括腭舌肌、腭咽肌、腭帆张肌、腭帆提肌、腭垂肌，各肌在腭腱膜的腹、背侧交织成板（图 1-2-2）。除腭帆张肌由三叉神经的下颌神经支配外，其余软腭肌皆由迷走神经的咽丛（含副交感

Note

纤维）支配。腭肌的起止和作用见表1-2-1。

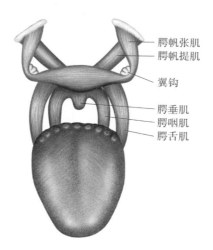

图 1-2-2　腭肌模式图

表 1-2-1　腭肌的起、止点和作用

肌肉名称	起点	止点	作用
腭舌肌	舌侧缘后部	腭腱膜	下拉腭帆，缩小咽峡
腭咽肌	咽后壁、甲状软骨后缘	腭腱膜、咽鼓管软骨	下拉腭帆，上提咽喉
腭帆张肌	颅底下面、咽鼓管软骨	腭腱膜、硬腭后缘	紧张腭帆，扩大咽鼓管
腭帆提肌	颅底下面	腭腱膜	上提软腭，缩小咽鼓管
腭垂肌	硬腭后缘中点、腭腱膜	腭垂尖	上提腭垂

四、牙

牙（teeth）是人体最硬的器官，位于口腔前庭和固有口腔之间，镶嵌于上、下颌骨的牙槽内，形成上、下牙弓（图1-2-1）。牙弓对合，具有咀嚼食物和辅助发音等功能。

1. **牙的种类和排列**　人一生中先后有两组牙出现，第1组为乳牙，第2组为恒牙。乳牙（deciduous teeth）共20颗，上、下颌各10颗，一般自出生后6个月龄时开始萌出，至3岁左右出齐，6岁开始至12岁乳牙逐渐脱落，被相应的恒牙替代。恒牙（permanent teeth）共32颗，上、下颌各16颗。其中，第1磨牙约在6岁长出，第2磨牙约在12岁长出。第3磨牙在17～25岁长出，也称为智齿或迟牙，有的人也可终生不萌出。牙的萌出和脱落时间见表1-2-2。

根据牙的形状和功能，乳牙和恒牙均可分为三种基本类型：切牙、尖牙和磨牙，恒牙的磨牙又有前磨牙和磨牙之分。

临床上，常用"+"将牙列划分为4个象限，横线表示上、下颌分界线，中竖线表示上、下牙列的正中线，中线两侧向外用数字依次表示各牙的位置和排列。其中，乳牙用罗马数字 I ～ V 表示，恒牙用阿拉伯数字 1 ～ 8 表示（图1-2-3、图1-2-4）。为了记录方便，也可以用带数字的单一象限表示某颗牙齿，如"V|"表示右下颌第2乳磨牙，"|6"表示左上颌第1磨牙。

表 1-2-2　牙的萌出和脱落时间

	牙	萌出时间	脱落时间
乳牙	乳中切牙	6～8个月龄	7岁
	乳侧切牙	6～10个月龄	8岁
	乳尖牙	16～20个月龄	12岁
	第1乳磨牙	12～16个月龄	10岁
	第2乳磨牙	20～30个月龄	11～12岁
恒牙	中切牙	6～8岁	
	侧切牙	7～9岁	
	尖牙	9～12岁	
	第1前磨牙	10～12岁	
	第2前磨牙	10～12岁	
	第1磨牙	6～7岁	
	第2磨牙	11～13岁	
	第3磨牙	17～25岁或更迟	

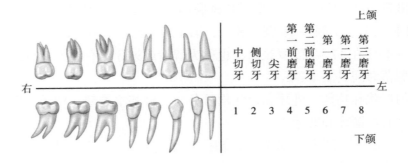

图 1-2-3　乳牙的名称及符号

图 1-2-4　恒牙的名称及符号

2. 牙的形态　牙的外形和大小虽各不相同，但基本形态一致，可以分为牙冠、牙颈和牙根 3 部分（图 1-2-5）。牙冠（crown of tooth）为暴露于口腔内的部分，色白而有光泽。切牙牙冠呈扁凿状，用于切割和衔咬食物；尖牙牙冠呈锥形，用于撕裂食物；前磨牙牙冠呈方圆形，磨牙牙冠呈方形。前磨牙和磨牙咬合面宽大，有数个圆锥形结节，用于研磨和粉碎食物。牙根（root of tooth）是嵌入上、下颌骨牙槽内的部分，呈长锥形。切牙和尖牙只有一个牙根，前磨牙一般也只有一个牙根，下颌磨牙有2个牙根，上颌磨牙有3个牙根。牙颈（neck of tooth）是牙冠和牙根之间的部分，被牙龈包绕。牙内部有和牙外形一致的空腔称牙腔（dental cavity）或髓腔（pulp cavity）。其中位于牙冠和牙颈的部分较宽阔，称牙冠腔（pulp chamber）；位于牙根内的部分细长，称牙根管（root canal），以牙根尖孔（apical foramen）开口于牙根尖。牙的神经血管均从牙根尖孔进入牙腔。

3. **牙的组织**　牙由牙本质、牙骨质、牙釉质和牙髓构成（图 1-2-5）。牙本质（dentine of tooth）是位于牙腔周围的牙质，是钙化的结缔组织，构成牙的主体，呈淡黄色，硬度介于釉质和牙骨质之间。牙骨质（cement）又称黏合质，包裹于牙根和牙颈周围，其结构与骨组织类似。牙釉质（enamel）被覆于牙冠表面，是人体内钙化程度最高、硬度最大的组织，呈半透明。正常所见釉质呈乳白或淡黄色，是透过釉质看见的牙本质的色泽。牙髓（dental pulp）位于牙腔内，由营养牙的血管、神经及结缔组织构成。牙腔周围为坚硬的牙质，当牙髓发炎时，牙髓充血和肿胀，牙腔压力增高，压迫神经血管，可引起剧烈的疼痛。

4. **牙周组织**　牙周组织是牙根周围支持、固定和保护牙的组织，包括牙周膜、牙龈和牙槽骨 3 部分（图 1-2-5）。

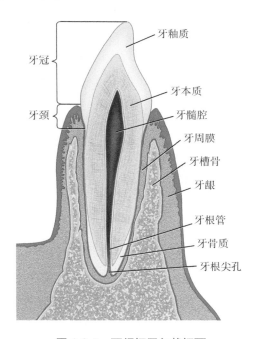

图 1-2-5　下颌切牙矢状切面

牙周膜（periodontal membrane, periodontium）是连于牙根与牙槽骨之间的致密结缔组织，有固定牙根、缓解咀嚼时所产生的压力和冲击力的作用。牙龈（gum, gingiva）是口腔黏膜的一部分，紧贴牙颈周围和邻近的牙槽骨上。牙龈血管丰富，呈淡红色，坚韧而有弹性。牙龈缺少黏膜下层，固有膜直接和骨膜相连，故牙龈不能移动。牙槽骨（alveolar bone）是上、下颌骨的一部分，牙脱落后，牙槽骨逐渐萎缩、变形或消失。

5. 牙的血管、淋巴和神经　牙及牙周组织的血液供应主要来自上颌动脉的上牙槽前动脉、后动脉和下牙槽动脉。牙髓和牙周组织的淋巴主要引流至下颌下淋巴结和颏下淋巴结。牙的感觉神经来自三叉神经的分支。

五、舌

舌（tongue）位于口腔底，是一个肌性器官，由纵、横、垂直三种方向的肌纤维交织而成，表面覆盖以黏膜，有协助咀嚼、吞咽、感受味觉和发音等功能。

1. 舌的形态　舌的上面称舌背（dorsum of tongue），以一条向前开放的"V"形界沟（terminal sulcus）分为舌体和舌根两部分。界沟的顶点处有一凹陷，称舌盲孔（foramen cecum of tongue），为胚胎时期甲状舌管的遗迹。舌体（body of tongue）为界沟以前的部分，占舌的前 2/3，游离能活动，其前端称为舌尖（apex of tonge），下面即舌下面。舌根（root of tongue）为界沟以后的部分，占舌的后 1/3，以舌肌固定于舌骨和下颌骨，其背面朝向咽部，黏膜向后延续至会厌腹侧面（图 1-2-6）。

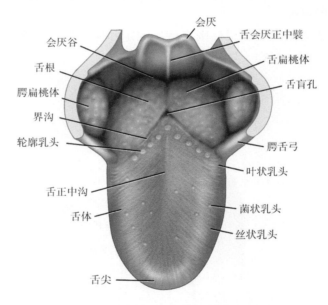

图 1-2-6　舌（背面）

2. 舌黏膜　舌黏膜（lingual mucous membrane）被覆于舌的表面，在舌根部向后与会厌及咽侧壁的黏膜延续，舌下面的黏膜反折至口腔底并向两侧移行于下颌牙槽内面牙龈的黏膜。舌黏膜部位不同，形态结构差异较大。

舌背黏膜呈粉红色，表面有很多小突起，统称舌乳头（papilla of tongue, lingual papilla），包括丝状乳头、菌状乳头、轮廓乳头和叶状乳头 4 种（图 1-2-6）。丝状乳头（filiform papilla）呈圆锥状，体积最小、数量最多，色白，遍布于舌背。在某些疾病情况下，食物、黏液和细菌等会混合黏附在丝状乳头表面，形成不同厚度和颜色的舌苔。菌状乳头（fungiform papilla）呈倒圆锥状，体积稍大于丝状乳头，呈鲜红点状，散在于丝状乳头之间，多见于舌尖和侧缘。轮廓乳头（vallate papilla）体积最大，有 7 ～ 11 个，沿界沟前方呈 "V" 形排列，其顶部宽阔隆起，周围环绕一深沟。叶状乳头（foliate papilla）位于舌侧缘的后部，腭舌弓附着处的前方，为 4 ～ 8 个并列的片状黏膜皱襞，人类叶状乳头已退化，在新生儿期较明显。

菌状乳头、轮廓乳头、叶状乳头，以及会厌、软腭等处的黏膜内含有味蕾，能感受酸、甜、苦、咸等味觉。丝状乳头内没有味蕾，无味觉功能。

舌根背面的黏膜有许多丘状隆起称舌扁桃体（lingual tonsil），由固有膜内淋巴小结聚集而成。

舌下面的黏膜光滑柔软，自舌下面折向口腔底时，在正中线上形成一条明显的黏膜皱襞，称舌系带（frenulum of tongue）。在舌系带的两侧，各有一条和舌侧缘平行的不规则黏膜皱襞，称伞襞（fimbriated fold），其内侧黏膜下可见蓝色的舌静脉。在舌系带下端两侧各有一黏膜隆起，称舌下阜（sublingual caruncle），为下颌下腺管和舌下腺大管的共同开口。在舌下阜外侧，黏膜向口腔底后外侧延伸成带状的皱襞，称舌下襞（sublingual fold），其深面为舌下腺。舌下腺小管成排开口于舌下襞上面（图 1-2-7）。

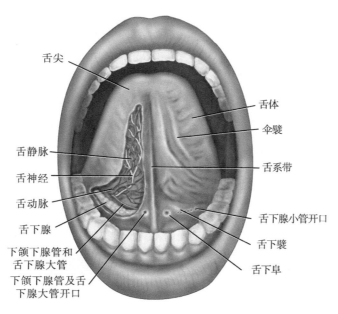

图 1-2-7　舌下面（右侧黏膜剥离，显示舌下腺等结构）

3. 舌肌　舌肌属于骨骼肌，分为舌内肌和舌外肌。舌内肌（intrinsic lingual muscles）起止均在舌，有横肌、垂直肌和上、下纵肌，收缩时改变舌的形状。舌外肌（extrinsic lingual muscles）起自舌周围的骨，止于舌内，有颏舌肌、舌骨舌肌和茎突舌肌等，收缩时改变舌的位置（图 1-2-8、图 1-2-9）。

颏舌肌（genioglossus）在临床上较为重要，是一对靠近舌正中平面的三角形肌，起自下颌体内面的颏棘，肌纤维向后上做扇形伸展，止于舌中线两侧。两侧颏舌肌同时收缩，拉舌向前下方，即伸舌（舌尖伸出口外，舌体向下，舌背中央凹陷）；单侧颏舌肌收缩，可使舌尖伸向对侧，如脑卒中瘫痪的患者，一侧颏舌肌不能收缩，令患者伸舌时，舌尖会偏向瘫痪侧。上述舌外肌和舌内肌皆由舌下神经支配。舌肌的起止和作用见表 1-2-3。

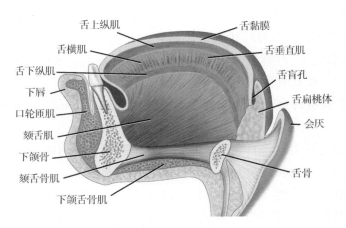

图 1-2-8　舌（矢状切面）

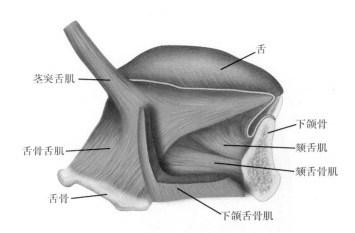

图 1-2-9　舌外肌

表 1-2-3　舌肌的起、止点和作用

名称	分类	起点	止点	作用
上纵肌	舌内肌	舌根	舌尖侧缘	舌变短上卷
下纵肌	舌内肌	舌根	舌尖	舌变短下卷
舌横肌	舌内肌	舌中隔	舌侧缘	舌变窄变厚
舌垂直肌	舌内肌	舌背腱膜	舌下黏膜	舌变宽变薄
颏舌肌	舌外肌	颏棘突	舌体中线两侧	牵舌向前下
舌骨舌肌	舌外肌	舌骨大角	舌侧部	牵舌向后下
茎突舌肌	舌外肌	茎突	舌根舌侧	牵舌向后上

Note

六、唾液腺

唾液腺（salivary gland）是位于口腔周围，分泌唾液并经导管排入口腔的腺体，可分为小唾液腺和大唾液腺。小唾液腺（minor salivary gland）位于口腔各部的黏膜内，如唇腺、颊腺、舌腺、腭腺。大唾液腺（major salivary gland）远离口腔黏膜，有 3 对，分别为腮腺、下颌下腺和舌下腺（图 1-2-10、图 1-2-11、表 1-2-4）。

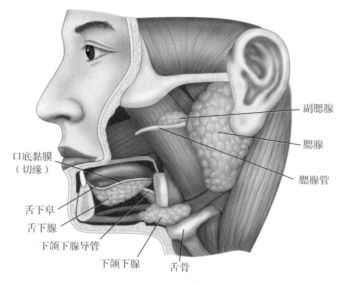

图 1-2-10　大唾液腺

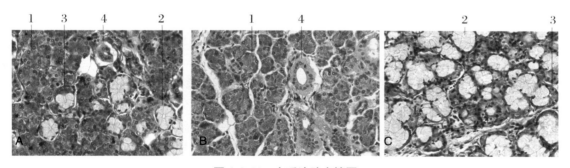

图 1-2-11　大唾液腺光镜图

A. 下颌下腺；B. 腮腺；C. 舌下腺（1. 浆液性腺泡；2. 黏液性腺泡；3. 混合性腺泡；4. 纹状管；5. 闰管）

1. 腮腺　腮腺（parotid gland）是最大的唾液腺，重 15～30 g，呈淡黄色，位于外耳道前下方，略呈锥体形，可分为浅、深两部。浅部呈三角形，表面平坦，上达颧弓，下至下颌角，向前覆盖咬肌后部，向后续深部。深部突入下颌支和胸锁乳突肌之间的下颌后窝内。腮腺管（parotid duct）自腮腺浅部前缘发出，于颧弓下一横指处沿咬肌表面前行至其前缘，然后急转向内，穿颊脂体、颊肌，开口于平对上颌第 2 磨牙牙冠的颊黏膜上的腮腺管乳头（papilla of parotid duct），全长约 5 cm。副腮腺（accessory parotid gland）出现率为 38%，是腮腺管附近出现的腮腺组织，形态大小不一，其导管汇入腮腺管。

表 1-2-4　三对大唾液腺的组织学结构特点

唾液腺	腺泡	导管				分泌物
		闰管	纹状管	小叶间导管	总导管	
腮腺	纯浆液性腺泡	与腺泡直接相连，较长，管壁为单层扁平或立方上皮	与闰管相连，较短，管壁为单层高柱状上皮	纹状管汇合而成，较粗，管壁由单层柱状上皮逐渐移行为假复层柱状上皮，位于小叶间结缔组织内	开口于口腔，管壁逐渐移行为复层扁平上皮	含唾液淀粉酶
下颌下腺	浆液性腺泡多，黏液性和混合性腺泡少	短	发达	同上	同上	含唾液淀粉酶和黏液
舌下腺	黏液性腺泡和混合性腺泡多，浆液性腺泡少	无	短	同上	同上	以黏液为主

　　腮腺包裹在颈深筋膜形成的腮腺鞘内，鞘与腮腺结合紧密，并向深部发出间隔深入实质，将腮腺分成许多小叶。由于腮腺有致密的筋膜鞘包裹，故炎症时疼痛剧烈。

　　2. 下颌下腺　下颌下腺（submandibular gland）呈扁椭圆形，重约 15 g，位于下颌体下缘和二腹肌前、后腹围成的下颌下三角内，分浅、深两部分。浅部位于下颌舌骨肌表面，向后绕肌的后缘至其深面移行为深部。下颌下腺管（submandibular duct）由深部前端发出，经下颌舌骨肌深面前行达舌下襞内，开口于舌下阜。

　　3. 舌下腺　舌下腺（sublingual gland）呈细长菱形，重 2 ~ 3 g，位于舌下襞深面。舌下腺的导管有两种，舌下腺小管（minor sublingual duct）有 5 ~ 15 条，短而细，直接开口于舌下襞黏膜表面；舌下腺大管（major sublingual duct）有 1 条，最后多与下颌下腺管汇合共同开口于舌下阜。

　　唾液（saliva）由三对大唾液腺分泌物共同混合而成，透明而稀薄，pH 为 6.6 ~ 7.1，其黏稠度与黏液腺分泌物的多少成正比。唾液的分泌量、分泌速度及成分受多种因素影响，包括饮水量、食物性质、进食量、咀嚼、睡眠及年龄等。每天唾液的分泌量为 1000 ~ 1500 ml，其中水分占 99.42%，固体物占 0.58%，其内含有淀粉酶、溶菌酶、免疫球蛋白 A 及无机盐等。唾液的主要功能是润滑食物以利于吞咽，湿润口腔黏膜以利发音，其中的淀粉酶可以帮助把淀粉水解成葡萄糖，溶菌酶等有一定的杀菌作用。另外，口腔和食管的其他功能，如咀嚼、味觉、渴觉以及保护机体防止有害物质侵入等功能的实现也都依赖于唾液的存在。因唾液腺发生病理性变化所导致的唾液分泌功能受损称为口干症（病例 2-1）。

病例 2-1　口干症

　　患者，女，60 岁，主诉持续口干，咀嚼和吞咽困难，眼部疼痛，另伴有食欲减退。
　　医生检查其口腔发现牙龈和牙齿发炎感染，舌干裂。随后检查发现其唾液功能减退。请思考以下问题：

（1）口干的主要原因是什么？哪些口腔疾病与口干相关？哪些全身疾病与口干相关？

（2）如何评估唾液的功能？

（3）唾液对口腔和牙齿健康的重要意义是什么？

（4）口干症会损害口腔的哪项功能？

（5）唾液对食管功能的重要意义？

（6）口干症的治疗药物或其他治疗方法及其可能引起的不良反应是什么？

（丁兆习　郭雨霁）

第二节　咽

咽（pharynx）是消化系统上端扩大的部分，呈上宽下窄、前后扁平的漏斗形。咽位于脊柱颈段前方，上起颅底，下至约第 6 颈椎下缘平面与食管相接，长约 12 cm。咽顶部略呈拱形，附着于蝶骨体和枕骨基底部；咽前壁不完整，自上而下与鼻腔、口腔和喉腔相通；咽后壁平坦，借疏松结缔组织连于椎前筋膜；咽的两侧与茎突的肌、颈部大血管、迷走神经及甲状腺侧叶等相邻。

一、咽腔

咽腔（cavity of pharynx）既是饮食时从口腔到食管的通道，又是呼吸时从鼻腔到喉腔的必经之路。咽前壁借鼻后孔、咽峡、喉口分别与鼻腔、口腔、喉腔相通，故咽可借软腭游离缘和会厌上缘平面分为鼻咽、口咽和喉咽 3 部分（图 1-2-12）。

（一）鼻咽

鼻咽（nasopharynx）位于鼻腔和软腭后方，上达颅底，下至软腭游离缘平面续口咽，向前经鼻后孔和鼻腔相通。在鼻咽两侧壁上，约平对下鼻甲后方 1 cm 处，各有一漏斗形开口，称咽鼓管咽口（pharyngeal opening of auditory tube），咽腔经此口通过咽鼓管和中耳鼓室相通，借此可以维持鼓膜两侧气压平衡。咽鼓管咽口平时一般是关闭的，吞咽或张口时开放。咽部感染时，细菌可经咽鼓管侵及中耳，引起中耳炎。咽鼓管咽口的前、上、后缘呈弧形隆起，称咽鼓管圆枕（tubal torus），是寻找咽鼓管咽口的标志。在咽鼓管圆枕后方和咽后壁之间，咽侧壁向两侧突出形成纵行深窝，称咽隐窝（pharyngeal recess），为鼻咽癌的好发部位。

鼻咽顶壁后部的黏膜内有丰富的淋巴组织称咽扁桃体（pharyngeal tonsil），幼儿时期比较发达，6 ~ 7 岁时开始萎缩，约 10 岁后完全退化。有的婴儿咽扁桃体可异常增大，称为增殖腺，若过度肥大，可阻碍呼吸。

咽鼓管咽口和软腭之间的黏膜内有颗粒状的淋巴组织，称咽鼓管扁桃体（tubal

Note

tonsil），系咽扁桃体的延续，但不如咽扁桃体发达。

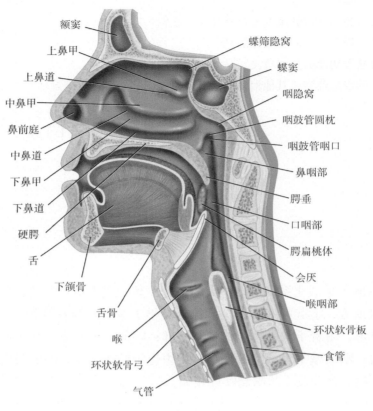

图 1-2-12　头部正中矢状切面

（二）口咽

口咽（oropharynx）位于软腭游离下缘与会厌上缘平面之间，向前经咽峡与口腔相通。口咽前壁为舌根后部，自舌根至会厌的正中线上有一条纵行的黏膜皱襞，称舌会厌正中襞（median glossoepiglottic fold），襞两侧的深窝称会厌谷（epiglottic vallecula），吞咽时异物容易滞留于此（图 1-2-6）。腭咽弓沿口咽侧壁下行逐渐消失，该弓与前方的腭舌弓构成腭扁桃体窝，容纳腭扁桃体。

腭扁桃体（palatine tonsil）位于口咽侧壁的腭扁桃体窝内，是淋巴上皮器官，具有免疫的功能。腭扁桃体呈卵圆形，其内侧面被覆黏膜，朝向咽腔，表面有许多大小不等的凹陷，称扁桃体小窝（tonsillar fossula），是细菌容易存留繁殖的部位。扁桃体小窝向实质内深陷形成扁桃体隐窝（tonsillar crypt）。腭扁桃体上部有一个大而深的隐窝称扁桃体内间隙，常会被误认为是腭扁桃体窝上份未被腭扁桃体充填形成的间隙，称为扁桃体上窝（supratonsillar fossa），异物常易滞留于此。扁桃体的外侧面及前、后面由一层结缔组织被膜包裹，称扁桃体囊。

舌根部的舌扁桃体、咽两侧壁的腭扁桃体及咽鼓管扁桃体和咽顶部的咽扁桃体共同构成咽淋巴环，对消化道和呼吸道起始部具有重要的防御功能。

（三）喉咽

喉咽（laryngopharynx）是咽的最下部，位于会厌上缘和环状软骨下缘平面之间，是咽腔最狭窄部分，向下与食管相接。喉咽的前壁有向咽腔内突入的喉口，借此向前下通入喉腔。喉口两侧各有一深凹，称梨状隐窝（piriform recess），是异物容易滞留处（图 1-2-13）。

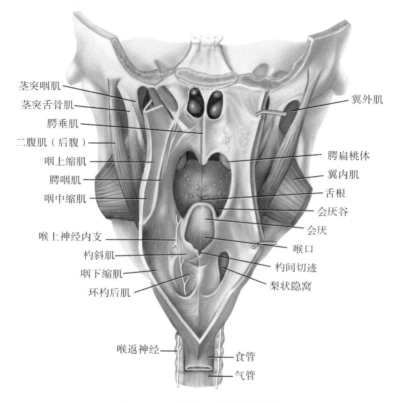

图 1-2-13　咽腔（切开咽后壁）

二、咽壁的结构

咽壁由内向外由黏膜、纤维膜、肌层和外膜构成。咽肌（muscle of pharynx）主要为骨骼肌，由数条纵行的咽提肌和横行的咽缩肌构成。

咽缩肌（constrictor of pharynx）包括上、中、下三部分，自下而上呈叠瓦状排列，即咽下缩肌覆盖咽中缩肌下部，咽中缩肌覆盖咽上缩肌下部（图 1-2-14、图 1-2-15）。两侧缩肌的止点在咽后壁中线上相会，形成一条垂直的纤维索，称咽缝（raphe of pharynx）。吞咽时，3 对缩肌自上而下依次收缩，推挤食物团向下进入食管。咽缩肌由迷走神经咽支支配。

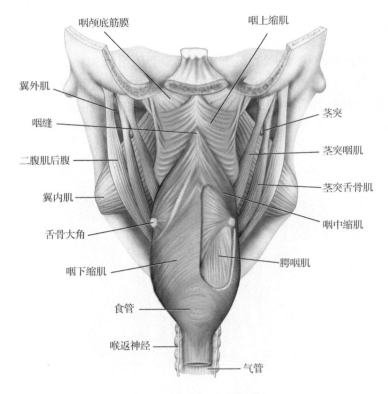

图 1-2-14　咽肌（后面观）

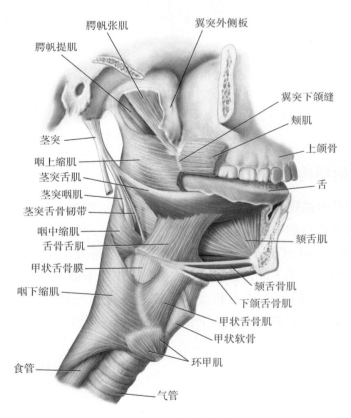

图 1-2-15　咽肌（侧面观）

咽提肌（levator of pharynx）位于各咽缩肌的内面，包括茎突咽肌、腭咽肌、咽鼓管咽肌等，分别起自茎突、腭骨、咽鼓管软骨等处，纤维向下分散止于咽壁、甲状软骨后缘等处。咽提肌收缩时可上提咽，还可以提喉以关闭喉口，协助吞咽时食物经喉咽进入食管。除茎突咽肌受舌咽神经支配外，其他咽提肌均由咽丛支配。咽肌的起止和作用见表1-2-5。

表 1-2-5　咽肌的起、止点和作用

咽肌名称	起点	止点	作用
咽上缩肌	翼突内侧板后缘下部、翼突下颌缝、下颌舌骨线后部、舌根侧缘	咽缝	缩小咽腔、挤压食物入食管
咽中缩肌	舌骨、茎突舌骨韧带	咽缝	缩小咽腔、挤压食物入食管
咽下缩肌	甲状软骨板和下角、环状软骨后外侧缘	咽缝	缩小咽腔、挤压食物入食管
茎突咽肌	茎突根部后内侧	咽中缩肌上缘、咽后壁	上提咽，缩短咽腔
腭咽肌	咽侧壁、甲状软骨后缘、甲状软骨后缘	腭腱膜背腹面、咽鼓管软骨	紧张腭咽弓、缩小咽峡；向后下拉腭帆、关闭口咽和鼻咽；协助提咽喉
咽鼓管咽肌	咽侧壁、甲状软骨后缘	咽鼓管软骨	开大咽鼓管

（丁兆习）

第三节　食管

食管（esophagus）是一长管状的肌性器官，连接咽和胃，全长约25 cm。食管上端在环状软骨（第6颈椎）下缘平面起自咽，沿脊柱的颈、胸部前面下行，经上纵隔和后纵隔，穿膈肌食管裂孔进入腹腔，约在第11胸椎平面续于胃的贲门。因此，食管可以分为颈部、胸部和腹部3部分（图1-2-16）。食管颈部是自食管起始处至胸骨颈静脉切迹水平的一段，长约5 cm，前面借疏松结缔组织附着于气管膜壁上；食管胸部是自胸骨颈静脉切迹平面至膈的食管裂孔的一段，长约18 cm，由上而下依次经过气管、左主支气管和左心房后方；食管腹部最短，仅1～2 cm，自膈食管裂孔至胃贲门。食管全长除沿脊柱颈曲和胸曲走行形成相应的前、后弯曲外，自上而下尚有凸向左、右方向的两个轻度的弯曲。

一、食管的狭窄

除阑尾外，食管是消化管道中最狭窄的一段。因受周围器官的挤压等影响，管壁有3处生理性狭窄或压迹。第一狭窄位于食管和咽的连接处，相当于第6颈椎体或环状软骨下缘水平，距中切牙 15 cm，是食管管腔最狭窄部位；第二狭窄位于食管经左主支气管后方处，相当于第 4 胸椎、第 5 胸椎之间水平，距中切牙 25 cm；第三狭窄位于食管穿膈的食管裂孔处，相当于第 10 胸椎体水平，距中切牙 40 cm。食管的狭窄部是食管异物容易滞留和食管癌的好发部位。

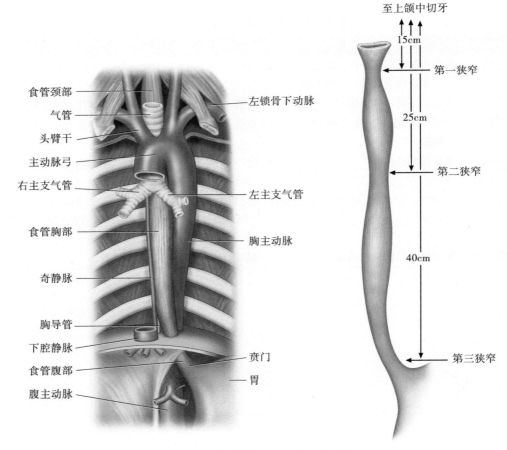

图 1-2-16　食管的位置和三个狭窄

二、食管的造影

吞食对比剂（如硫酸钡）后，在 X 线下可以清晰地观察到食管管腔轮廓、弯曲和黏膜皱襞等，对早期诊断食管癌等病变具有重要意义（图 1-2-17、病例 2-2）。从解剖学上观察，食管有 3 个生理性狭窄，但在食管造影检查时除了生理狭窄外，其前缘还可以看到 3 个压迹，由上而下分别是：①主动脉弓压迹，由主动脉弓从食管左前方跨越时压迫形成；②左主支气管压迹，由左主支气管从食管前方横过时压迫形成；③左心房压迹，由左心房后壁向后膨出压迫食管胸部形成。压迹或狭窄之间的一段食管常略显扩张。食管的主动脉弓压迹随着年龄的增长会变得更明显，食管的左心房压迹在左心房病理性扩大时更突出，甚至形成食管后曲。

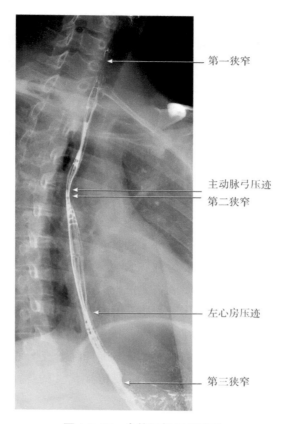

第一狭窄

主动脉弓压迹
第二狭窄

左心房压迹

第三狭窄

图 1-2-17　食管钡餐 X 线造影

三、食管的血液供应、淋巴引流和神经支配

（一）食管的动脉

因食管跨越颈、胸、腹部，所以动脉来源较多，各部分动脉沿食管长轴构成吻合。其中食管颈部多由来自双侧甲状腺下动脉的数条分支供应；食管胸部气管杈以上的部分主要来自支气管动脉的分支，气管杈以下的部分主要来自胸主动脉的数条食管动脉；食管腹部的动脉主要来自胃左动脉和左膈下动脉的分支。

（二）食管的静脉

食管的静脉始自食管黏膜下静脉丛，在表面汇集成纵行的食管静脉。食管颈部的静脉向两侧注入甲状腺下静脉，向前汇入气管静脉丛；食管胸部的静脉右侧注入奇静脉，左侧多注入半奇静脉和副半奇静脉；食管腹部的静脉向上可注入奇静脉，向下可经胃左静脉注入肝门静脉。因此食管下段的黏膜下静脉丛可以在上腔静脉和肝门静脉之间形成吻合和侧支循环。

（三）食管的淋巴引流

食管的淋巴管沿着食管长轴上、下纵行构成吻合。食管颈部的淋巴主要注入气管旁淋巴结和颈外侧深淋巴结；食管胸部的淋巴除注入纵隔后淋巴结外，气管杈以上的部分还注入气管旁淋巴结和气管支气管淋巴结，气管杈以下的部分向下注入胃左淋巴结；食管腹部的淋巴注入胃左淋巴结。另外，食管的部分淋巴管可直接注入胸导管。

（四）食管的神经

食管的神经主要来自内脏神经，包括内脏运动神经（交感和副交感）和内脏感觉神经。内脏运动神经支配食管的平滑肌活动、腺体分泌，感觉神经支配食管的一般感觉，食管近段的骨骼肌则由特殊内脏运动神经支配。内脏运动神经的交感部来自脊髓胸髓节侧角的中间外侧核，节前纤维在颈部和上胸部椎旁节换元后，节后纤维加入咽丛和食管丛，再随迷走神经副交感纤维一起分布至食管。食管的副交感神经主要来自迷走神经，起自脑干的迷走神经背核，在颈部下行于气管和食管之间两侧的沟内，由胸廓上口入胸腔后纵隔内，经肺根后方下行并在食管表面形成食管丛，其中左迷走神经主要形成食管前丛，右迷走神经主要形成食管后丛。前、后丛向下分别汇聚成迷走神经前、后干，两干伴随食管穿食管裂孔进入腹腔，在贲门附近和胃小弯侧，前干分为胃前支和肝支，后干分为胃后支和腹腔支。食管的感觉神经主要通过迷走神经传导，感觉神经元位于迷走神经的下神经节，周围突随迷走神经分支分布至食管黏膜下感受器，中枢突随迷走神经干入延髓，止于孤束核，主要传导食管的疼痛、膨胀和压力等刺激。

四、食管的组织结构

食管壁厚约 4 mm，具有消化管壁典型的四层结构：黏膜、黏膜下层、肌层和外膜（图 1-2-18）。

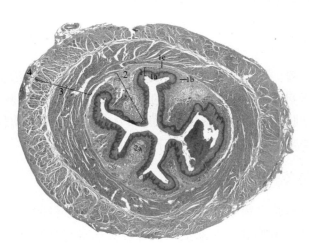

图 1-2-18　食管（横切面）光镜图

1a. 上皮；1b. 固有层；1c. 黏膜肌层；2. 黏膜下层；2a. 食管腺；3. 肌层；4. 外膜

1. **黏膜**　黏膜上皮为未角化的复层扁平上皮。食管下段的复层扁平上皮与胃贲门部的单层柱状上皮骤然相接，是食管癌的易发部位。固有层为细密结缔组织，其内可见少量的黏液性腺。黏膜肌层由纵行平滑肌束组成。

2. **黏膜下层**　黏膜下层由较致密的结缔组织组成，其中含有较多的黏液性食管腺和淋巴细胞。食管腺导管穿过黏膜层开口于食管腔。

3. 肌层　肌层由内环形和外纵行两层平滑肌组成。上 1/3 段为骨骼肌，下 1/3 段为平滑肌，中 1/3 段则两者兼有。食管两端的内环形肌增厚，分别形成食管上、下括约肌。

4. 外膜　外膜由薄层结缔组织构成，为纤维膜。

（丁兆习　郭雨霁）

第四节　咀嚼和吞咽

一、咀嚼

咀嚼（mastication）是食物消化的第一步，是由各咀嚼肌按一定顺序收缩和舒张完成的复杂反射性动作。咀嚼肌是骨骼肌，可做随意运动。当食物触及齿龈、硬腭前部和舌表面时，口腔内感受器和咀嚼肌的本体感受器受到刺激，产生传入冲动，反射地引起节律性的咀嚼活动。咀嚼的主要作用是对食物进行机械性加工，通过上、下牙以相当大的压力相互接触，将食物切割或磨碎。切碎的食物与唾液混合形成食团，利于吞咽。咀嚼还可以使唾液淀粉酶与食物充分接触、混合，产生化学性消化作用。另外，咀嚼可加强食物对口腔内各种感受器的刺激，反射性地引起胃、胰、肝和胆囊的活动加强，为下一步消化和吸收做好准备。

二、吞咽

吞咽（swallowing, deglutition）是指口腔内的食团经咽和食管进入胃的过程。吞咽动作由一系列高度协调的反射活动组成。根据食团在吞咽时经过的解剖部位，可将吞咽动作分为 3 个时期。

1. 口腔期　口腔期（oral phase）是指食团从口腔进入咽的时期。主要通过舌的运动把食团由舌背推入咽部，是一种随意运动，受大脑皮质控制。

2. 咽期　咽期（pharyngeal phase）是指食团从咽进入食管上端的时期。食团刺激咽部的触觉感受器，冲动传到位于延髓和脑桥下端网状结构中的吞咽中枢，发动一系列快速的反射动作：软腭上举，咽后壁向前突出，封闭鼻、口、喉通路，防止食物进入气管或逆流入鼻腔，食管上括约肌舒张，食团从咽部进入食管（图 1-2-19）。

3. 食管期　食管期（esophageal phase）是指食团由食管上端经贲门进入胃的时期。此期主要是通过食管的蠕动（peristalsis）实现的。蠕动是空腔器官平滑肌普遍存在的一种运动形式，由平滑肌顺序舒缩引起，形成一种向前推进的波形运动。食管蠕动时，食团前面有舒张波，食团后面跟随有收缩波，从而挤压食团，使食团向食管下端移动（图 1-2-20、病例 2-2）。

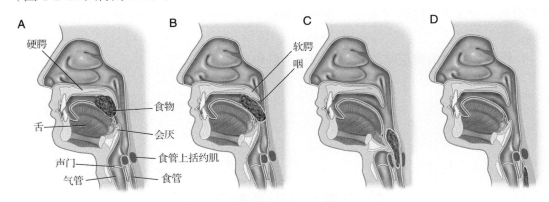

图 1-2-19　咽期吞咽食团的过程

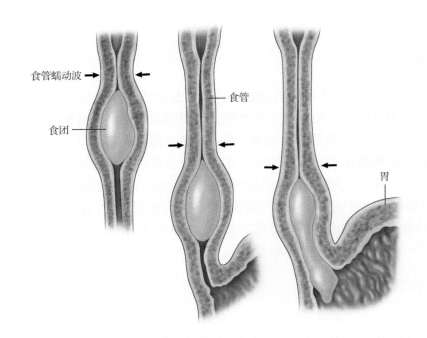

图 1-2-20　食管期食管的蠕动

三、食管下括约肌的主要作用

食管与胃之间虽然在解剖上不存在括约肌，但有一段长为 3 ~ 5 cm 的高压区，其内压力比胃内压力高 5 ~ 10 mmHg，能阻止胃内容物逆流进入食管，起类似生理性括约肌的作用，故也称之为食管下括约肌（lower esophageal sphincter, LES）。当食物进入食管后，刺激食管壁上的机械感受器，反射性地引起 LES 舒张，允许食物进入胃内。食团进入胃后，LES 收缩，恢复其静息时的张力，防止胃内容物反流入食管。

LES 受迷走神经抑制性和兴奋性纤维的双重支配。食物刺激食管壁可反射性地引起迷走神经的抑制性纤维末梢释放 VIP 和 NO，引起 LES 舒张。当食团通过食管进入胃后，迷走神经的兴奋性纤维兴奋，末梢释放乙酰胆碱使 LES 收缩。体液因素也能影响 LES 的活动，如食物进入胃后，可引起促胃液素和胃动素等释放，使 LES 收缩，而促胰液素、缩胆囊素和前列腺素 A_2 等则使其舒张。此外，妊娠、过量饮酒及吸烟等可使 LES 的张力降低。

迷走神经的神经节分布在 ENS 内，当食管下 2/3 部的肌间神经丛受损时，迷走神经介导的上述反射作用无法完成，导致 LES 不能松弛，食团入胃受阻，从而出现吞咽困难、胸骨下疼痛、食物反流等症状，称为食管失弛缓症，临床亦称之为贲门失弛缓症（achalasia, cardiospasm）（病例 2-2）。

病例 2-2　吞咽困难：贲门失弛缓症

患者，男，49 岁，主诉吞咽固体食物和液体食物均比较困难，偶尔还会反胃。这种情况在患者平时生活和工作压力比较大，尤其是吃饭速度过快时最为明显。患者描述感觉食物像是"卡"在他的食管里，无法下去。在过去的 2 个月里，患者体重降低了 5 kg 左右。医生做了全面的体检以及钡餐食管造影和食管测压两项检查后，诊断为贲门失弛缓症，这种疾病的特征是食管远端 2/3 的蠕动消失，食管下括约肌（LES）在吞咽过程中不能舒张。医生建议患者接受物理扩张 LES 的手术治疗。

请思考以下问题：

（1）食管蠕动在吞咽中的作用是什么？

（2）在正常的吞咽活动中，LES 发生了哪些活动？ LES 的神经支配特点是什么？

（3）贲门失弛缓症是如何导致吞咽困难和反胃的？ 如何解释食物卡在食管中的感觉？

（4）进行钡餐造影时，放射科医生发现食管扩张，你如何解释该现象？

四、胃食管反流病

胃食管反流病（gastroesophageal reflux disease, GERD）是一种由胃、十二指肠内容物反流入食管引起不适症状和（或）并发症的疾病。根据内镜下是否可见食管黏膜糜烂、溃疡等表现，分为反流性食管炎（reflux esophagitis, RE）和非糜烂性反流病（nonerosive reflux disease, NERD）。GERD 是一种常见病，患病率随年龄增长而增加，40 ～ 60 岁为发病年龄高峰，男女患病率无明显差异。欧美国家的患病率为 10% ～ 20%，而亚太地区患病率约为 5%，以 NERD 较为多见。

（一）病因与发病机制

GERD 是由多种因素引起的 LES 功能障碍为主的胃食管动力障碍性疾病，食管抗反流防御机制减弱和反流物对食管黏膜攻击作用增强是主要发病机制。

1. 食管抗反流机制减弱　正常人休息时 LES 压为 10 ～ 30 mmHg，为一高压带，可防止胃内容物反流入食管。一些因素可致 LES 压降低，如某些激素（缩胆囊素、胰高血糖素、血管活性肠肽等）、食物（高脂肪食物、巧克力等）、药物（钙通道阻滞剂、地西泮、抗胆碱能药、茶碱类）等。腹内压增高（如妊娠、腹水、呕吐、负重劳动等）

及胃内压增高（如胃扩张、胃排空延迟等）均可使 LES 压降低并致胃食管反流。一过性 LES 松弛也是引起 GERD 的一个重要因素。

2. **食管清除作用降低** 常见于导致食管蠕动异常和唾液分泌减少的疾病，如干燥综合征等。食管裂孔疝时，部分胃经膈食管裂孔进入胸腔不仅改变 LES 结构，还降低食管对反流物的清除作用，从而导致 GERD。

3. **食管黏膜屏障功能降低** 长期饮酒、吸烟、刺激性食物或药物可使食管黏膜抵御反流物损害的屏障功能降低。

（二）病理

1. **病理大体表现** 早期食管黏膜充血，呈红斑和红色条纹改变，进一步发展出现食管黏膜糜烂和溃疡。病变严重、病程较长者有食管炎性息肉形成，食管缩窄或 Barrett 食管。

2. **组织学改变** 食管黏膜上皮坏死、炎性细胞浸润、黏膜糜烂及溃疡形成。NERD 组织病理学改变为（图 1-2-21 A）：①基底细胞增生；②固有层乳头延长，血管增殖；③炎性细胞浸润；④鳞状上皮细胞间隙增大。当食管远端黏膜的鳞状上皮被化生的柱状上皮替代时，称之为 Barrett 食管（图 1-2-21 B）。

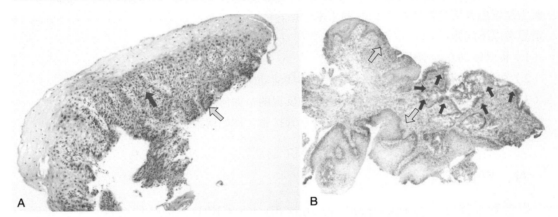

图 1-2-21　胃食管反流病的组织病理学改变

A. 红色箭头示基底细胞增生，黄色箭头示乳头延长；B. 黄色箭头示正常鳞状上皮，蓝色箭头示肠化的柱状上皮。

（三）临床表现

GERD 的临床表现多样，轻重不一，有些症状较典型（如反流和胃灼热），有些症状则不典型（如胸痛），从而忽略了对本病的诊治。部分 GERD 患者病程呈现出慢性复发的特点。

1. **胃食管反流和胃灼热** 胃食管反流和胃灼热是最常见和最典型的症状。反流是指胃、十二指肠内容物在无恶心和非用力的情况下涌入咽部或口腔的感觉，含酸味时称反酸。胃灼热是指胸骨后或剑突下烧灼感，常由胸骨下段向上延伸。胃灼热和反流常发生于餐后 1 h，卧位、弯腰或腹压增高时可加重。部分患者的反流和（或）胃灼热症状可在夜间入睡时发生。

Note

2.**胸痛**　胸痛指发生在胸骨后或剑突下，由反流物刺激食管引起，严重时表现为剧烈刺痛，可放射至心前区、后背、肩部、颈部、耳后，有时酷似心绞痛，伴或不伴胃食管反流和胃灼热。

3.**吞咽困难**　部分患者有吞咽困难，可能是由于食管痉挛或功能紊乱。症状呈间歇性，进食固体或液体食物均可发生。少部分患者吞咽困难是由重度食管炎所致食管狭窄引起，此时吞咽困难呈持续性进行性加重，可伴吞咽疼痛。

4.**食管外症状**

1）咽喉症状：主要为咽喉炎的表现。与反流有关的喉部症状有慢性发声困难、间歇性发声困难、声带疲劳、声音嘶哑、长期清喉习惯、喉黏液过多等。部分患者诉咽部不适，有异物感或堵塞感，但无吞咽困难，称为癔球症，目前也认为与 GERD 有关。

2）慢性咳嗽：GERD 是慢性咳嗽的重要原因。GERD 的咳嗽半数以上为干咳，常不伴 GERD 的典型症状，50% ~ 75% 的患者否认有反流病史。

3）哮喘：GERD 与哮喘经常同时存在于儿童或成年哮喘患者中。

4）其他：如酸性胃内容物停留于口腔可引起口腔疾病，其中牙蚀症最为突出。

（四）并发症

1.**上消化道出血**　食管黏膜糜烂及溃疡可导致上消化道出血，临床表现可有呕血和（或）黑便，以及不同程度的缺铁性贫血。

2.**食管狭窄**　食管狭窄是 GERD 后期的严重并发症。多见于反复酸暴露所导致的食管损伤，引起纤维组织增生，最终导致瘢痕狭窄。

3.**Barrett 食管**　胃食管反流物导致食管下段鳞状上皮破坏，被柱状上皮移行代替，肉眼呈橘红色，多发生在齿状线的近端，可呈岛状、环形或舌形。亚太地区患病率为 0.06% ~ 0.62%，有恶变为腺癌的倾向。

（王双连　李加美）

第五节　食管癌

一、概述

食管癌（carcinoma of esophagus）是由食管黏膜上皮或腺体发生的恶性肿瘤，好发于胸段食管，以中段最多见（50%），其次为下段（30%），上段最少（20%），临床上以进行性吞咽困难为典型症状。

食管癌是世界范围内常见的恶性肿瘤，在我国恶性肿瘤中发病率居第 3 位，死亡率居第 4 位。其流行病学有以下特点：①地区性分布，亚洲国家发病率高于欧美国家，我国食管癌高发区为太行山区、苏北地区、大别山区、川北及闽粤交界；②男性发病率高于女性，男女比例为 1.3 : 1 ~ 2.7 : 1；③中老年易患，发病年龄多在 40 岁以上。

二、病因与发病机制

食管癌的确切病因尚不清楚，主要与以下因素相关。

（一）亚硝胺类化合物和真菌毒素

1. **亚硝胺**　在食管癌高发区，粮食和饮水中的亚硝胺含量显著高于其他地区。亚硝胺类化合物具有高度致癌性，能诱发食管上皮癌变。

2. **真菌毒素**　霉变食物中的黄曲霉菌、镰刀菌等真菌不但能将硝酸盐还原为亚硝酸盐，而且能促进亚硝胺等致癌物质的合成，并常与亚硝胺协同致癌。

（二）慢性理化刺激

重度饮酒和吸烟已被证明是食管鳞癌的重要致病原因。不良的饮食习惯，如经常食入过硬、粗糙、过烫食物，口腔不洁、龋齿，或者咀嚼槟榔、烟丝等习惯均能对食管黏膜产生慢性刺激，继发食管上皮的局部或弥漫增生，从而形成食管癌的癌前病变。

（三）慢性炎症

胃食管反流病、腐蚀性食管灼伤和狭窄、贲门失弛缓症、食管憩室等慢性食管疾病引起的炎症可导致食管癌发生率增高。目前认为主要与炎症局部细胞释放细胞因子和产生过多氧自由基、炎症诱发的免疫抑制及肿瘤细胞免疫逃逸相关。

（四）营养因素

维生素（维生素 A、维生素 B_2、维生素 C、维生素 E、叶酸等）、锌、硒、钼等微量营养素缺乏是食管癌的危险因素。

（五）遗传因素

食管癌的发生常具有家族聚集性，提示食管癌发病可能与遗传易感性有一定关系。

三、病理

（一）早期食管癌

早期食管癌病变局限，多为原位癌或黏膜内癌。无论是否存在淋巴结转移，只要未侵犯肌层，都判定为早期食管癌。肉眼观察，癌变处黏膜轻度糜烂，或者呈现颗粒状、乳头状。组织学类型大部分为鳞状细胞癌（图 1-2-22）。

（二）中晚期食管癌

中晚期食管癌又称为进展期癌。根据肉眼形态特点可分为以下 4 种类型（图 1-2-23）。

1. **髓质型**　此型最多见，癌组织在食管壁内浸润性生长，累及食管全周或大部分，管壁增厚、管腔变小。切面癌组织质地较软，似脑髓，色灰白。癌组织表面常有溃疡。

2. **蕈伞型**　肿瘤呈扁圆形，突向食管腔，呈蘑菇状，表面常有溃疡。

3. **溃疡型**　肿瘤表面有较深的溃疡，深达肌层，边界不规则，边缘隆起，底部凹凸不平，有出血性坏死。

4. **缩窄型**　肿瘤质地硬，在食管壁内环周生长，形成明显的环形狭窄，造成显著的梗阻症状。

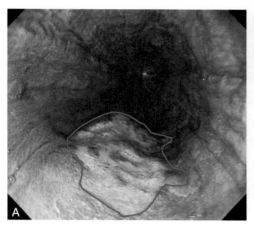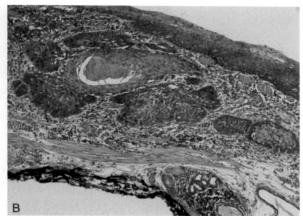

图 1-2-22　早期食管癌

A.内镜改变（蓝色区域内）；B.早期浸润性食管癌，侵犯黏膜肌

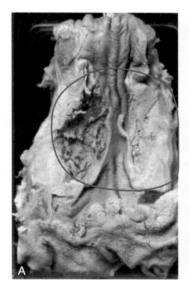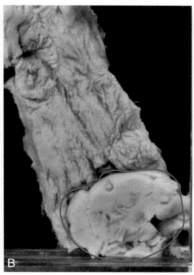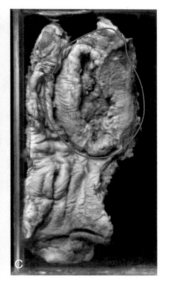

图 1-2-23　食管癌大体类型

A.髓质型；B.蕈伞型；C.溃疡型

（三）组织学改变

我国食管癌患者90%以上为鳞状细胞癌（图 1-2-24），腺癌次之，占5%，大部分腺癌来自贲门且与Barrett食管有关，少数来自食管黏膜下腺体。其他组织学类型还

包括腺鳞癌、神经内分泌癌、黏液表皮样癌等。

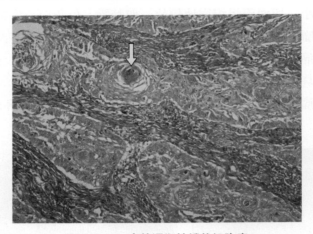

图 1-2-24　食管浸润性鳞状细胞癌

癌细胞呈巢团状浸润，可见角化珠（黄色箭头）

（四）扩散途径

1. **直接蔓延**　癌组织穿透食管壁，向周围组织及器官浸润。上段癌可侵犯喉、气管和颈部软组织；中段癌可侵及支气管和肺；下段癌常侵及贲门、膈肌和心包等。

2. **淋巴转移**　淋巴转移是食管癌最常见的转移方式。转移部位与食管淋巴引流途径一致。上段癌常转移至颈淋巴结和上纵隔淋巴结；中段癌常转移到食管旁淋巴结，也可转移至肺门淋巴结；下段癌常转移至食管旁、贲门旁及腹腔上部淋巴结。

3. **血行转移**　为晚期癌的主要转移方式，常转移至肝、肺，也可转移至骨、肾和肾上腺等器官。

四、临床病理联系

早期癌组织无明显肿块形成，故患者的症状多不明显，可有食物通过缓慢、滞留或轻度哽噎感，亦可有胸骨后烧灼样、针刺样或牵拉摩擦样疼痛。症状时轻时重，多不被重视，但总体呈缓慢、进行性加重的趋势。由于肿瘤不断浸润生长，患者呈现持续性、进行性加重的吞咽困难，这是中晚期食管癌最常见、最典型的临床表现。晚期可出现消瘦、贫血、营养不良、脱水或恶病质等，最终导致患者全身衰竭而死亡。

（于　宁）

参考文献

［1］张朝佑.人体解剖学（上册）[M].3版.北京：人民卫生出版社，2009.

［2］丁文龙，刘学政.系统解剖学[M].9版.北京：人民卫生出版社，2018.

［3］Standring, Susan. Gray's Anatomy[M]. 42th ed. Amsterdam: Elsevier, 2020.

Note

［4］邹仲之，曾园山 . 组织学与胚胎学 [M]. 9 版 . 北京：人民卫生出版社，2018.

［5］李和，李继承 . 组织学与胚胎学 [M]. 3 版 . 北京：人民卫生出版社，2015.

［6］Mescher AL. Junqueira's Basic Histology Text and Atlas[M]. 16th ed. New York: McGraw-Hill Education, 2021.

［7］Sadler TW. Langman's Medical Embryology[M]. 15th ed. Maryland: Wolters Kluwer Health/Lippincott Williams & Wilkins, 2023.

［8］王庭槐 . 生理学 [M]. 9 版 . 北京：人民卫生出版社，2018.

［9］Guyton AC, Hall JE. Textbook of Medical Physiology[M]. 14th ed. Philadelphia: Elsevier Saunders, 2021.

［10］Kim E. Barrett, Susan M. Barman, Heddwen L. Brooks, et al. Ganong's Review of Medical Physiology[M]. 26th ed. New York: McGraw-Hill Education, 2019.

［11］管又飞，朱进霞，罗自强 . 医学生理学 [M]. 4 版 . 北京：北京大学医学出版社，2018.

［12］Margaret E. Smith, Dion G. Morton. The Digestive System[M]. 2nd ed. Singapore: Elsevier (Singapore) Pte Ltd, 2011.

［13］Linda S. Costanzo. Physiology: Cases and Problems[M]. 4th ed. Philadelphia: Lippincott Williams & Wilkins, 2012.

［14］李玉林，步宏 . 病理学 [M]. 9 版 . 北京：人民卫生出版社，2018.

［15］刘彤华 . 刘彤华诊断病理学 [M]. 4 版 . 北京：人民卫生出版社，2018.

［16］史黛丝 .E. 米尔斯 . 病理医师实用组织学 [M]. 5 版 . 薛德彬，陈健，译 . 北京：科学技术出版社，2021.

第三章 胃

■ **胃的解剖和组织学结构**
　◎ 胃的解剖
　◎ 胃的组织学结构
■ **胃的生理功能及其调控**
　◎ 胃液分泌的时相及其调节
　◎ 胃运动及其调节

◎ 影响胃动力的药物
■ **胃的疾病基础**
　◎ 胃炎
　◎ 胃溃疡
　◎ 胃癌

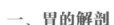

第一节　胃的解剖和组织学结构

一、胃的解剖

胃（stomach）是消化管道中最膨大的部分，介于食管和十二指肠之间，除了具有容纳食物、分泌胃液等消化功能外，还有内分泌功能。新生儿胃的容积仅 20 ~ 30 ml，成年人可达 1000 ~ 1500 ml。

（一）胃的形态和分部

胃是一个囊状器官，其形态可受年龄、体型、性别、充盈程度等因素影响。胃有入、出两个口，大、小两个弯和前、后两个壁。胃的近端和食管相接处是胃的入口，称贲门（cardia）。新生儿的贲门较大，周围括约肌不发达，故容易溢乳。胃的远端和十二指肠移行处是胃的出口，称幽门（pylorus）。由于幽门括约肌的存在，在幽门表面有一缩窄的环形浅沟，幽门前静脉常横过幽门前方，胃手术时常以此作为定位幽门的标志。胃空虚时，胃前壁（anterior wall of stomach）朝向前上方，胃后壁（posterior wall of stomach）朝向后下方。胃朝向右上方的凹陷称胃小弯（lesser curvature of stomach），有小网膜附着，其近幽门处有一明显弯折，称角切迹（angular incisure）。胃朝向左下方的膨隆称胃大弯（greater curvature of stomach），有大网膜等附着。在贲门左侧，食管左侧缘和胃大弯移行处的夹角称贲门切迹（cardiac incisure）（图 1-3-1、图 1-3-5）。

胃可分为 4 个部分。贲门附近的区域称贲门部（cardiac part），该部与相邻的其他部分界线不明显。贲门平面左侧向上方膨隆的部分称胃底（fundus of stomach），与膈穹窿相邻，临床上称胃穹窿，内常含吞咽的空气，X 线下可见气泡影。自胃底至角

Note

切迹之间的部分称胃体（body of stomach）。胃体与幽门之间的部分称幽门部（pyloric part）。在幽门部靠近胃大弯侧常有一浅沟，称中间沟，将幽门部分为近侧的幽门窦（pyloric antrum）和远侧的幽门管（pyloric canal）两部分。幽门窦通常是胃的最低部，胃溃疡和胃癌好发于该部的近小弯侧。

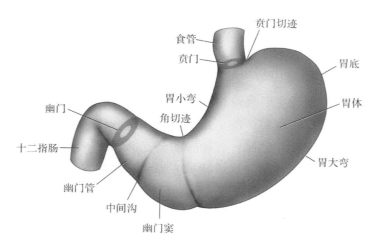

图 1-3-1　胃的形态和分部

（二）胃的形状和位置

胃的形状和位置受体位、体型、充盈度等因素影响（图 1-3-2）。在钡餐 X 线造影时，胃的形状主要有：

1. **钩型胃**　胃呈"J"字形，胃内腔各部宽度大致相等，胃体垂直，角切迹明显，此型最常见，多见于中等体型和体格健壮者。

2. **角型胃**　胃呈牛角形，胃底较膨大，角切迹不明显，斜卧于上腹部，多见于幼儿和体型矮胖者。

3. **长型胃**　胃体和幽门部宽大而下垂，胃大弯可达髂嵴水平以下。长型胃张力较低，多见于体型瘦长者。

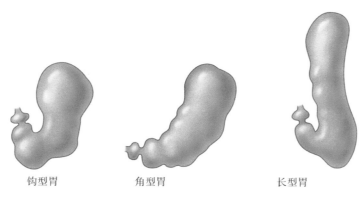

钩型胃　　　　　角型胃　　　　　长型胃

图 1-3-2　胃的 X 线图像

胃在中等程度充盈时，大部分位于左季肋区，小部分位于腹上区。胃前壁左侧部由左肋弓掩盖，并与膈相贴；胃前壁右侧部上半与肝左叶和尾状叶相邻，下半在剑突下方的三角形区域内，可与腹前壁直接相贴，该处是临床上进行胃触诊的部位。胃后壁隔网膜囊与横结肠、横结肠系膜、左肾上部、左肾上腺相邻，这些结构统称"胃床"。胃底和脾脏面、膈相邻。

胃的贲门约在第 11 胸椎体左侧，前方平对第 7 肋软骨。胃的幽门位置比较固定，约在第 1 腰椎体右侧，距中线 1 ~ 2 cm，前方平对右侧第 8 肋软骨。胃大弯位置较低，一般约在脐或以上平面。胃底的最高点与左膈顶一致，约平第 6 肋，并随呼吸而改变。

（三）胃的血液供应、淋巴引流和神经支配

1. **胃的动脉**　胃的动脉主要来自腹腔干的胃左动脉、肝总动脉和脾动脉。沿胃小弯分布的动脉有胃左动脉（腹腔干的直接分支）和胃右动脉（肝总动脉的分支），沿胃大弯分布的动脉有胃网膜左动脉（脾动脉的分支）和胃网膜右动脉（肝总动脉的分支），分布于胃底的为胃短动脉和胃后动脉（脾动脉的分支）。这些动脉分别在胃小弯侧和大弯侧构成动脉弓，分支分布于胃前、后壁。

2. **胃的静脉**　胃的静脉起自胃壁静脉丛，在浆膜下汇集成较大的静脉。根据胃壁的动脉供血范围，浆膜下静脉沿胃小弯汇集成胃左静脉和胃右静脉，在胃大弯侧汇集成胃网膜左静脉和胃网膜右静脉，在胃底处汇合成胃短静脉，最后都直接或间接汇入肝门静脉。

3. **胃的淋巴**　引流胃的集合淋巴管伴随胃大、小弯的动脉而行。其中，贲门部及附近大、小弯侧的淋巴注入胃上淋巴结，幽门部小弯侧的淋巴注入幽门上淋巴结，幽门部大弯侧和胃体大弯侧右侧部的淋巴注入幽门下淋巴结和胃网膜右淋巴结，胃底左侧部和胃体大弯侧左侧部注入胃网膜左淋巴结、脾淋巴结和胰淋巴结。胃壁各层均有丰富的淋巴管网，各部之间的淋巴管也有丰富的吻合。

4. **胃的神经**　胃的神经包括内脏运动神经（交感和副交感）和内脏感觉神经。交感神经的节前纤维来自脊髓第 6 ~ 8 胸髓节的中间外侧核，随脊神经前支、白交通支穿交感干后组成内脏大神经至腹腔神经节换元，节后纤维和右迷走神经腹腔支一起随腹腔干分支形成肝丛、脾丛、胃丛等，分布至胃和相应器官。副交感神经来自迷走神经，节前纤维起自延髓迷走神经背核，出颅后经颈胸部伴随食管形成迷走神经前、后干，和食管一起穿膈肌食管裂孔进入腹腔，在贲门附近，前干分为胃前支和肝支，后干分为胃后支和腹腔支。胃前、后支纤维分支进入胃壁，与壁内神经节换元，节后纤维分部至胃壁平滑肌和腺体。

二、胃的组织学结构

胃壁自内向外分为黏膜、黏膜下层、肌层与外膜 4 层。

（一）黏膜

胃的黏膜层较厚，血供丰富，活体呈橘红色。黏膜表面有许多纵横交错的浅沟，将黏膜分成许多直径 2 ~ 6 mm 的胃小区（gastric area）。黏膜表面遍布不规则的小孔，称胃小凹（gastric pit），深约 200 μm，其底部与 3 ~ 5 条腺体通连（图 1-3-3、图 1-3-4）。

皱襞由黏膜和黏膜下层构成，高低不一，排列不规则，胃充盈时较平坦，空虚时明显。在贲门和幽门处，皱襞多呈放射状排列。在贲门处，胃的柱状上皮黏膜常向食管延伸，与食管的鳞状上皮黏膜形成齿状的环形线，称胃食管交界区，临床胃镜检查时常作为重要定位标志。在胃体部，黏膜呈纵行皱襞。胃小弯侧常有 4 ~ 5 条较恒定的纵行黏膜皱襞，由贲门直达幽门部，皱襞间的纵沟称胃道（gastric canal），有利于进入胃内的液体快速到达幽门。在幽门处，受幽门括约肌的影响，黏膜凸向十二指肠腔内形成环形的皱襞，称幽门瓣（pyloric valve），和幽门括约肌一起关闭幽门，具有延缓胃内容物排空和防止十二指肠内容物向胃内逆流的作用（图 1-3-5）。

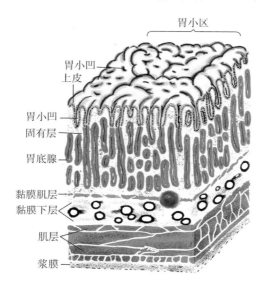

图 1-3-3 胃底与胃体立体模式图

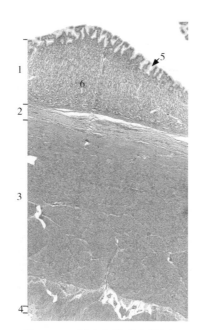

图 1-3-4 胃底部黏膜光镜图

1. 黏膜；2. 黏膜下层；3. 肌层；4. 外膜；5. 胃小凹；6. 胃底腺

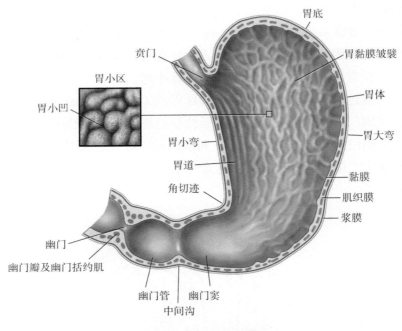

图 1-3-5　胃的黏膜

1.上皮　上皮为单层柱状,主要由表面黏液细胞(surface mucous cell)组成。光镜下,表面黏液细胞的核呈椭圆形,位于基部;顶部胞质充满黏原颗粒,在 HE 染色切片上着色浅淡,呈空泡状(图 1-3-6)。电镜下,细胞间有紧密连接,封闭细胞间隙,参与黏液 - 碳酸氢盐屏障(见后所述)的形成,阻止胃腔内 H$^+$ 渗入细胞间隙。表面黏液细胞分泌含高浓度 HCO$_3^-$ 的不可溶性黏液,覆盖于上皮表面,既可起润滑作用,也可以防止盐酸和胃蛋白酶对黏膜的损伤,有重要的保护作用。表面黏液细胞 3 ~ 5 天更新一次,由胃小凹底部的干细胞增殖补充。胃上皮细胞的快速更新也使胃能及时修复损伤。

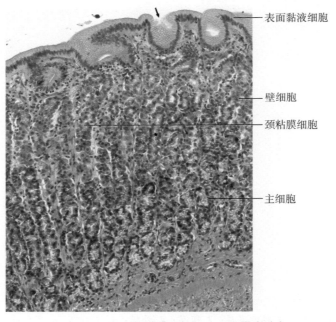

图 1-3-6　胃底部黏膜光镜图（★示胃底腺）

2. **固有层**　固有层内有大量紧密排列的管状腺，根据所在部位和结构的不同，分为胃底腺、贲门腺和幽门腺。腺之间有少量结缔组织，其内除成纤维细胞外，还有淋巴细胞、浆细胞、肥大细胞、嗜酸性粒细胞，以及散在的平滑肌细胞。

1）胃底腺：胃底腺（fundic gland）又称泌酸腺（oxyntic gland）呈分支管状，是胃黏膜中数量最多、功能最重要的腺体，分布于胃底和胃体部。胃底腺由主细胞、壁细胞、颈黏液细胞、干细胞和内分泌细胞组成。

（1）主细胞（chief cell）又称胃酶细胞（zymogenic cell），数量最多，主要分布于腺的下半部。细胞呈柱状，核圆形，位于基部；基部胞质呈强嗜碱性，顶部充满酶原颗粒，但在普通固定染色的标本上，颗粒多溶失，使该部位着色浅淡，呈泡沫状（图 1-3-6）。电镜下，主细胞具有蛋白质分泌细胞的典型超微结构特征，核周有大量粗面内质网与发达的高尔基复合体，顶部有大量酶原颗粒（图 1-3-7）。主细胞分泌胃蛋白酶原（pepsinogen）。

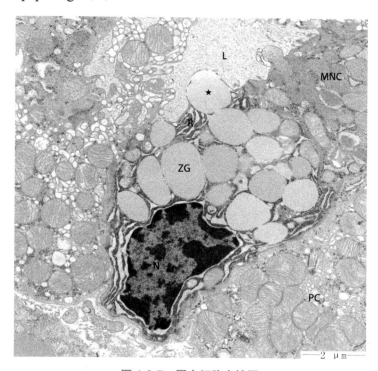

图 1-3-7　胃主细胞电镜图

N. 细胞核；R. 粗面内质网；ZG. 酶原颗粒；L. 胃底腺；MNC. 颈黏液细胞；PC. 壁细胞；★ 即将破裂的酶原颗粒

胃蛋白酶原以无活性的酶原形式储存在主细胞内，进食、迷走神经兴奋等刺激可引起其释放增多。胃蛋白酶原进入胃腔后，在胃酸作用下，从酶原分子中水解掉一个小分子的肽后，转变成有活性的胃蛋白酶（pepsin）。已被激活的胃蛋白酶对胃蛋白酶原也有激活作用（自身激活）。胃蛋白酶可水解食物中的蛋白质，使其分解为䏡和胨、少量多肽以及氨基酸。胃蛋白酶只有在酸性环境中才能发挥作用，其最适 pH 为 1.8 ~ 3.5。当 pH 超过 5.0 时，胃蛋白酶完全失活。

（2）壁细胞（parietal cell）又称泌酸细胞（oxyntic cell），主要分布于腺的上半部。

壁细胞体积大，多呈圆锥形，核圆而深染，居中，可有双核；胞质嗜酸性，均质红染（图1-3-6）。电镜下，壁细胞中有发达的线粒体，嵴多而密集，呈板层状，胞质中有迂曲分支的细胞内分泌小管（intracellular secretory canaliculus），其管壁和细胞顶面质膜相连，腔面有微绒毛（图1-3-8）。细胞分泌小管周围胞质内迂曲盘绕的小管和表面光滑的小泡，称微管泡系统（tubulo-vesicular system），在壁细胞分泌时功能活跃，分泌小管开放，微绒毛增多、增长，而微管泡数量锐减。这表明微管泡系统为分泌小管膜的储备形式。壁细胞分泌盐酸和内因子。

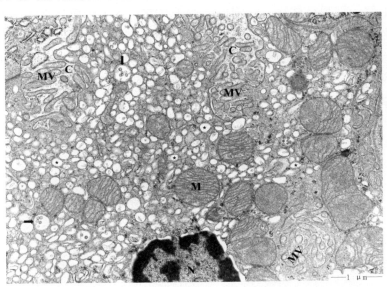

图 1-3-8　胃壁细胞电镜图

M. 线粒体；MV. 微绒毛；C. 细胞内分泌小管；★微管泡系统；→多泡体

胃液中的盐酸也称胃酸。基础胃酸分泌是指胃排空后6 h，没有任何食物刺激情况下的胃酸分泌。基础胃酸分泌平均为0～5 mmol/h，而且表现出昼夜节律性，即早晨5～11时分泌率最低，下午6时至次晨1时分泌率最高。在食物或药物刺激下，胃酸的分泌量大大增加。正常人的最大胃酸分泌量可达20～25 mmol/h。通常胃酸的分泌量与壁细胞的数目和功能状态直接相关。

胃分泌 H^+ 和 Cl^- 均为主动过程，其能量来源于ATP水解。H^+ 是逆着巨大的浓度差进行转运的：血液中 H^+ 浓度为 10^{-8} mol/L，而胃腔中 H^+ 浓度高达150 mmol/L。

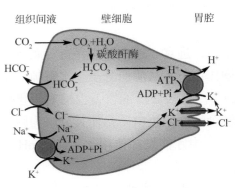

图 1-3-9　壁细胞分泌胃酸示意图

图1-3-9概述了壁细胞内 H^+ 的生成机制。CO_2 从血浆中弥散至壁细胞内并与水分子结合，在碳酸酐酶的催化作用下形成碳酸。碳酸可解离为 H^+ 和 HCO_3^-。HCO_3^- 通过壁细胞基底侧膜上的 Cl^--HCO_3^- 逆向交换机制，顺浓度差转运至血液，而血液中 Cl^- 则被转运至细胞内。因此，胃将胃酸分泌入胃腔的同时，将 HCO_3^- 分泌入血液，导致血浆pH一过性升高。该现象被称为"碱潮"（alkaline tide）。

通过壁细胞分泌小管膜上的质子泵（proton pump），H^+ 由壁细胞的顶端膜分泌至分泌小管内。含有 ATP 酶的质子泵通过与 K^+ 交换来分泌 H^+，其比例为 1∶1。壁细胞未受刺激时，质子泵位于微管泡内。一旦壁细胞受到刺激进行分泌时，含质子泵的微管泡移向管腔膜。管泡膜与管腔膜融合，引起膜分泌面积大幅增加。

在顶端膜主动分泌 H^+ 和换回 K^+ 时，顶端膜上的 K^+ 通道和 Cl^- 通道也同时开放。进入细胞内的 K^+ 又经 K^+ 通道进入分泌小管腔，而通过基底侧膜上的 $Cl^- - HCO_3^-$ 逆向交换机制进入细胞内的 Cl^-（见上文）再经顶端膜上的 Cl^- 通道进入分泌小管腔内，并与 H^+ 形成 HCl。当需要时，HCl 则可由壁细胞进入胃腔。此外，壁细胞基底侧膜上的 $Na^+ - K^+$ 泵可将 Na^+ 泵出细胞，同时将 K^+ 泵入细胞，以补充由顶端膜丢失的部分 K^+。

内因子（intrinsic factor）是由胃分泌的唯一一种生命必须物质，是一种分子量为 55 000 kD 的糖蛋白。内因子有两个活性部位，其中一个活性部位可与维生素 B_{12} 结合形成复合物，保护维生素 B_{12} 免遭肠内水解酶破坏。当内因子 – 维生素 B_{12} 复合物到达回肠时，内因子的另外一个活性部位会与回肠黏膜细胞膜上的相应受体结合，促进维生素 B_{12} 在肠内的吸收。若内因子分泌不足，将引起维生素 B_{12} 的吸收障碍，从而影响红细胞的生成，导致恶性贫血。

（3）颈黏液细胞（mucous neck cell）数量较少，位于胃底腺顶部，常呈楔形夹在其他细胞之间。核扁平，居细胞基底部，核上方有大量黏原颗粒，HE 染色浅淡（图 1-3-6）。其分泌物为可溶性的酸性黏液。

（4）内分泌细胞（endocrine cell）主要为 ECL 细胞和 D 细胞。ECL 细胞分泌组胺，D 细胞分泌生长抑素，两者可局部调节壁细胞的功能（详见本章"胃液分泌的调节"部分）。

（5）干细胞（stem cell）存在于从胃底腺顶部至胃小凹深部一带，在普通制备的标本中不易辨认。增殖的干细胞可分化为表面黏液细胞和胃底腺的其他组成细胞。

2）贲门腺（cardiac gland）：分布于近贲门处宽 1 ~ 3 cm 的区域，为黏液性腺。

3）幽门腺（pyloric gland）：分布于幽门部宽 4 ~ 5 cm 的区域，为管状黏液性腺，分支多而弯曲，有少量壁细胞和较多 G 细胞。G 细胞分泌促胃液素（gastrin）。

3. 黏膜肌层　由内环与外纵两薄层平滑肌组成。

4. 黏液 – 碳酸氢盐屏障　胃液中含有大量的黏液，它们是由胃黏膜表面的上皮细胞、胃底腺、贲门腺和幽门腺的黏液细胞共同分泌的，其主要成分为糖蛋白。由于黏液具有较高的黏滞性和形成凝胶的特性，分泌后即覆盖在胃黏膜表面，在胃黏膜表面形成一层厚约 500 μm 的保护层。这个保护层可在黏膜表面起润滑作用，减少粗糙食物对胃黏膜的机械损伤。胃黏膜内的非泌酸细胞能分泌 HCO_3^-；另外，组织液中少量的 HCO_3^- 也能渗入胃腔内。进入胃内的 HCO_3^- 并非直接进入胃液中，而是与胃黏膜表面的黏液联合形成一个保护胃黏膜不受损伤的屏障，称为黏液 – 碳酸氢盐屏障（mucus-bicarbonate barrier）（图 1-3-10），它能有效地保护胃黏膜不受胃内盐酸和胃蛋白酶的损伤。因为黏液的黏稠度为水的 30 ~ 260 倍，可显著减慢离子在黏液层的扩散速度。当胃腔内的 H^+ 通过黏液层向上皮细胞方向扩散时，其移动速度明显减慢，并不断地与从黏液层下面向上扩散的 HCO_3^- 碰撞，两种离子在黏液层内发生中和。在这个过程中，黏液层中形成一个 pH 梯度，黏液层靠近胃腔侧呈酸性，pH 为 2.0 左右，而靠近上皮细胞侧则呈中性，pH 为 7.0 左右。因此，胃黏膜表面的黏液层可有效地防止胃内的 H^+ 对胃黏膜的直接侵蚀作用以及胃蛋白酶对胃黏膜的消化作用。

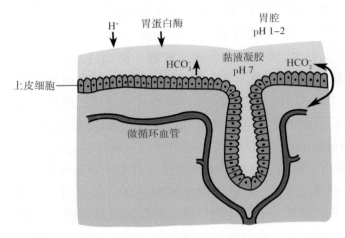

图 1-3-10　胃黏液 - 碳酸氢盐屏障模式图

（二）黏膜下层

由薄层较致密的结缔组织构成，内含血管、淋巴管、黏膜下神经丛，还可见成群的脂肪细胞。

（三）肌层

胃壁的肌层较厚，大致由内斜行、中环形和外纵行 3 层平滑肌构成（图 1-3-11）。各层平滑肌间有肌间神经丛。纵行肌是食管纵行肌的延续，下行至胃的表面，在胃小弯和胃大弯侧增厚。环形肌在贲门和幽门部增厚，分别形成贲门括约肌和幽门括约肌。斜行肌来自食管的环形肌，最薄弱，自贲门左侧沿胃表面斜向右下，主要分布于胃前壁和胃后壁，对胃具有较大的支持作用。

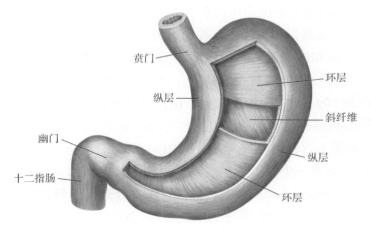

图 1-3-11　胃壁的肌层

（四）外膜

外膜为浆膜，由薄层结缔组织与表面的间皮共同构成。

（郭雨霁　丁兆习　李伯勤）

第二节　胃的生理功能及其调控

食物由食管进入胃后，经过胃的机械性和化学性消化，食团逐渐被胃液溶解，形成食糜（chyme）。胃的运动使食糜逐次、少量地通过幽门进入十二指肠。此外，胃还有外分泌、旁分泌和内分泌功能。外分泌物即排到胃腔中的消化液，统称为胃液。胃主要的旁分泌物为组胺，可刺激胃酸的分泌。胃主要的内分泌物是促胃液素，它既可以作用于邻近的胃平滑肌和黏膜来刺激胃的蠕动和胃酸的分泌，也可以远距离作用于肠道、胰腺和肝等组织器官。

一、胃液分泌的时相及其调节

（一）胃液分泌的时相

进食可通过神经和体液因素刺激胃液大量分泌，称之为消化期胃液分泌。根据消化道感受刺激的部位，人为将消化期胃液分泌分头期、胃期和肠期3个时相（图1-3-12）。

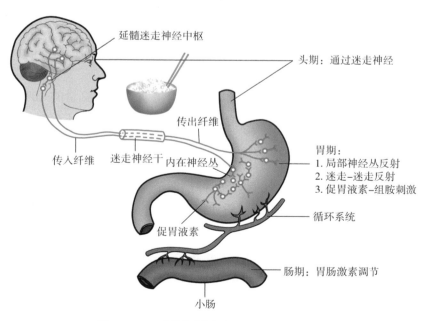

图 1-3-12　消化期胃液分泌的时相及其调节

1.**头期胃液分泌**　头期胃液分泌由条件反射和非条件反射所致。条件反射是指食物相关的形象、声音、气味等对视觉、听觉、嗅觉器官的刺激而引起的反射，而非条件反射是在咀嚼和吞咽食物时，食物对口腔、咽等处的机械和化学感受器的刺激而引起的反射。两者的传入冲动都传到位于延髓、下丘脑、边缘系统，甚至大脑皮质的反射中枢。传出神经是迷走神经，主要支配胃底腺和幽门腺，引起胃液分泌。支配胃底腺壁细胞的迷走神经节后纤维释放的递质是乙酰胆碱，而支配幽门腺 G 细胞的迷走神经节后纤维释放的递质是铃蟾素（bombesin），又称促胃液素释放肽（gastrin-releasing peptide, GRP）。

头期胃液分泌特点：持续时间长达 2 ~ 4 h；分泌的量较大，约占整个消化期胃液分泌量的 30%；酸度和胃蛋白酶原的含量都很高，消化能力强；分泌量与食欲有很大关系，且易受情绪因素影响。

2.**胃期胃液分泌**　此期是指进入胃内的食糜刺激胃壁上的机械和化学感受器引起的胃液分泌。引起胃期胃液分泌的途径如下。

（1）食物扩张胃，刺激胃底和胃体部的感受器，通过迷走 - 迷走神经长反射和壁内神经丛的短反射引起促胃液素释放，间接引起胃液分泌（见下文）。

（2）食物的扩张刺激作用于胃窦部的感受器，通过壁内神经丛反射引起细胞释放促胃液素，间接引起胃液分泌。

（3）食物成分中的蛋白质降解产物等可直接刺激 G 细胞顶端的化学感受器，引起促胃液素释放，间接引起胃液分泌。

胃期胃液分泌特点：分泌量大，约占整个消化期胃液分泌量的 60%；酸度很高，胃蛋白酶原的含量也很高，但较头期少。

3.**肠期胃液分泌**　食糜进入小肠后，仍有继续刺激胃液分泌的作用。这种作用在切断支配胃的神经后仍然存在，所以此期胃液分泌主要通过体液调节来实现。当食物进入小肠后，其扩张和化学刺激直接作用于十二指肠和空肠上部黏膜，可引起多种胃肠激素的释放，这些激素又可通过血液循环再作用于胃，引起胃液分泌。在食糜的刺激下，十二指肠黏膜除释放促胃液素外，还能释放一种激素肠泌酸素（entero-oxyntin），也能刺激胃酸分泌。

肠期胃液分泌特点：分泌量较少，约占整个消化期胃液分泌量的 10%；酸度不高，胃蛋白酶原的含量也不高，这可能与食物进入小肠后对胃液分泌还存在抑制作用有关。

（二）胃液分泌的调节

胃液的分泌受神经和体液因素的调节，神经调节主要是通过迷走神经的活动实现，体液调节主要是通过激素或生物活性物质如促胃液素、组胺等实现。

1.**促进胃液分泌的内源性物质**

（1）乙酰胆碱（acetylcholine, ACh）是由支配胃的迷走神经末梢和部分内在神经丛的胆碱能神经末梢分泌的递质。ACh 可直接作用于壁细胞膜上的 M_3 受体，引起胃酸分泌；还可刺激胃黏膜的 ECL 细胞和 G 细胞，使它们分别释放组胺和促胃液素，从而间接地引起壁细胞分泌胃酸。另外，ACh 还可以抑制 D 细胞分泌生长抑素

（somatostatin），削弱生长抑素对 G 细胞释放促胃液素的抑制作用，从而加强促胃液素对壁细胞的促进作用（图 1-3-13）。

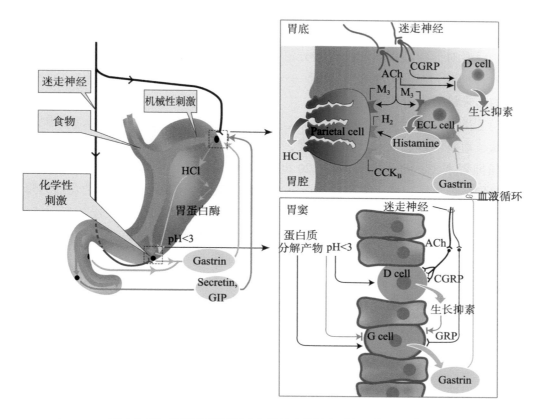

图 1-3-13　刺激和抑制胃酸分泌的内源性物质相互作用示意图

（2）组胺（histamine）对胃酸的分泌具有极强的刺激作用。它由胃泌酸区黏膜中的 ECL 细胞分泌，通过局部扩散到达邻近的壁细胞，与壁细胞上的 H_2 型受体结合，引起胃酸分泌。ECL 细胞上存在 CCK_B 受体和胆碱能 M_3 受体，促胃液素和 ACh 可分别作用于各自的受体，引起 ECL 细胞释放组胺而调节胃液的分泌。另外，ECL 细胞上还有生长抑素受体，生长抑素可通过其受体抑制组胺的释放，从而间接抑制胃液分泌。

（3）促胃液素（gastrin）是由胃窦、十二指肠和空肠上段黏膜的 G 细胞分泌的一种肽类胃肠激素，其作用广泛，主要刺激胃酸和胃蛋白酶原分泌。迷走神经兴奋时可以释放 GRP 促进 G 细胞分泌促胃液素。促胃液素释放入血后，可激活壁细胞上的 CCK_B 受体，通过壁细胞内的鸟嘌呤核苷酸结合蛋白激活磷脂酶 C，后者使三磷酸肌醇生成增多，继而使细胞内 Ca^{2+} 浓度增高，使壁细胞分泌盐酸增加。促胃液素也能作用于 ECL 细胞上的 CCK_B 受体，促进 ECL 细胞分泌组胺，再通过组胺刺激壁细胞分泌盐酸。促胃液素的这种作用可能比其直接刺激壁细胞分泌盐酸的作用更为重要。

此外，Ca^{2+}、低血糖、咖啡因和酒精（乙醇）等也可刺激胃酸分泌。

2. 抑制胃液分泌的主要因素

（1）盐酸（HCl）是胃腺的分泌物。当 HCl 分泌过多时，可以负反馈方式抑制胃酸分泌。一般来讲，胃窦内 pH 降到 1.2 ～ 1.5 时，胃酸分泌就会抑制，其原因是 HCl 直接抑制胃窦黏膜内的 G 细胞，使促胃液素释放减少。此外，HCl 还能直接刺激胃黏膜中的 D 细胞分泌生长抑素，间接地抑制促胃液素和胃酸分泌。十二指肠内的 pH 降到 2.5 以下时，也能抑制胃酸的分泌，作用机制可能是：①胃酸刺激小肠黏膜释放促胰液素，后者对促胃液素引起的胃酸分泌有明显的抑制作用。②盐酸刺激十二指肠球部释放一种抑制胃酸分泌的肽类激素——球抑胃素（bulbogastrone），但球抑胃素的化学结构尚未最后确定。

（2）脂肪及其消化产物进入小肠后，可刺激小肠黏膜分泌促胰液素、缩胆囊素、肠抑胃肽、血管活性肠肽和胰高血糖素，这些具有抑制胃分泌和胃运动作用的激素，统称为肠抑胃素（enterogastrone）。20 世纪 30 年代，我国生理学家林可胜从小肠黏膜中提取到一种物质，将此物质注入血液中可使胃液分泌的量、酸度和消化能力降低，并抑制胃的运动。他将此物质命名为肠抑胃素。但肠抑胃素至今未能提纯。现认为它可能不是一个独立的激素，而是几种具有此种作用的激素的总称，小肠黏膜中存在的抑胃肽、促胰液素等多种激素都具有肠抑胃素的特性。

（3）十二指肠内的高张溶液可通过两条途径抑制胃液分泌：①兴奋小肠内渗透压感受器，通过肠 - 胃反射（entero-gastric reflex）抑制胃液分泌；②通过刺激小肠黏膜释放一种或几种胃肠激素而抑制胃酸分泌。

二、胃运动及其调节

胃壁平滑肌通过有规律地收缩和舒张，对进入胃内的食物进行机械性消化。胃在消化期和非消化期具有不同的运动功能，消化期胃运动的主要作用是接纳和储存食物，对食物进行机械性消化，使食物与胃液充分混合，形成糊状的食糜，然后以适当的速率向十二指肠排放；非消化期的胃运动则是清除胃内的残留物。一般可将胃分为头区和尾区两部分。头区是指胃底和胃体上 1/3 部分，其运动较弱，主要功能是接纳和储存食物，调节胃内压及促进液体的排空；胃体的其余 2/3 和胃窦称为尾区，有较明显的运动，其主要功能是混合、磨碎食物，形成食糜，并加快固体食物的排空。

（一）胃的运动形式

1. 容受性舒张　在咀嚼和吞咽时，食物对咽、食管等处感受器的刺激可引起胃头区肌肉的舒张，使胃腔的容量由空腹时的 50 ml 左右增加到进食后的 1.0 ～ 1.5 L，并在容纳食物的同时保持胃内压相对稳定。胃壁肌肉的这种活动称为容受性舒张（receptive relaxation）。这种舒张也可以防止胃内压力突然升高导致胃内容物迅速排到十二指肠，或有因食管下括约肌张力不全而引起的胃内容物反流入食管。胃的容受性舒张是通过迷走 - 迷走反射（vago-vagal reflex）（即传入和传出神经都是迷走神经）实现的。在这一反射过程中，迷走神经传出纤维末梢释放的递质不是乙酰胆碱，可能是某种肽类物质（如 VIP）或 NO。

2. 紧张性收缩　在空腹时，胃就有一定的紧张性收缩，进餐后略有加强。其生理意义如下。

（1）使胃保持一定的形状和位置。

（2）维持一定的胃内压，有利于胃液渗入食团中，促进化学性消化。

（3）为其他形式运动有效进行的基础。

（4）进食后，头区的紧张性收缩有所加强，可将食物缓慢地推进至胃的尾区。

3. 蠕动　胃壁内的环形肌和纵行肌相互协调的连续性收缩和舒张运动即形成蠕动。胃的蠕动起始于胃的中部，逐步地向幽门方向推进，形成蠕动波。人体胃的蠕动波频率约为 3 次 / 分，而每个蠕动波传到幽门约需 1 min，因此常常一波未平，一波又起。蠕动波在传播的过程中逐步加强，速度也明显加快，一直传到幽门，并可将 1 ~ 2 ml 食糜排入十二指肠。胃蠕动的这种作用被称为"幽门泵"（pyloric pump）。

蠕动的主要生理意义主要如下。

（1）磨碎进入胃内的食团，并使其与胃液充分混合，以形成糊状的食糜。

（2）将食糜少量、多次地推入十二指肠。

（二）胃的排空及其调节

1. 胃排空　食物从胃排入十二指肠的过程称为胃排空（gastric emptying）。一般食物入胃 5 min 后即有部分食糜开始排空。胃排空的速度与食物的物理性状和化学组成密切相关。液体食物比固体食物排空快；颗粒小的食物比大块的食物排空快；等渗液体比非等渗液体排空快。食物中三种主要营养物的排空速度依次为：糖类、蛋白质及脂类。混合食物完全排空通常需要 4 ~ 6 h。

2. 胃排空的调节

1）胃内促进胃排空的因素：胃和十二指肠之间的压力差，即幽门两侧压力差是胃排空的动力，而胃运动是胃内压产生和升高胃内压的原因。胃内容物的体积和某些体液因素等都能加强胃运动，使胃内压增高，促进胃排空。

食物对胃的扩张刺激可通过胃壁内的机械感受器，引起迷走 - 迷走反射和壁内神经丛局部反射，使胃的运动加强，促进胃排空。而食物的化学和扩张刺激还可直接或间接地促进胃窦黏膜中的 G 细胞释放促胃液素，促胃液素对胃的运动有中等程度的兴奋作用。

2）十二指肠内抑制胃排空的因素：食物进入十二指肠后，主要是通过以下两条途径抑制胃排空：①通过胃排空食糜进入十二指肠，其中的酸、脂肪及高渗透压、机械性扩张可刺激十二指肠壁上的相应感受器，如化学、牵张和渗透压感受器，反射性地抑制胃的运动，使胃排空减慢。此反射称为肠 – 胃反射（entero-gastric reflex）。肠 – 胃反射对酸的刺激特别敏感，当十二指肠内 pH 低到 3.5 ~ 4.0 时，即可引起反射，从而延缓酸性食糜进入十二指肠。②食糜中的酸和脂肪还可刺激小肠黏膜释放促胰液素、缩胆囊素、抑胃肽等胃肠激素，它们也可以抑制胃的运动，延缓胃排空，故这些激素统称为肠抑胃素。

胃内促进胃排空的因素与十二指肠内抑制胃排空的因素是相互消长的，两者共同控制着胃的排空。当食物进入胃后，通过迷走 – 迷走反射、壁内神经丛局部反射和促胃液素等促进因素，增强胃的运动，使胃内压增高，当胃窦压力大于十二指肠内压时便发生一次胃排空。食糜进入十二指肠后，通过肠－胃反射和肠抑胃素的抑制作用，抑制胃的运动，且这种抑制作用会随着胃的排空而逐渐增强，从而使胃的排空变慢。由此可见，胃的排空是间断进行的，并与十二指肠内的消化和吸收速度相适应。

（三）消化间期的胃运动

在空腹状态下（消化间期），胃会出现一种特殊的运动形式，称为移行性复合运动（migrating motor complex, MMC）。MMC 是一种周期性胃运动，其特点是伴有较长静息期的间歇性强力收缩。MMC 开始于胃体上 1/3，并以一定速度向回肠末端传播，其周期为 90 ~ 120 min（图 1-3-14）。MMC 可将胃肠道内遗留下来的食物残渣、脱落的细胞碎片和细菌等清除干净，起着"清道夫"的作用。如果 MMC 减弱，则可引起功能性消化不良，还可因肠道内细菌过度繁殖而引起疾病。

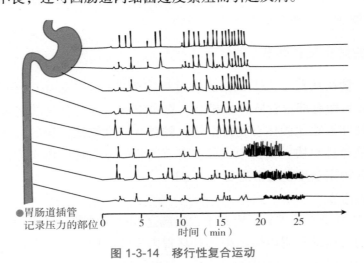

图 1-3-14　移行性复合运动

（四）呕吐

呕吐（vomiting）是胃及小肠上段内容物从口腔强力驱出的过程。呕吐是在延髓呕吐中枢参与下的一种复杂的反射活动。食物机械扩张、食物的化学成分、颅内压增加、旋转运动及剧烈疼痛等都可以引起呕吐。能引起呕吐的各种刺激作用到相应的感受器，其传入冲动由迷走神经和交感神经传入延髓外侧网状结构的背外侧缘的呕吐中枢，传出冲动则沿迷走神经、交感神经、膈神经和脊神经等到达胃、小肠、膈肌和腹肌等。另外，位于第四脑室底部的最后区（area postrema）是呕吐化学感受器触发区（chemoreceptor trigger zone），最后区及其邻近的孤束核（nucleus of the solitary tract）中有多巴胺 D_2 受体和 $5-HT_3$ 受体分布，从小肠的肠嗜铬细胞释放的 5-HT 可通过 $5-HT_3$ 受体引发呕吐，而多巴胺 D_2 受体拮抗剂或 $5-HT_3$ 拮抗剂在临床上可用于止吐。

呕吐时，胃和食管下端舒张，膈肌和腹肌强烈收缩，从而挤压胃内容物通过食管进入口腔。与此同时，十二指肠和空肠上段的蠕动增强、加快并可转为痉挛，胃和食管舒张，胃－十二指肠压力梯度倒转，使十二指肠内容物进入胃内，因此呕吐物中常混有小肠液和胆汁。呕吐是一种防御性反射。当机体摄入有害物质时，可通过呕吐将其排出体外。但长期剧烈的呕吐则会影响进食和正常的消化功能，还会丢失大量的消化液，从而造成机体水、电解质和酸碱平衡紊乱。

三、影响胃动力的药物

（一）促胃肠动力药

促胃肠动力药是能增加胃肠蠕动的一类药物，临床用于胃肠胀满、食管反流、胃轻瘫、功能性消化不良及放化疗患者恶心、呕吐的治疗，代表药有甲氧氯普胺、多潘立酮、苯甲酰胺类药等。其中对上腹部胃肠道有促进作用的是甲氧氯普胺和多潘立酮，而对全胃肠道促动力药物主要是苯甲酰胺类药，如西沙必利、莫沙必利及伊托必利等。

1. **甲氧氯普胺**　甲氧氯普胺（metoclo pramide）作用于多巴胺 D_1 和多巴胺 D_2 受体，拮抗其兴奋引起的胃肠动力的抑制作用；且能激动 5-HT_4 受体，产生增强胃肠动力作用；抑制呕吐中枢。因它能透过血脑屏障阻断中枢的多巴胺 D_2 受体，易产生锥体外系的不良反应，故目前多用于止吐，而较少用于增强胃肠动力。

2. **多潘立酮**　多潘立酮（domperidone）是多巴胺 D_2 受体抑制药，作用基本同甲氧氯普胺，但不能透过血脑屏障，故无锥体外系的不良反应。多巴胺 D_2 受体分布于食管和胃，因此多潘立酮常用于增强上消化道动力。

3. **西沙必利**　西沙必利（cisapride）属苯甲酰胺类药物，是 5-HT_4 受体激动药。通过激动肌间神经丛的节前和节后神经元的 5-HT_4 受体，释放大量 ACh，促发全胃肠道平滑肌的蠕动收缩，能引起腹泻，无锥体外系、催乳素释放及胃酸分泌的不良反应。作为全胃肠道促动力药，其可用于治疗胃食管反流病、胃轻瘫、麻痹性肠梗阻和功能性便秘等。

4. **莫沙必利**　莫沙必利（mosapride）为苯甲酰胺类新一代 5-HT_4 受体激动药，作用机制同西沙必利。因其化学结构较西沙必利有所改进，与大脑神经细胞突触膜上的多巴胺 D_2 受体、肾上腺素 α_1 受体、5-HT_1 及 5-HT_2 受体无亲和力，故不会引起锥体外系综合征及心血管不良反应。作为全消化道促动力药广泛用于胃肠动力不足的各种疾病，如功能性消化不良伴有胃灼热、嗳气、恶心、呕吐、早饱、上腹胀、上腹痛等消化道症状，胃食管反流病、糖尿病性胃轻瘫及胃部分切除患者的胃功能障碍。

5. **其他药物**　氯苯氨丁酸（baclofen）为一过性食管下括约肌松弛的抑制药，为 $GABA_B$ 受体激动药，可减少胃食管反流的发生。胃动素（motilin）是一种胃肠激素，与胃和小肠快速运动相关。红霉素及其类似物能与胃肠道神经和平滑肌上的促胃动素受体结合，增强胃肠道收缩，促进胃排空，与红霉素的抗菌作用无关。

（二）胃肠解痉药

胃肠解痉药又称抑制胃肠动力药，主要为 M 受体拮抗药，包括颠茄生物碱类及其衍生物和大量人工合成代用品，如季铵类抗胆碱能药。该类药物的主要作用机制是减弱胃肠道的蠕动功能，松弛食管和胃肠道括约肌，从而减慢胃的排空和小肠转运；减

Note

弱胆囊收缩和降低胆囊压力；减弱结肠的蠕动，减慢结肠内容物的转运。

1. M 受体拮抗药

1）阿托品：阿托品（atropine）又称颠茄碱，为竞争性 M 胆碱受体拮抗药，与 M 胆碱受体有较高亲和力，但内在活性小，一般不产生激动作用，却能阻断 ACh 或胆碱受体激动药与受体结合，拮抗其对 M 受体的激动效应。阿托品对胆碱能神经支配的多种内脏平滑肌有松弛作用，尤其对过度活动或痉挛性收缩的内脏平滑肌作用更为明显。它可缓解或消除胃肠平滑肌痉挛所致的绞痛；也可降低尿道和膀胱逼尿肌的张力与收缩幅度；亦可解除由药物引起的输尿管张力增高；但其对胆管、支气管和子宫平滑肌的解痉作用较弱。阿托品适用于各种内脏绞痛，对胃肠绞痛、膀胱刺激症状如尿频、尿急等疗效较好，但对胆绞痛或肾绞痛疗效较差，常需与阿片类镇痛药合用。阿托品对 M 受体的选择性不高，亦可抑制腺体分泌，解除迷走神经对心脏的抑制，使心率加快，瞳孔散大，血压升高，还可以兴奋呼吸中枢。

2）山莨菪碱：山莨菪碱（anisodamine）是从茄科植物唐古特莨菪中天然分离出的生物碱，为左旋体，简称 654；常用人工合成的为消旋体，称 654-2，具有明显的外周抗胆碱作用。药理作用与阿托品类似，解除血管平滑肌痉挛和微循环障碍的作用较强，解除平滑肌痉挛作用与阿托品相似。抑制唾液腺分泌和扩瞳作用较弱，仅为阿托品的 1/20 ~ 1/10。因不易通过血脑屏障，故中枢作用很弱。临床主要用于治疗脓毒症休克、内脏平滑肌绞痛、眩晕症和血管神经性头痛等。不良反应和禁忌证与阿托品相似，但其毒性较低。

3）东莨菪碱：东莨菪碱（scopolamine）是一种颠茄类生物碱，其外周作用与阿托品相似，仅在作用强度上略有差异，其中抑制腺体分泌作用比阿托品强，扩瞳及调节麻痹作用比阿托品稍弱，对心血管系统作用较弱。对中枢神经系统的作用较强，持续时间更久。在治疗剂量时即可引起中枢神经系统抑制，表现为困倦、遗忘、疲乏、少梦、快速眼动睡眠时相缩短等。此外，尚有欣快作用，因此易造成药物滥用。

东莨菪碱主要用于麻醉前给药，不仅能抑制腺体分泌，还有中枢抑制作用，因此优于阿托品。如患者同时伴有严重疼痛时，偶可发生与阿托品相似的兴奋不安、幻觉及谵妄等中枢症状。东莨菪碱亦可用于治疗晕动病，其机制可能与抑制前庭神经内耳功能或大脑皮质功能有关，与苯海拉明合用可增强疗效。以预防给药效果较好，如已出现晕动病的症状如恶心、呕吐等再用药则疗效差。也可用于妊娠呕吐及放射病呕吐。此外，东莨菪碱对帕金森病也有一定疗效，可改善患者的流涎、震颤和肌肉强直等症状，可能与其中枢抗胆碱作用有关。不良反应和禁忌证与阿托品相似。

2. 季铵类抗胆碱能药

1）溴丙胺太林：溴丙胺太林（propantheline bromide）又称普鲁本辛，是一种临床常用的合成解痉药，口服吸收不完全，食物可妨碍其吸收，故宜在饭前 0.5 ~ 1 h 服用，作用时间约为 6 h。本品对胃肠道 M 胆碱受体的选择性较高，治疗量可明显抑制胃肠平滑肌，并能不同程度地减少胃液分泌。用于胃、十二指肠溃疡，胃肠痉挛和泌尿道痉挛，也可用于遗尿症及妊娠呕吐。不良反应类似于阿托品，中毒量可因神经肌肉接头传递阻断而引起呼吸麻痹。

2）溴甲东莨菪碱：溴甲东莨菪碱（scopolamine methylbromide）无东莨菪碱的中枢作用，药效稍弱于阿托品，口服吸收少，作用时间较阿托品长，常用口服量（2.5 mg），作用可维持 6 ~ 8 h，主要用于胃肠道疾病的治疗。

3）溴甲后马托品：溴甲后马托品（homatropine methylbromide）是后马托品的季铵类衍生物，抗毒蕈碱作用比阿托品弱，但神经节阻滞作用比较强。主要与二氢可待因酮（hydrocodone）组成复方制剂作为镇咳药，也可缓解胃肠绞痛及辅助治疗消化性溃疡。

4）溴化甲哌佐酯：溴化甲哌佐酯（mepenzolate bromide）外周作用与阿托品相似，可解除胃肠道痉挛和辅助治疗消化性溃疡。

5）其他药物：季铵类解痉药尚有奥芬溴铵（oxyphenonium bromide）、格隆溴铵（glycopyrronium bromide）、戊沙溴铵（valethamate bromide）、地泊溴铵（diponium bromide）、喷噻溴铵（penthienate bromide）、异丙碘胺（isopropamide iodide）、溴哌喷酯（pipenzolate bromide）、甲硫酸二苯马尼（diphenatil metilsulfate）、羟吡溴铵（oxypyrronium bromide）和依美溴铵（emepronium bromide）等药，均可用于缓解内脏平滑肌痉挛，作为消化性溃疡的辅助用药。

（王双连　陈　琳）

第三节　胃的疾病基础

一、胃炎

胃炎是指由各种原因引起的胃黏膜的炎性病变，系消化系统常见疾病，可分为急性胃炎、慢性胃炎及特殊类型胃炎。

（一）急性胃炎

急性胃炎（acute gastritis）是由多种病因引起的广泛性或局限性胃黏膜的急性炎症，以中性粒细胞浸润为主，有灶性出血，病变严重时黏膜坏死脱落形成浅溃疡。内镜下表现为胃黏膜一过性水肿、充血、出血、糜烂或浅表溃疡。根据病理改变不同可分为以下几种类型。

1. **急性单纯性胃炎**　细菌及其毒素引起的急性单纯性胃炎最为常见。通常由不洁饮食引起，表现为急性腹痛、恶心及呕吐等，常合并急性肠炎。病理组织学表现为黏膜固有层炎细胞浸润（图 1-3-15 A），以中性粒细胞为主（图 1-3-15 B）。多数为急性起病，临床症状多为上腹部隐痛、饱胀不适、嗳气、恶心呕吐等，可伴有腹泻、发热，严重者可出现水、电解质代谢紊乱等。治疗以去除病因、对症处理为主，细菌感染所致的可予以抗感染治疗。

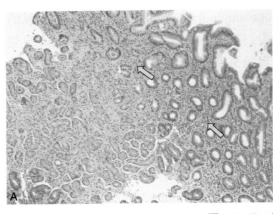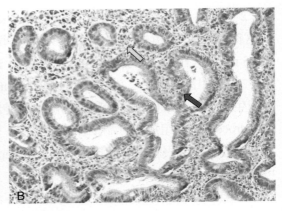

图 1-3-15 急性单纯性胃炎

A. 炎细胞主要位于固有层表层（黄色箭头）；B. 中性粒细胞浸润固有层（黄色箭头）及胃小凹上皮（蓝色箭头）

2. 急性糜烂出血性胃炎 急性糜烂出血性胃炎（acute erosive gastritis）又称急性糜烂性胃炎、急性胃黏膜病变，可由各种病因引起，常见病因是使用非甾体抗炎药（non-steroidal anti-inflammatory drug，NSAID）或急性应激。好发部位为胃底及胃体，亦可累及全胃。

1）病因：本病的病因和发病机制尚未完全阐明，常见病因如下。

（1）药物。许多药物可引起急性糜烂出血性胃炎，如 NSAID、抗血小板类药物、部分抗肿瘤药等。这些药物直接损伤胃黏膜上皮层，导致黏膜通透性增加，胃液的 H^+ 反向弥散入胃黏膜，引起胃黏膜糜烂、出血。此外，NSAID 还可通过全身作用对胃黏膜造成损伤，如通过抑制环氧合酶的作用抑制全身前列腺素的合成，使胃肠道黏膜血供减少，更易受损。许多药物引起的急性糜烂出血性胃炎还与白细胞和淋巴细胞免疫调节功能异常相关。氟尿嘧啶等抗肿瘤药物可对快速分裂的胃肠道黏膜细胞产生明显的细胞毒作用。

（2）应激性因素。严重创伤、大面积烧伤、大手术、机械通气、全身严重感染、颅内病变及其他严重脏器病变或多器官功能衰竭等均可引起胃黏膜糜烂、出血，严重者发生急性溃疡并发大量出血。急性应激引起急性糜烂出血性胃炎的机制尚不明确，推测可能与交感神经及迷走神经兴奋有关，胃黏膜血管痉挛收缩，血流量减少，黏膜缺血、缺氧加重，使细胞线粒体功能受损，影响氧化磷酸化进程，导致胃黏膜上皮糜烂和出血病变。应激还可通过减少 HCO_3^- 分泌和前列腺素合成降低胃黏膜屏障功能。

（3）乙醇。通过直接作用影响胃酸分泌，以及降低胃黏膜防御能力引发疾病。

（4）其他。各种原因导致的胆汁反流、吸烟、进食刺激性食物等可能与该病相关。

2）病理特点：主要表现为多发性糜烂、浅表性溃疡和出血。病理学特征取决于损伤的严重程度和持续时间。黏膜改变从充血、表面糜烂和急性炎症到明显的黏膜坏死、脱落，最终形成瘢痕。糜烂表现为散在的浅表性卵圆形或圆形黏膜坏死和组织缺损区，深度不超过黏膜肌层，边界清晰，边缘常隆起，水肿及浅表上皮坏死。胃小凹和腺腔内可见中性粒细胞浸润。愈合期腺体颈部多潜能干细胞增生，小凹延长，表面上皮呈假复层或合体细胞表现，血管充血。修复的腺体胞质嗜碱性，黏液减少，细胞核增大，深染，表现为一定非典型性，需要与肿瘤性病变鉴别。

3）临床表现：临床表现轻重不一，多数患者症状不明显。如引起消化道出血，则表现为黑便和呕血，并可出现其他伴随症状。

3.急性腐蚀性胃炎

1）病因：急性腐蚀性胃炎（acute corrosive gastritis）是由于吞服腐蚀剂所引起的急性胃壁损伤，如强碱、强酸、家用漂白剂等。胃壁损伤范围和严重程度与腐蚀剂的性质、浓度、剂量、当时胃内的情况、有无呕吐，以及是否得到及时救治等因素相关。

2）病理特点：摄入腐蚀剂可导致快速而广泛的胃黏膜坏死，黏膜表面可呈黑色。初期主要表现为黏膜水肿、充血和黏液增多，损伤可向胃壁深处延伸，严重者可发生糜烂、溃疡、坏死甚至穿孔。

3）临床表现：急性腐蚀性胃炎的损伤程度及临床症状与摄入腐蚀剂的性质、受损部位及损伤的严重程度等相关。吞服腐蚀剂后，可出现口咽部烧伤、胸骨后及中上腹部剧烈疼痛，可伴有吞咽困难、吞咽疼痛、食欲缺乏、恶心、呕吐、呼吸困难等。严重者可出现呕血、休克、消化道穿孔症状。在疾病后期，可逐渐形成食管、贲门或幽门瘢痕性狭窄。

4.急性化脓性胃炎

急性化脓性胃炎（acute purulent gastritis）又称急性蜂窝织炎性胃炎（acute phlegmonous gastritis），是临床上十分少见的一种胃炎，属感染性疾病范畴，病情严重，多由化脓菌通过血液循环或淋巴播散至胃壁所致。

1）病因：致病菌以溶血性链球菌最为多见，其次为金黄色葡萄球菌、大肠埃希菌和肺炎球菌。

2）病理特点：黏膜下层大量中性粒细胞浸润，黏膜坏死，血栓形成和坏死。胃壁可呈弥漫脓性蜂窝织炎或形成局限性胃壁脓肿，并可发展至胃壁坏死和穿孔。

3）临床表现：以全身败血症和急性腹膜炎为其主要表现，多表现为突发的上腹部剧痛，前倾坐位可有所缓解，伴有高热、寒战、恶心、呕吐等。查体可查及上腹部肌肉紧张和明显压痛。可并发胃穿孔、腹膜炎、血栓性门静脉炎及肝脓肿。

（二）慢性胃炎

慢性胃炎（chronic gastritis）是由各种病因引起的胃黏膜慢性炎症或萎缩性病变。病理特点以慢性炎性细胞（主要是淋巴细胞和浆细胞）浸润为主。临床发病率高。

1.病因和发病机制

目前尚未完全明了，大致与下列因素有关：

1）幽门螺杆菌（Helicobacter pylori, Hp）感染：1983 年，Warren 和 Marshall 从人的胃黏膜中分离出 Hp。Hp 是一种微弯曲的、有鞭毛的革兰氏阴性棒状杆菌，能在胃内穿过黏液层移向胃黏膜，定植于胃黏膜上皮细胞表面和黏液层底部，但不侵入黏膜固有层腺体内；以胃窦部居多，亦可栖息于发生胃上皮化生的十二指肠黏膜。人与人之间密切接触的口-口或粪-口传播是 Hp 感染的主要传播途径。Hp 可产生多种可致黏膜损伤的酶及细胞毒素，其菌体胞壁还可作为抗原诱导免疫反应。在细菌毒力、宿主易感性和环境因素共同参与下引起慢性胃炎。

2）饮食和环境因素：长期慢性刺激如长期饮酒、吸烟、滥用水杨酸类药物、喜食热烫及刺激性食物，均可导致胃黏膜损伤。

3）化学因素：幽门括约肌功能不全时，含胆汁和胰液的十二指肠液反流入胃，可削弱胃黏膜的屏障功能；非甾体抗炎药（NSAID）等药物亦可引起胃黏膜损伤。

4）自身免疫性损伤。

5）放射因素：不同放射剂量对胃黏膜的损伤程度亦不相同，如小剂量放射引起的胃黏膜损伤可恢复，高剂量往往会引起不可逆的损伤。

6）其他：嗜酸性粒细胞性、淋巴细胞性、肉芽肿性胃炎和 Ménétrier 病相对少见。此外，其他系统的疾病，如尿毒症、心力衰竭、门静脉高压症和糖尿病、甲状腺疾病、干燥综合征等也与慢性非萎缩性胃炎的发病有关。

2.**分类**　慢性胃炎的分类尚未统一，一般基于其病因、内镜所见、胃黏膜病理变化和胃炎分布范围等相关指标进行分类。2017 年《中国慢性胃炎共识意见》中提出的分类标准如下。

（1）基于病因可将慢性胃炎分成 Hp 胃炎和非 Hp 胃炎两大类。

（2）基于内镜和病理诊断可将慢性胃炎分成慢性萎缩性胃炎和慢性非萎缩性胃炎两大类。慢性萎缩性胃炎又可分为自身免疫性胃炎和多灶性萎缩性胃炎。自身免疫性胃炎的萎缩改变主要位于胃体部，多由自身免疫引起的胃体胃炎发展而来。多灶性萎缩性胃炎，以胃窦为主，多由 Hp 感染引起的慢性非萎缩性胃炎发展而来。自身免疫性胃炎在北欧多见，在我国仅有少数病例报道。

（3）基于胃炎分布可将慢性胃炎分为胃窦为主胃炎、胃体为主胃炎和全胃炎三大类。

3.**病理特点**　慢性胃炎组织病理学变化主要包括 5 项，即 Hp 感染、慢性炎症改变、活动性炎症改变、萎缩及肠上皮化生，是胃黏膜损伤与修复的慢性过程。根据病理变化不同分为慢性非萎缩性胃炎和慢性萎缩性胃炎。

1）慢性非萎缩性胃炎：慢性非萎缩性胃炎（non-atrophic gastritis）即慢性浅表性胃炎（chronic superficial gastritis），又称慢性单纯性胃炎，是胃黏膜最常见的病变之一，国内胃镜检出率高达 20% ~ 40%，以胃窦部为常见。病变呈多灶性或弥漫性。胃镜检查病变表现为胃黏膜充血、水肿，呈淡红色，可伴有点状出血和糜烂，表面可有灰黄或灰白色黏液性渗出物覆盖。显微镜下，病变主要表现为黏膜浅层固有膜内淋巴细胞、浆细胞等慢性炎细胞浸润，但固有腺体保持完整，无萎缩性改变（图 1-3-16）。严重者炎症可累及黏膜深层。

2）慢性萎缩性胃炎：慢性萎缩性胃炎（chronic atrophic gastritis）以胃黏膜萎缩变薄，黏膜腺体减少或消失并伴有肠上皮化生，固有层内多量淋巴细胞、浆细胞浸润为特点。根据发病是否与自身免疫有关，以及是否伴有恶性贫血，将其分为 A、B 两型（表 1-3-1）。我国患者多属于 B 型。两型胃黏膜病变基本相似。胃镜检查见胃黏膜由正常的橘红色变为灰色或灰绿色，黏膜层变薄，皱襞变浅甚至消失，黏膜下血管清晰可见，偶有出血及糜烂（图 1-3-17）。镜下病变特点为胃黏膜变薄，腺体变小，数目减少，胃小凹变浅，并可有囊性扩张；固有层内有多量淋巴细胞、浆细胞浸润，病程长的病例可伴淋巴滤泡形成；胃黏膜内可见纤维组织增生；常出现腺上皮化生，可表现为肠上皮化生和假幽门腺化生，但以肠上皮化生为常见（图 1-3-18）。

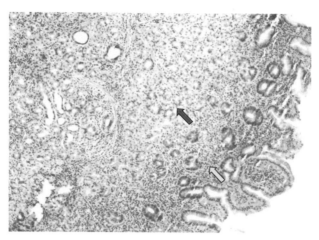

图 1-3-16　慢性非萎缩性胃炎

黏膜轻度慢性炎症，炎细胞主要位于固有层浅层（黄色箭头），固有腺体无萎缩及肠上皮化生（蓝色箭头）

表 1-3-1　A 型胃炎和 B 型胃炎的比较

	A 型	B 型
病因与发病机制	自身免疫	Hp 感染（60% ~ 70%）
病变部位	胃体部或胃底部	胃窦部
抗壁细胞和内因子抗体	阳性	阴性
血清胃泌素水平	高	低
胃内 G 细胞的增生	有	无
血清中自身抗体	阳性（> 90%）	阴性
胃酸分泌	明显降低	中度降低或正常
血清维生素 B_{12} 水平	降低	正常
恶性贫血	常有	无
伴发消化性溃疡	无	高

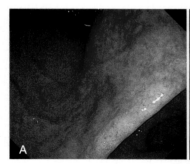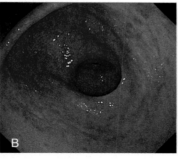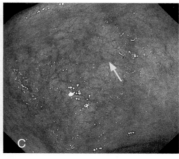

图 1-3-17　慢性萎缩性胃炎

胃体小弯（A）、胃窦（B）及胃窦小弯（C）图示胃黏膜萎缩、变薄，呈红白相间，白相为主，血管清晰（黄色箭头）可见。

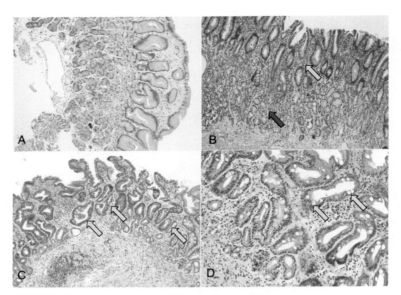

图 1-3-18　慢性萎缩性胃炎

A.正常胃底腺黏膜；B.慢性非萎缩性胃炎，慢性炎细胞浸润固有层浅层（黄色箭头），固有腺体正常（蓝色箭头）；C.慢性萎缩性胃炎伴重度肠上皮化生，固有腺体萎缩，被肠上皮化生腺体取代（黄色箭头）；D.肠上皮化生腺体可见杯状细胞（黄色箭头）

（三）特殊类型胃炎

特殊类型胃炎由不同病因引起，种类很多，但临床较少见。本部分仅介绍其中几种。

1. **慢性肥厚性胃炎**　慢性肥厚性胃炎（chronic hypertrophic gastritis）又称巨大肥厚性胃炎（giant hypertrophic gastritis）、Ménétrier 病。病因尚不明确。该病罕见，在成人和儿童中均有报道，平均发病年龄 30 ~ 60 岁。病变常发生在胃底及胃体部，呈慢性病程，预后不良。胃镜检查主要有以下特点：黏膜皱襞粗大加深变宽，呈脑回状。黏膜皱襞上可见横裂，有多数疣状隆起的小结。黏膜隆起的顶端常伴有糜烂。镜下，小凹上皮弥漫增生，腺体肥大增生，腺管延长，有时增生的腺体可穿过黏膜肌层。黏膜表面黏液分泌细胞数量增多，分泌增多。黏膜固有层炎细胞浸润不显著。

2. **化学性胃炎**　化学性胃炎（chemical gastritis）亦称化学性胃病（chemical gastropathy）、反应性胃炎（reactive gastritis），主要累及胃窦部。通常是由胆汁反流造成，多见于十二指肠胃食管反流病及胃窦切除的患者。对于未行手术切除的胃内损伤大多是由于服用 NSAID 所致。其他一些药物与该病也具有一定关联，尤其是儿科用药，包括抗惊厥药、精神病治疗药和化疗药。主要组织学特征是小凹上皮增生，固有层水肿，平滑肌束状增生以及血管扩张，急慢性炎症程度则非常轻。

3. **疣状胃炎**　疣状胃炎（gastritis verrucosa）原因不明，是一种有特征性病理变化的胃炎，病变多见于胃窦部。胃镜检查可见病变处的胃黏膜出现许多中心凹陷的疣状凸起病灶，显微镜下可见病灶中心凹陷区域的胃黏膜上皮变性坏死并脱落，伴有急性炎性渗出物覆盖。

二、胃溃疡

胃溃疡（gastric ulcer）指胃黏膜在某些情况下被胃酸 / 胃蛋白酶自身消化而形成的炎性缺损，病变深度达到或超过黏膜肌层（区别于糜烂）。

（一）病因与发病机制

胃黏膜具有一套防御 - 修复机制，包括黏液 - 碳酸氢盐屏障、胃黏膜屏障、黏膜血流、黏膜免疫及修复重建因子，以及细胞保护作用。正常情况下，完整的防御 - 修复机制可使胃、十二指肠黏膜接触胃酸和胃蛋白酶，以及微生物、药物、胆盐、酒精等侵袭因素而不受损害。当黏膜的侵袭因素增强和（或）防御 - 修复因素减弱时，则会导致溃疡的形成。一般胃溃疡的发生主要因为防御 - 修复因素减弱。其病因与发病机制复杂，尚未完全清楚。

（二）病理变化

1. **大体病理改变**　胃溃疡多位于小弯侧，越近幽门越多见，尤多见于胃窦部，少见于胃底及大弯侧。溃疡常单个存在，呈圆形或椭圆形，直径多在 2 cm 以内。溃疡边缘整齐，状如刀切，底部平坦、洁净（图 1-3-19），通常穿越黏膜下层，深达肌层甚至浆膜层。由于胃的蠕动，一般溃疡的贲门侧较深，其边缘耸直为潜掘状，幽门侧较浅，呈阶梯状，即局部胃壁各层相断为阶梯状显露。溃疡周围的胃黏膜皱襞因受溃疡底瘢痕组织的牵拉而呈放射状向溃疡集中。

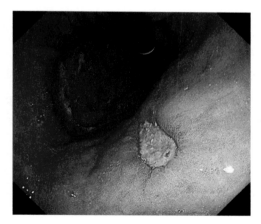

图 1-3-19　胃溃疡胃镜下表现

2. **组织学改变**　溃疡底部由内向外分 4 层（图 1-3-20）：

1）渗出层：由炎性渗出物（白细胞、纤维素等）组成；

2）坏死层：坏死细胞、组织碎片和纤维蛋白样物质构成的凝固性坏死；

3）肉芽组织层：含有结缔组织，增生毛细血管、炎性细胞；

4）瘢痕层：由肉芽组织移行为陈旧瘢痕组织。瘢痕底部小动脉因炎症刺激常有增殖性动脉内膜炎，使小动脉管壁增厚，管腔狭窄或有血栓形成，因而可造成局部血供不足，妨碍组织再生使溃疡不易愈合，但可防止溃疡血管破裂、出血。溃疡底部的神经节细胞及神经纤维常发生变性、断裂及小球状增生，是引起疼痛的病理基础。溃疡壁处黏膜肌层与肌层常形成粘连、融合。

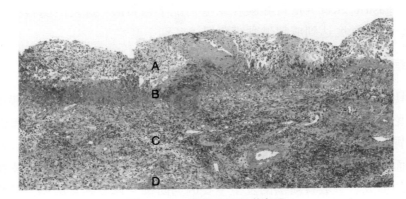

图 1-3-20　胃溃疡组织学表现

炎性渗出物层（A），坏死层（B），肉芽组织层（C）和瘢痕组织层（D）

（三）特殊类型的胃溃疡

1. **复合性溃疡**　复合性溃疡指胃和十二指肠同时发生的溃疡，十二指肠溃疡往往先于胃溃疡出现，幽门梗阻发生率较高。

2. **幽门管溃疡**　幽门管位于胃远端，与十二指肠交界，长约 2 cm。幽门管溃疡的病理生理与十二指肠溃疡相似，胃酸分泌一般较高。

3. **巨大溃疡**　巨大溃疡指直径大于 2 cm 的溃疡。其对药物治疗反应较差、愈合较慢，易发生穿孔或出血。

4. **老年消化性溃疡**　老年消化性溃疡临床表现多不典型，胃体中上部甚至胃底部溃疡（高位溃疡）及巨大溃疡多见，需与胃癌鉴别。

5. **无症状性溃疡**　部分患者可无症状，或者以出血、穿孔等并发症为首发症状。

6. **难治性溃疡**　难治性溃疡指正规质子泵抑制剂（proton pump inhibitors, PPI）治疗 12 周后经内镜检查确定仍未愈合或频繁复发的胃溃疡，多发生于胃酸分泌过高者，如胃泌素瘤。

7. **吻合口溃疡**　吻合口溃疡多发生于胃大部切除术后 2 ~ 3 年，以吻合口或吻合口附近的空肠黏膜多发。

（四）治疗胃溃疡的药物

1. **抗酸药物**　抗酸药物（antiacids）为弱碱性物质，口服后在胃内直接中和胃酸，升高胃液 pH，从而解除胃酸对胃、十二指肠黏膜的侵蚀及对溃疡面的刺激（图 1-3-21）。当胃液 pH 达到 4 ~ 5 时，胃蛋白酶失活，胃蛋白酶活性降低，从而减轻其对胃黏膜的侵袭作用，缓解溃疡病的疼痛症状。氢氧化铝、三硅酸镁等抗酸药除中和胃酸外，还能覆盖于溃疡面和胃黏膜，形成胶状保护层，防止胃酸、胃蛋白酶的再度侵袭，有利于溃疡面愈合。

常用的抗酸药的作用和特点如下。

1）碳酸氢钠：碳酸氢钠（sodium bicarbonate）俗称小苏打，抗酸作用强，起效快但作用维持时间短。中和胃酸时产生 CO_2，可引起嗳气、腹胀、继发性胃酸分泌增加。口服后可被肠道吸收，导致碱血症。肾功能不全者易引起体液潴留。禁用于严重溃疡病患者。由于其作用迅速，目前主要用于复方制剂。

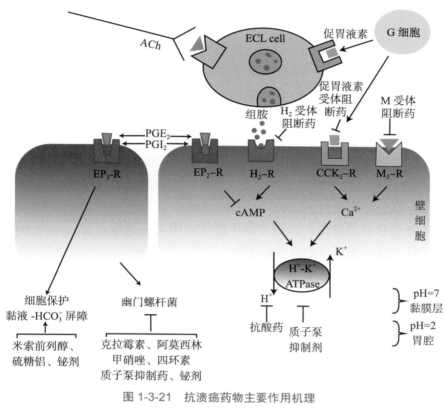

图 1-3-21　抗溃疡药物主要作用机理

⟶：表示促进作用；⊣：表示抑制作用

2）氢氧化镁：氢氧化镁（magnesium hydroxide）中和胃酸作用较强，起效较快，Mg^{2+} 有导泻作用，少量吸收后经肾排出，肾功能不全可引起血镁升高。

3）氢氧化铝：氢氧化铝（aluminum hydroxide）难溶于水，不易吸收。起效缓慢，抗酸作用较强而持久；凝胶在胃内形成保护膜，使溃疡面与胃酸隔离，有利于溃疡愈合。中和胃酸后产生的氧化铝有收敛、止血和致便秘作用。

4）碳酸钙：碳酸钙（calcium carbonate）抗酸作用较强、起效快。中和胃酸后产生氯化钙和 CO_2。氯化钙在碱性肠液中生成碳酸钙、磷酸钙，两者沉积于肠黏膜表面，使肠黏膜对刺激的敏感性降低，导致便秘。

5）三硅酸镁：三硅酸镁（magnesium trisilicate）不溶于水，口服难吸收，故不引起碱血症。起效慢，抗酸作用较弱而持久，中和胃酸后生成胶状二氧化硅对溃疡面有保护作用。大剂量应用可致轻度腹泻。

抗酸药主要用于消化性溃疡和胃食管反流病。抗酸药的作用效果与胃内充盈度相关，当胃内被食物充盈时，抗酸药不能充分发挥作用，故抗酸药在餐后 1 ~ 1.5 h 后和晚上临睡前服用，才能达到较好的抗酸疗效。患者使用时需控制用药剂量，用量过大，中和胃酸过度，可影响胃蛋白酶的消化能力，且胃液 pH 过高可引起继发性胃酸分泌过多，所以抗酸药并不是治疗消化性溃疡的首选药物或单独使用的药物。理想的抗酸药应作用迅速、持久，不吸收、不产气，不引起腹泻或便秘，对黏膜有保护作用。单一药物很难达到这一要求，故常制成复方制剂，以增强治疗效果，减少不良反应，例如氢氧化镁和氢氧化铝组成铝镁合剂。

2. 抑制胃酸分泌药

1）H_2 受体阻滞药：

（1）药理作用及机制：H_2 受体阻滞药的化学结构类似组胺，竞争性地阻断壁细胞基底膜的 H_2 受体（图 1-3-21）。对基础酸分泌的抑制作用最强，对进食、促胃液素、迷走神经兴奋及低血糖等诱导的胃酸分泌也有抑制作用，因此本类药物对于基础胃酸分泌及夜间胃酸分泌都具有良好的抑制作用。临床上用于减少夜间胃酸分泌，对十二指肠溃疡具有愈合作用，因此成为治疗消化性溃疡的首选药物之一。

（2）体内过程：口服吸收迅速，1 ~ 3 h 后达到血药浓度峰值；与血浆蛋白结合率较低，仅小部分药物被肝脏代谢（10% ~ 35%），以代谢产物或原型药物的方式从肾脏滤过和肾小管分泌排出。肌酐清除率降低的患者应减少药量。血液透析只能排出少量药物。肝、肾功能不全的患者慎用。

（3）临床应用：主要应用于消化性溃疡的治疗，能减轻溃疡引起的疼痛，促进消化性溃疡的愈合。此外，亦可应用于佐林格 - 埃利森综合征（Zollinger-Ellison syndrome）和无并发症的胃食管反流病的治疗，以及预防应激性溃疡的发生。

西咪替丁（cimetidine，甲氰咪胍）可口服给药，机体内广泛分布（包括乳汁和胎盘），主要从尿液排泄。每次 200 ~ 400 mg，每天 800 ~ 1600 mg。饭后和临睡前各服 1 次，亦可在睡前一次服用 800 mg，疗程一般为 4 ~ 6 周。

雷尼替丁（ranitidine）作用比西咪替丁强 5 ~ 10 倍。口服每次 150 mg，每天 2 次，或睡前一次服用 300 mg，4 周为一个疗程。

法莫替丁（famotidine）作用与雷尼替丁相似，抑制胃酸分泌作用更强，为西咪替丁的 20 ~ 160 倍，比雷尼替丁强 3 ~ 20 倍。口服每天 2 次，每次 20 mg，4 ~ 6 周为一个疗程。

尼扎替丁（nizatidine）作用与雷尼替丁相似，但生物利用度更高。不抑制肝药酶，无抗雄激素作用，也不影响血液中催乳素浓度。

罗沙替丁（roxatidine）抑制胃酸分泌的作用是西咪替丁的 3 ~ 6 倍、是雷尼替丁的 2 倍，抑制胃蛋白酶的作用是西咪替丁的 1.6 ~ 6.2 倍。一般口服每次 75 mg，每天 2 次。麻醉前给药：于手术前 1 天睡前及手术诱导麻醉前 2 h 各服 75 mg。

（4）不良反应：不良反应发生率较低（< 3%）。以轻微的腹泻、便秘、眩晕、乏力、肌肉痛、皮疹、皮肤干燥、脱发为主。较为少见的中枢神经系统反应如嗜睡、焦虑、幻觉、谵妄、语速加快、定向障碍等，可能发生于静脉注射给药之后。其他不良反应包括少数出现血细胞减少。长期大剂量使用西咪替丁可对内分泌系统产生影响，原因是与雄性激素受体结合，拮抗其作用，偶见男性出现精子数目减少、性功能减退、男性乳腺发育、女性溢乳等。偶见心动过缓、肝及肾功能受损、白细胞减少等。

（5）药物相互作用：西咪替丁是肝药酶抑制剂，可抑制苯二氮䓬类、华法林、苯妥英、普萘洛尔、茶碱、奎尼丁等药物在体内转化，使上述药物血药浓度升高。

2）质子泵抑制剂：

（1）药理作用与作用机制：H^+-K^+-ATP 酶抑制药（proton pump inhibitor, PPI）属于苯并咪唑类化合物，弱酸性，pKa 大约为 4。在酸性的胃壁细胞分泌小管内，转化为次磺酸和亚磺酰胺，后者与 H^+-K^+-ATP 酶 α 亚单位的巯基共价结合使酶失活，减少胃酸分泌（图 1-3-21）。由于药物与酶的结合不可逆，因此其抑制胃酸分泌的作用强大并且持久。同时还可使胃蛋白酶的分泌减少，并具有胃黏膜保护作用。此外，体内外实验证明此类药物对 Hp 有抑制作用。由于其疗效显著，此类药物已经超过 H_2 受体阻滞药，成为目前世界上应用最广的抑制胃酸分泌的药物。目前临床使用的质子泵抑制剂有奥美拉唑、兰索拉唑、泮托拉唑、雷贝拉唑与埃索美拉唑等。

（2）临床应用：临床用于治疗消化性溃疡、胃食管反流病、应激性溃疡、急性糜烂出血性胃炎、卓 - 艾综合征及幽门螺杆菌感染等疾病。

奥美拉唑（omeprazole）具有强大而持久地抑制胃酸分泌作用（病例 3-1）。每天口服 40 mg，连服 8 天，24 h 胃液 pH 平均升高至 5.3。抑制胃酸作用持久，一次口服 40 mg，3 天后胃酸分泌仍部分受抑制，连续服用的效果优于单次服用。由于胃内 pH 升高，反馈性地使胃黏膜中的 G 细胞分泌促胃液素，从而使血中促胃液素水平升高。但由于本药对组胺、五肽促胃液素等刺激引起的胃酸分泌亦有明显抑制作用，所以并不影响药物作用效果。动物实验证明奥美拉唑对阿司匹林、乙醇、应激所致的胃黏膜损伤有预防保护作用。体外试验证明奥美拉唑可使 Hp 数量下降。奥美拉唑口服易吸收，单次用药的生物利用度为 35%，反复用药的生物利用度可达 60%。胃内食物充盈时，会减少药物吸收，故应餐前空腹口服。

临床主要应用于消化性溃疡的治疗，每天 1 次，每次 20 mg，疗程为 4 周、6 周或 8 周不等。治疗反流性食管炎疗效优于 H_2 受体阻滞药。不良反应发生率为 1.1% ~ 2.8%。常见症状有头痛、头晕、失眠、外周神经炎等神经系统表现；消化系统可见口干、恶心、呕吐、腹胀等；其他可见男性乳腺发育、皮疹、溶血性贫血等。使用时需要注意：本药对肝药酶有抑制作用，与华法林、地西泮、苯妥英等药合用，可使上述药物体内代谢速率减慢；慢性肝病或肝功能减退者，用量宜酌减；长期服用者，应定期检查胃黏膜有无肿瘤样增生。

兰索拉唑（lansoprazole）为第二代质子泵抑制。其抑制胃酸分泌的药理作用与奥美拉唑相同，同时也有升高促胃液素、保护胃黏膜及抗 Hp 作用，但抑制胃酸分泌作用及抗幽门螺杆菌作用强于奥美拉唑。口服易吸收，生物利用度约 85%。

泮托拉唑（pantoprazole，又称喷妥唑）与雷贝拉唑（rabeprazole）属于第三代质子泵抑制药。口服后吸收迅速，虽然半衰期短，但抑酸作用可持续很长时间。两药的抗消化性溃疡作用与奥美拉唑相似，但泮托拉唑在 pH 3.5 ~ 7 条件下较稳定。研究显示，雷贝拉唑在抗胃酸分泌和缓解症状、治愈黏膜损害的临床效果方面远优于其他抗酸药物，雷贝拉唑体外抗 Hp 作用较强。雷贝拉唑和泮托拉唑对肝脏 CYP450 酶系统的亲和力较奥美拉唑和兰索拉唑弱，大大降低对其他药物代谢的影响，使药物治疗变得更加安全。不良反应轻微，发生率约 2.5%。

埃索美拉唑（esomeprazole）是奥美拉唑的 S- 异构体。埃索美拉唑比消旋奥美拉唑或 R- 奥美拉唑代谢速率低，导致其药时曲线下面积较高，具有代谢优势。因此，埃索美拉唑生物利用度和血药浓度高于奥美拉唑，血浆蛋白结合率为 97%，血浆半衰期长，药效比奥美拉唑强而持久，抑酸能力也强于兰索拉唑或雷贝拉唑，同时还具有夜间酸抑制能力强、药效呈现时间剂量依赖性的特点。临床用于胃食管反流病的治疗，已经治愈的食管炎患者防止复发的长期维持治疗，与适当的抗菌疗法联合用药可根除 Hp，并且能治愈与 Hp 感染相关的消化性溃疡，防止与 Hp 相关的消化性溃疡复发。药物不良反应和主要药物相互作用与奥美拉唑相似。

3）M 胆碱受体阻滞药：抗胆碱药物阻断胃壁细胞膜上的 M 受体，抑制胃酸分泌；也阻断 ACh 对胃黏膜中的 ECL 细胞和 G 细胞 M 受体的激动作用，减少组胺和促胃液素等物质释放，间接减少胃酸的分泌（图 1-3-21）。此外，这类药物还有解痉作用。在 H_2 受体阻滞药和 H^+-K^+-ATP 酶抑制药出现之前广泛用于治疗消化性溃疡。但由于其抑制胃酸分泌的作用较弱，不良反应较多，目前已较少用于消化性溃疡的治疗。

（1）阿托品（atropine）和溴化丙胺太林（propantheline bromide）可减少胃酸分泌，解除胃肠痉挛，但不良反应较多。

（2）哌仑西平（pirenzepine）主要抑制 M_1 受体，同时也有 M_2 受体抑制作用。能显著抑制胃酸分泌，减少组胺、五肽促胃液素所致胃酸分泌，抑制促胃液素分泌，对唾液腺、平滑肌和心房 M 受体亲和力低。半衰期为 10 ～ 12 h。能明显缓解溃疡病患者的疼痛症状，用于治疗消化性溃疡。不良反应以消化道症状为主，表现为口干、便秘，此外可能有视物模糊、头痛、眩晕、嗜睡等。

（3）替仑西平（telenzepine）与哌仑西平相似，作用较强，作用持续时间较长，半衰期约 14 h，用于治疗消化性溃疡。不良反应相对较少而轻。

4）促胃液素受体阻滞药：丙谷胺（proglumide）的化学结构与促胃液素终末端相似，可竞争性拮抗促胃液素受体，有抑制胃酸分泌作用；同时也促进胃黏膜黏液合成，增强胃黏膜的黏液 – 碳酸氢盐屏障，从而发挥抗溃疡病作用（图 1-3-21）。

3. 胃黏膜保护药

胃黏膜保护药指增强胃黏膜屏障功能的药物，可通过增强胃黏膜的细胞屏障和（或）黏液 – 碳酸氢盐屏障而发挥抗溃疡病作用。

1）米索前列醇：米索前列醇（misoprostol）为人工合成的 PGE_1 衍生物。进入血液后与壁细胞和胃黏膜浅表细胞基底侧的前列腺素受体结合。其胃黏膜保护作用体现在以下方面：①抑制壁细胞的胃酸分泌；②促进浅表细胞分泌黏液和 HCO_3^-；③抑制胃蛋白酶分泌；④增加胃黏膜血流，促进胃黏膜上皮细胞增殖重建。其中抑制胃酸分泌作用最为切实可靠。对基础胃酸分泌，组胺、胃泌素等刺激引起的胃酸分泌均有抑制作用，一次应用 200 μg，对胃酸分泌的抑制率可达 75% ～ 95%，抑酸作用可持续 3 ～ 5.5 h，因此每日需要给药 4 次。临床上用于治疗胃和十二指肠溃疡，并有预防复发的作用。对长期应用 NSAID 引起的消化性溃疡、胃出血，作为胃黏膜细胞保护药有特效。因能引起子宫收缩，尚可用于产后止血。

不良反应发生率较高，可达 30%，主要表现为腹泻、腹痛、恶心、腹部不适；也有头痛、头晕等。孕妇及前列腺素类药物过敏者禁用。

2）硫糖铝：硫糖铝（sucralfate）为八硫酸蔗糖 -Al（OH）$_3$，口服后在胃酸中解离为 Al（OH）$_3$ 和硫酸蔗糖复合离子。Al（OH）$_3$ 中和胃酸。硫酸蔗糖复合离子聚合成不溶性的带负电荷的胶体黏稠多聚体，能黏附于胃、十二指肠黏膜表面，增加黏膜表面不动层的厚度、黏性和疏水性；与病灶表面带正电荷蛋白质的亲和力高，与溃疡面的亲和力为正常黏膜的 6 倍，牢固地黏附于上皮细胞和溃疡基底部，在溃疡面形成保护屏障，阻止胃酸和消化酶的侵蚀。此外，硫糖铝还具有以下作用：①促进胃、十二指肠黏膜合成 PGE$_2$，从而增强胃、十二指肠黏膜的细胞屏障和黏液 - 碳酸氢盐屏障；②增强表皮生长因子、碱性成纤维细胞生长因子的作用，使之聚集于溃疡区，促进溃疡愈合；③抑制 Hp，阻止其蛋白酶、脂酶对黏膜的破坏。临床用于治疗消化性溃疡、反流性食管炎、慢性糜烂性胃炎及 Hp 感染。最常见的不良反应为便秘，其发生率约为 2%。

硫糖铝使用注意事项：①硫糖铝在酸性环境中起保护胃、十二指肠黏膜的作用，故应在餐前 1 h 空腹服用，且不宜与抗酸药及抑制胃酸分泌药合用；②因增厚胃黏液层，硫糖铝可降低苯妥英钠、地高辛、酮康唑、氟喹诺酮及甲状腺素的生物利用度；③少量 Al^{3+} 可被吸收，肾衰竭患者禁用。

3）其他具有胃、十二指肠黏膜保护作用的药物：①枸橼酸铋钾（bismuth potassium citrate，三钾二枸橼酸铋，胶体次枸橼酸铋）：该药既不中和胃酸也不抑制胃酸分泌，而是在胃液酸性条件下，在溃疡表面或溃疡基底肉芽组织形成一种坚固的氧化铋胶体沉淀，成为保护性薄膜，从而减少胃内容物对溃疡部位的侵蚀作用。该药还能抑制胃蛋白酶活性，促进黏膜合成前列腺素，增加黏液和 HCO$_3^-$ 分泌，对 HP 有一定抑制作用。该药对溃疡组织的修复和愈合有促进作用。②替普瑞酮（teprenone）：萜烯类衍生物，增加胃黏液合成、分泌，使黏液层中的脂类含量增加，疏水性增强，防止胃液中 H$^+$ 回渗作用于黏膜细胞。不良反应轻微，极少数患者有胃肠道反应，皮肤瘙痒，谷草转氨酶（AST）、谷丙转氨酶（ALT）轻度增高。③麦滋林（marzulene）：由 99% 的谷氨酰胺（glutamine）和 0.3% 的水溶性薁（azulene）组成，前者增加胃黏膜 PGE$_2$ 合成，促进黏膜细胞增殖，增加黏液合成，增强黏膜屏障；后者有抗炎、抑制胃蛋白酶活性作用。可减轻溃疡病症状，促进溃疡愈合。不良反应发生率在 0.55% 以下，偶见恶心、呕吐、便秘、腹泻、腹痛，极少数患者有面部潮红。

4. 抗幽门螺杆菌药

消化性溃疡病的复发是一个非常棘手的问题，抑制胃酸药物虽然能促进溃疡愈合，但消化性溃疡病的复发率高达 80%。现已证明 Hp 是慢性胃炎、消化性溃疡病、胃癌和胃黏膜相关性淋巴样组织样（MALT）恶性淋巴瘤 4 种胃肠道疾病的重要致病因子。80% ~ 90% 的消化性溃疡与 Hp 感染有关。因此，杀灭 Hp 对防治消化性溃疡病复发很重要。

常用的抗 Hp 药分为两类，第一类为抗溃疡病药，如 PPI、铋剂、硫糖铝等，这类药抗 Hp 作用较弱，单用疗效较差。第二类为抗菌药。在体外实验中，Hp 对多种抗生素都非常敏感，但实际上使用单一的抗生素很难根除体内 Hp 感染，且易产生耐药性，临床上常联合应用（病例 3-1）。杀灭 Hp 效果较好的抗菌药有阿莫西林、克拉霉素、呋喃唑酮、四环素和甲硝唑等。临床常用的具体药物搭配方案有：PPI+ 阿莫西林 + 甲硝唑或呋喃唑酮、PPI+ 克拉霉素 + 阿莫西林或甲硝唑、枸橼酸铋钾 + 四环素或阿莫西林 + 甲硝唑、枸橼酸铋钾 + 克拉霉素 + 甲硝唑或呋喃唑酮。合理的联合用药对 Hp 阳性的溃疡病的根治率可达 80% ~ 90%。

病例 3-1　胃溃疡：幽门螺杆菌感染

患者，女，59 岁，房地产经纪人，主诉胃部灼热感和钝性疼痛。这一临床表现在其进食或服用抗酸药后有所缓解。体检发现，患者有上腹部压痛。血清学检查和 ^{13}C 尿素呼气实验均为阳性，提示幽门螺杆菌感染。内镜检查证实十二指肠溃疡。医生为患者开具了抗生素和奥美拉唑等药物。

请思考以下问题：

（1）胃酸分泌的机制是什么？哪些因素可影响胃酸的分泌？

（2）正常情况下，为什么胃黏膜不会被胃腔中的胃酸侵蚀和消化？

（3）哪些原因可导致消化性溃疡？

（4）为什么用 ^{13}C 尿素呼气实验能够检测幽门螺杆菌？

（5）幽门螺杆菌定植在胃黏膜，如何可以导致十二指肠溃疡？

（6）幽门螺杆菌表达的脲酶有助于其在胃黏膜定植，其机制是什么？

（7）医生开具奥美拉唑的目的是什么？

三、胃癌

胃癌（carcinoma of stomach）是由胃黏膜上皮和腺上皮发生的恶性肿瘤。胃癌在全球恶性肿瘤的发病率中居第 4 位，其病死率居恶性肿瘤第 2 位。总体上，近两年国内外胃癌发病率呈下降趋势，其中以男性胃窦癌发病率下降明显，但胃体癌、贲门癌发病率并无降低。我国胃癌高发，占我国恶性肿瘤的第 2 位。好发年龄在 40 ~ 60 岁，男性多于女性，好发于胃窦部，尤其是胃小弯侧多见。

（一）病因与发病机制

胃癌的病因及确切机制尚未完全阐明，可能与下列因素有关。

1. 环境因素　胃癌发病有着明显的地域性差别，我国的西北与东部沿海地区胃癌发病率明显高于南方地区。世界范围内，日本发病率最高，美国则较低。移民流行病学调查显示，从高发区移民到低发区，其下一代胃癌的发病率相应降低；由低发区移民到高发区，其下一代胃癌的发病率相应升高。这说明环境因素在胃癌的发生中有重要影响。

2. 生物因素　目前认为 Hp 感染是人类非贲门部胃癌发病的重要因素，可以导致胃黏膜上皮细胞肿瘤相关基因的胞嘧啶 – 磷酸 – 尿嘧啶（cytosine-phosphate-uracil, CpG）岛甲基化、诱导细胞凋亡等，但仅有 Hp 感染还不足以引起癌变，尚须其他因

Note

素参与。此外，也有研究显示至少 10% 的胃癌与 EB 病毒（Epstein-Barr virus, EBV）感染有关。

3. 饮食因素　饮食因素是胃癌发病的主要因素。某些致癌物质，如亚硝胺、亚硝酸盐、硝酸盐类等，摄入机体后转变为 N- 亚硝基化合物而引发胃癌，其中硝酸盐和亚硝酸盐主要源于蔬菜和肉的腌制品。食物烟熏煎烤后产生的多环芳烃类化合物，进入机体后可活化为高毒性代谢物而致癌。动物实验证明，用亚硝基胍类化合物饲喂大鼠、小鼠和犬等动物，均可成功诱发胃癌。如食物中不含这种亚硝基化合物，但含有二级胺及亚硝酸盐，在胃酸的作用下可转变为有致癌性的亚硝基化合物。

4. 遗传因素　胃癌有家庭聚集现象，先证者同胞和父母胃癌患病率明显高于配偶同胞和父母；如父母均患胃癌，其子女胃癌患病率可达 20% 以上。青少年发生的胃癌中遗传因素的可能作用更大一些。胃癌患者中遗传性胃癌易感综合征占 1% ~ 3%，其中已经证实 *E-cadherin* 基因突变可致遗传性弥漫性胃癌。

5. 癌前变化　胃癌多发生于癌前变化的基础之上，胃癌的癌前变化包括癌前病变和癌前疾病。癌前病变是指容易发生癌变的胃黏膜病理组织学变化，但本身不具备恶性改变，现阶段得到公认的是胃黏膜异型增生。癌前疾病是指一些容易发生癌变的胃疾病，主要包括慢性萎缩性胃炎、慢性胃溃疡、残胃、胃息肉和胃黏膜肥厚症等。

胃黏膜异型增生是指胃黏膜上皮的明确的肿瘤性病变，但是无间质浸润的证据。最常见于胃窦，在广泛的化生性萎缩中，异型增生性病变可以发生在任何部位。异型增生大多数是没有症状的，内镜下常表现为扁平、凹陷或隆起（息肉）病变，伴有糜烂 / 溃疡和颜色的改变，其发病率与胃癌发病率相当，发病的危险因素与胃腺癌相似。病理大体上表现为扁平、凹陷或隆起（息肉）性病变。组织病理学包括肠型和胃小凹型，然而，许多情况是混合性的，可以一开始即是异型增生，也可由良性病变发展而来，如胃底腺息肉和增生性息肉。根据细胞和组织结构的异型程度，将异型增生分为低级别异型增生和高级别异型增生。

（二）病理变化

依据癌组织侵犯深度，分为早期胃癌和进展期胃癌。

1. 早期胃癌　癌组织浸润仅限于黏膜层或黏膜下层，无论有无淋巴结转移。早期胃癌术后 5 年生存率大于 90%。早期胃癌中，直径小于 0.5 cm 者称为微小癌，直径 0.6 ~ 1.0 cm 者称小胃癌。内镜检查时在该癌变处钳取活检确诊为癌，手术切除标本经节段性连续切片均未发现癌，称为一点癌。

早期胃癌大体分型（Type 0）分为以下 3 种类型（图 1-3-22）：

1）隆起型（Type 0-Ⅰ）：肿瘤明显高于周围正常黏膜呈隆起或呈息肉状，高出黏膜 > 3 mm，常有蒂或广基。此型最为少见。

2）表浅型（Type 0-Ⅱ型）：肿瘤呈扁平状，无明显隆起或凹陷。可进一步分为 3 个亚型。表浅隆起型（Type 0-Ⅱa），此型肿瘤稍高于周围正常黏膜（图 1-3-23 A），但隆起高度 < 3 mm；表浅平坦型（Type 0-Ⅱb），无肉眼可见的隆起和凹陷，黏膜无异常表现；表浅凹陷型（Type 0-Ⅱc），病灶呈凹陷改变，但深度限于黏膜内，形

成癌性糜烂，此型最为常见（图 1-3-23 B）。

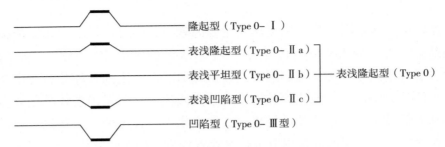

隆起型（Type 0- Ⅰ）

表浅隆起型（Type 0- Ⅱa）

表浅平坦型（Type 0- Ⅱb）｝表浅隆起型（Type 0）

表浅凹陷型（Type 0- Ⅱc）

凹陷型（Type 0- Ⅲ型）

图 1-3-22　早期胃癌大体分型

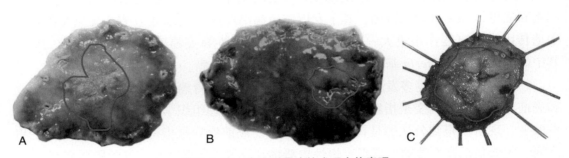

图 1-3-23　表浅型胃癌的病理大体表现

A. 表浅隆起型；B. 表浅凹陷型；C. 表浅隆起型和表浅凹陷型复合存在

3）凹陷型（Type 0- Ⅲ型）：又名溃疡周边癌性糜烂，系溃疡周边黏膜的早期癌，形成深达黏膜下层的溃疡，此型发病率仅次于 Type 0- Ⅱc。

以上 5 种类型的复合型早期胃癌常见，如表浅隆起型（Type 0- Ⅱa）和表浅凹陷型（Type 0- Ⅱc）复合存在，则定义为 Type 0- Ⅱa+Type 0- Ⅱc 型（图 1-3-23 C）。

镜下，早期胃癌管状腺癌多见（图 1-3-24），其次为乳头状腺癌，印戒细胞癌及黏液腺癌也可见，最少见者为未分化癌，在同一胃癌标本中，往往有两种以上的组织类型同时存在。

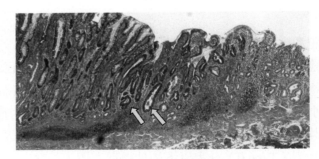

图 1-3-24　管状腺癌

由扩张的或狭窄的管状腺体组成（黄色箭头）

2. 进展期胃癌　癌组织浸润超过黏膜下层的胃癌，癌组织侵袭越深，预后越差。

1）进展期胃癌的大体分型：根据 Borrmann 分型可分为以下 4 种类型。

（1）息肉型或蕈伞型，又称结节蕈伞型。癌组织向黏膜表面生长，呈息肉状或蕈状，突入胃腔内。

Note

（2）溃疡型。癌组织坏死脱落形成局限性溃疡，溃疡一般比较大，边界不清，多呈皿状或隆起如火山口状，边缘清楚，底部凹凸不平（图1-3-25 A、B）。需与良性溃疡相鉴别（表1-3-2）。

表 1-3-2　胃良、恶性溃疡的大体形态鉴别

鉴别要点	良性溃疡（胃溃疡）	恶性溃疡（溃疡型胃癌）
外形	圆形或椭圆形	不规则、皿状或火山口状
大小	溃疡直径一般 < 2 cm	溃疡直径常 > 2 cm
深度	较深	较浅
边缘	整齐、不隆起	不整齐、隆起
底部	较平坦	凹凸不平，有坏死，出血明显
周围黏膜	黏膜皱襞向溃疡集中	黏膜皱襞中断，呈结节状肥厚

（3）浸润溃疡型。溃疡型肿瘤伴隆起型边缘，周围胃壁增厚，与周围正常组织分界不清楚。其表面胃黏膜皱襞大部消失，有时可见浅表溃疡（图1-3-25 C）。

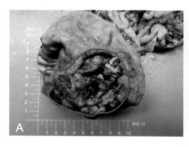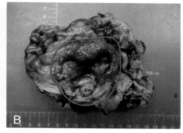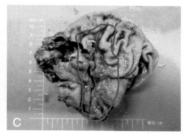

图 1-3-25　溃疡性胃癌的病理大体表现

A、B. 溃疡型胃癌的溃疡病变呈皿状或隆起如火山口状；C. 浸润溃疡型胃癌可见浅表溃疡

（4）弥漫浸润型。没有明显的溃疡形成及边界，癌组织弥漫性浸润，可导致胃壁弥漫增厚、变硬，胃腔变小，状如皮革，因而有"革囊胃"之称。

2）组织学分型：胃癌肿瘤内及肿瘤间的组织学异质性非常明显，这也是胃癌出现多种组织学分类系统的原因。目前较常用的组织学分类系统有4个，分别是WHO分型、日本胃癌协会（JGCA）分型、中村分型和Lauren分型。WHO分型中腺癌的常见组织学类型包括管状腺癌（图1-3-26A）、乳头状腺癌（图1-3-26B）、低黏附性癌（包括印戒细胞癌）（图1-3-26C）、黏液腺癌（图1-3-26D）和混合型腺癌。还有一些其他少见类型，如胃癌伴有淋巴样间质、肝样腺癌及其相关的实体性癌（包括伴肠母细胞分化的癌）、微乳头状腺癌及胃底腺型胃癌。除腺癌外，还可以发生神经内分泌肿瘤、腺鳞癌、鳞状细胞癌、未分化癌等。需要注意的是，在同一胃癌标本中，往往有两种以上的组织类型同时存在。

（三）扩散途径

1. 直接蔓延　癌组织向胃壁各层浸润，当穿透浆膜后，癌组织可向周围组织和邻近器官广泛蔓延生长，例如向肝脏和大网膜等部位浸润蔓延。

2. 淋巴转移　淋巴转移为其主要转移途径，首先转移到局部淋巴结，最常见者为幽门下胃小弯的局部淋巴结。进一步转移至腹主动脉旁淋巴结、肝门或肠系膜根部淋

巴结。晚期可经胸导管转移至左锁骨上淋巴结（Virchow 信号结）。少数病例呈"跳跃式"
淋巴结转移。

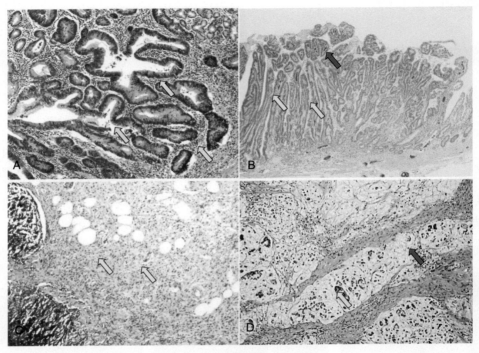

图 1-3-26 胃癌的组织学分型

A. 管状腺癌：由扩张的或狭窄的管状腺体组成；B.乳头状腺癌：呈细长的指状结构（黄色箭头），
柱状或立方状的细胞排列在纤维血管轴心（蓝色箭头）周围；C.低黏附性癌 肿瘤细胞单个或小簇状排
列（黄色箭头），不形成腺腔；D.黏液腺癌 由癌细胞（黄色箭头）和细胞外黏液（蓝色箭头）组成

3. 血行转移　血行转移多发生于胃癌的晚期，常经门静脉转移至肝，也可转移到
肺、脑及骨等器官。

4. 种植性转移　胃癌特别是胃黏液腺癌癌细胞浸润至胃浆膜表面时可脱落至腹
腔，种植于腹腔及盆腔器官的浆膜上。常在双侧卵巢形成转移性黏液癌，称库肯勃
（Krukenberg）瘤。

（李加美　陈　琳）

参考文献

［1］张朝佑.人体解剖学（上册）[M].3 版.北京：人民卫生出版社，2009.

［2］丁文龙，刘学政.系统解剖学 [M].9 版.北京：人民卫生出版社，2018.

［3］Standring, Susan. Gray's Anatomy[M]. 42th ed. Amsterdam: Elsevier，2021.

［4］邹仲之，曾园山.组织学与胚胎学 [M].9 版.北京：人民卫生出版社，2018.

［5］李和，李继承.组织学与胚胎学 [M].3 版.北京：人民卫生出版社，2015.

Note

［6］Mescher AL. Junqueira's Basic Histology Text and Atlas[M]. 15th ed. New York: McGraw-Hill Education, 2018.

［7］Sadler TW. Langman's Medical Embryology[M]. 15th ed. Maryland: Wolters Kluwer Health/Lippincott Williams & Wilkins, 2023.

［8］王庭槐. 生理学 [M]. 9 版. 北京：人民卫生出版社，2018.

［9］Guyton AC, Hall JE. Textbook of Medical Physiology[M]. 14th ed. Philadelphia: Elsevier Saunders, 2021.

［10］Barrett KE, Barman SM, Brooks HL, et al. Ganong's Review of Medical Physiology[M]. 26th ed. New York: McGraw-Hill Education, 2019.

［11］管又飞，朱进霞，罗自强. 医学生理学 [M]. 4 版. 北京：北京大学医学出版社，2018.

［12］Smith ME, Morton DG. The Digestive System[M]. 2th ed. Singapore: Elsevier (Singapore) Pte Ltd, 2011.

［13］Linda S. Costanzo Physiology: Cases and Problems[M]. 4th ed. Philadelphia: Lippincott Williams & Wilkins, 2012.

［14］步宏，李一雷. 病理学 [M]. 9 版. 北京：人民卫生出版社，2018.

［15］吕毅，董卫国，兰平，等. 消化系统与疾病 [M]. 2 版. 北京：人民卫生出版社，2021.

［16］杨宝峰，陈建国. 药理学 [M]. 9 版. 北京：人民卫生出版社，2018.

第四章　胰　腺

第一节　胰腺的解剖和组织学结构

一、胰腺的解剖

（一）胰的位置和形态

胰（pancreas）是一个狭长锥体形的腺体，长 17 ～ 20 cm，宽 3 ～ 5 cm，厚 1.5 ～ 2.5 cm，重 82 ～ 117 g，质地柔软，呈灰红色。胰位于腹上区和左季肋区，紧贴腹后壁，横跨第 1 腰椎、第 2 腰椎前方。右端较低被十二指肠包绕；左端略高，靠近脾门；前面有横结肠系膜根附着并隔网膜囊与胃相邻；后面有下腔静脉、胆总管、肝门静脉和腹主动脉等结构。由于胰位置较深，前面有胃、横结肠、大网膜等遮盖，故胰腺病变时，早期腹壁体征常不明显，为临床诊断增加了困难。

胰分为头、颈、体、尾 4 个部分，各部之间并无明确的界限（图 1-4-1）。

1.**胰头**　胰头（head of pancreas）为胰右端膨大的部分，位于第 2 腰椎右前方，被十二指肠从上方、右侧和下方呈"C"形包绕，因此，胰头的肿瘤可以压迫十二指肠引起梗阻。胰头近似三角形，前面隆凸，后面平坦，后部向左后方突出绕至肠系膜上动、静脉后方的部分称钩突（uncinate process of pancreas）。胰头的前面有横结肠系膜根越过，并与空肠相邻，后面有下腔静脉、右肾静脉和胆总管下行。胰头肿大时可压迫后面的静脉影响血液回流，或者压迫胆总管影响胆汁排出。

2.**胰颈**　胰颈（neck of pancreas）为胰头和胰体之间狭窄的部分，长 2 ～ 2.5 cm，

Note

扁薄。胰颈的前上方为幽门，后面有肠系膜上静脉和肝门静脉起始部。

3. **胰体**　胰体（body of pancreas）位于胰颈和胰尾之间，占胰的大部分，近似三棱柱形，横跨第 1 腰椎体前面，前面稍隆凸。胰体的前面隔网膜囊与胃后壁相邻，故胃后壁肿瘤或溃疡穿孔常与胰体粘连。胰体后面有腹主动脉、左肾、左肾上腺和脾静脉。胰体的上缘邻腹腔干和腹腔丛，脾动脉沿此缘向左走行。

4. **胰尾**　胰尾（tail of pancreas）是胰左端狭细的部分，末端钝圆，朝向脾门。胰尾各面均有腹膜包裹，与脾血管一起走行于脾肾韧带两层腹膜内，故脾切除结扎脾血管时应注意不要伤及胰尾，以免造成胰瘘。

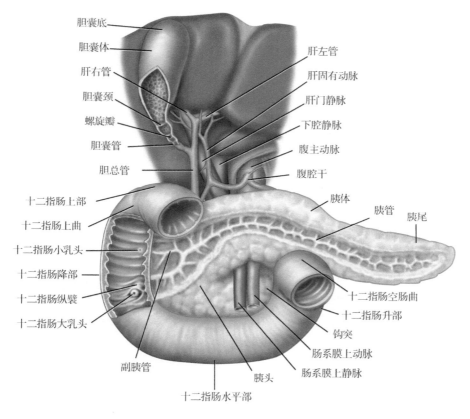

图 1-4-1　胆道、十二指肠和胰（前面观）

（二）胰管

胰管（pancreatic duct）是胰液的排泄管，位于胰腺实质内，靠近背侧，从左向右贯穿胰腺全长，沿途收纳各小叶导管。胰管在胰头右缘离开胰斜穿十二指肠降部的后内侧壁，与胆总管合并成肝胰壶腹，共同开口于十二指肠大乳头。胰管偶有单独开口于十二指肠者。在胰头上部，于胰管上方常可见一小管，引流胰头前上部的胰液，称副胰管（accessory pancreatic duct），开口于十二指肠小乳头，开口处位于十二指肠大乳头上方约 2 cm 处。副胰管的起始部常与胰管相吻合（图 1-4-1）。

（三）胰的血管、淋巴和神经

1. **胰的血管** 胰的动脉来源比较广泛，主要有肝总动脉发出的胰十二指肠上动脉，肠系膜上动脉发出的胰十二指肠下动脉，以及脾动脉发出的胰背动脉、胰下动脉、胰大动脉和胰尾动脉等。胰十二指肠上、下动脉的前后支在胰头前后方分别吻合成前后动脉弓。胰的静脉多与动脉伴行，汇入肝门静脉系统。

2. **胰的淋巴** 胰尾和胰体的淋巴引流至沿脾动脉分布的淋巴结，胰头和胰颈的淋巴主要引流至沿胰十二指肠上、下动脉和肠系膜上动脉以及肝动脉分布的淋巴结，最终都汇入腹腔淋巴结。胰的淋巴引流广泛，这也是胰腺癌预后不良的原因之一。

3. **胰的神经** 胰有丰富的内脏神经分布。副交感神经来自迷走神经，节前神经元位于延髓迷走神经背核，节前纤维经迷走神经的肝支、胃支和腹腔支到达胰腺内的节后神经元，节后纤维既可调节胰腺的外分泌又可调节内分泌。交感神经的节前神经元位于脊髓第 6 ～ 12 胸髓节的中间外侧核，节前纤维经内脏大、小神经至腹腔神经节和肠系膜上神经节换元，节后纤维分布至胰腺血管、导管和胰腺内神经元，引起血管收缩并抑制腺体的外分泌。胰的痛觉经内脏大、小神经至脊髓，神经元胞体位于第 6 ～ 12 胸神经节。

二、胰腺的组织学结构

胰腺表面覆以薄层结缔组织被膜，被膜的结缔组织伸入腺内，将实质分隔为许多小叶。腺实质由外分泌部和内分泌部两部分组成（图 1-4-2）。

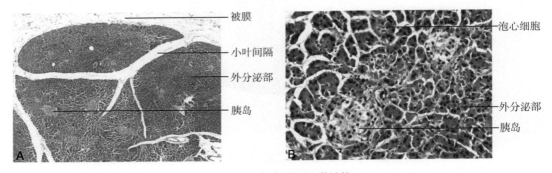

图 1-4-2 人胰腺组织学结构

A. 10×；B. 40×

（一）外分泌部

胰腺的外分泌部为纯浆液性复管泡状腺。

1. **腺泡** 胰腺的腺泡（pancreatic acinus）由一层锥体形的腺泡细胞组成。腺泡腔内常见染色较浅的泡心细胞。腺泡外无肌上皮细胞。

1）腺泡细胞：胰腺的腺泡细胞为浆液性细胞。腺细胞呈锥体形，细胞核较大，呈圆形，位于细胞的基底部，在 HE 染色切片上，基底部胞质呈嗜碱性，染成紫蓝色；顶部胞质内可见大量酶原颗粒，呈嗜酸性，染成红色（图 1-4-3）。胰腺的腺泡细胞具有典型的蛋白质分泌细胞的超微结构特征，胞质基底部富含粗面内质网，顶部胞质内充满酶原颗粒。酶原颗粒内含有多种酶，如胰蛋白酶原、胰凝乳酶原、羧肽酶、RNA酶等。

2）泡心细胞：泡心细胞（centroacinar cell）是延伸入腺泡腔内的闰管起始部的上皮细胞，体积较小，扁平形或立方形，细胞质染色淡，核圆形或卵圆形（图1-4-3）。

2. 导管　与腺泡相连的一段细而长的导管称闰管（图1-4-3），其伸入腺泡的一段由泡心细胞组成，另一端汇入小叶内导管。小叶内导管出小叶后，在小叶间结缔组织内汇成小叶间导管，后者再汇合成一条贯穿胰腺全长的主导管，与胆总管汇合，开口于十二指肠乳头。闰管管腔小，为单层扁平上皮。从小叶内导管到主导管，管腔逐渐增大，上皮由单层立方上皮逐渐变为单层柱状上皮，主导管为单层高柱状上皮。导管上皮细胞可分泌水和碳酸氢盐等多种电解质。

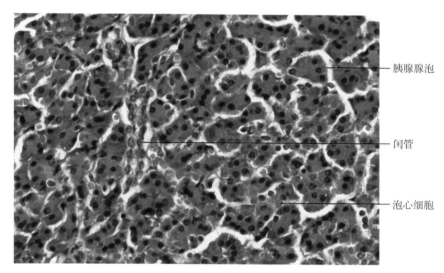

　　　　　　　　　　　　　　　　　　　　　　　　　　　胰腺腺泡

　　　　　　　　　　　　　　　　　　　　　　　　　　　闰管

　　　　　　　　　　　　　　　　　　　　　　　　　　　泡心细胞

图1-4-3　胰腺外分泌部光镜图

（二）内分泌部

胰岛（pancreas islet）是由内分泌细胞组成的球形细胞团，分布于胰腺小叶内，HE染色淡浅（图1-4-2）。胰岛大小不一，直径75～500 μm，小的仅由10多个细胞组成，大的由数百个细胞组成。胰岛细胞排列呈团索状，其间有丰富的有孔型毛细血管，有利于激素的通过。人胰岛主要有A、B、D、PP、D_1五种类型的细胞（图1-4-4），在HE染色的切片中，胞质着色浅，难以区分。

1. A细胞　A细胞约占人胰岛细胞总数的20%，在胰体和胰尾部的胰岛内较多，主要分布在胰岛周边部。A细胞分泌胰高血糖素（glucagon）。

2. B细胞　B细胞为胰岛的主要细胞，约占人胰岛细胞总数的75%，主要位于胰岛的中央部。B细胞分泌胰岛素（insulin）。

3. D细胞　D细胞数量少，约占人胰岛细胞总数的5%，分散在胰岛周边部，A细胞、B细胞之间。D细胞分泌生长抑素（somatostatin）。

4. PP 细胞　PP 细胞数量很少，除了存在于胰岛内，在外分泌部的中、小导管上皮内及腺泡细胞之间也有发现。PP 细胞分泌胰多肽（pancreatic polypeptide）。

5. D₁ 细胞　D₁ 细胞在人的胰岛内较少，占胰岛细胞总数的 2% ~ 5%，主要分布在胰岛的周边部，少数分布在胰外分泌部和血管周围。D₁ 细胞分泌血管活性肠肽（vasoactive intestinal peptide, VIP）。

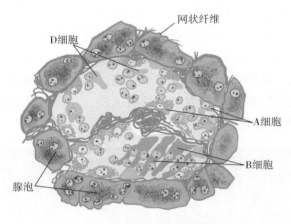

图 1-4-4　胰内分泌部模式图

（郭雨霁　丁兆习）

第二节　胰液的性质、成分及作用

　　胰腺是整个消化道内最重要的分泌腺，兼有内分泌和外分泌功能。外分泌部由腺泡和导管组成，腺泡细胞和导管上皮细胞分泌消化酶、无机物和水，这些外分泌物构成胰液。胰液在消化期经胰腺导管排入十二指肠。胰液（pancreatic juice）是无色、无味的碱性液体，pH 为 7.8 ~ 8.4，成年人每日分泌量为 1 ~ 2 L，渗透压与血浆相等。其主要成分是水、HCO_3^-、Na^+、K^+、Cl^- 等无机离子及各种消化酶。消化酶由胰腺的腺泡细胞分泌，主要有胰淀粉酶、胰蛋白酶、糜蛋白酶、胰脂肪酶等。

一、碳酸氢盐

　　碳酸氢盐主要由胰腺的小导管上皮细胞分泌，这些细胞内含有高浓度的碳酸酐酶，在碳酸酐酶的催化下，CO_2 和 H_2O 中 OH^- 结合生成 HCO_3^- 并分泌到胰液中。胰液的酸碱度取决于 HCO_3^- 的浓度。人胰液中碳酸氢盐的最高浓度为 145 mmol/L，生理状态下，其浓度随胰液分泌率增加而增加，这也是胰液呈碱性的主要原因。HCO_3^- 的主要作用是中和进入十二指肠的胃酸，保护肠黏膜免受胃酸的侵蚀，同时为小肠内的多种消化酶发挥作用提供适宜的 pH 环境。

二、胰淀粉酶

胰淀粉酶（pancreatic amylase）属于 α 淀粉酶，能将食物中淀粉、糖原和大部分碳水化合物分解为麦芽糖以及少量麦芽三糖、葡萄糖等。淀粉酶发挥作用的最适 pH 为 6.7 ~ 7.0。胰淀粉酶的水解作用效率高、速度快。

三、胰蛋白酶和糜蛋白酶

腺泡细胞分泌的胰蛋白酶原（trypsinogen）和糜蛋白酶原（chymotrypsinogen）是以无活性的酶原形式分泌。随胰液进入小肠后，小肠液中的肠激酶（enterokinase）迅速激活胰蛋白酶原为有活性的胰蛋白酶（trypsin）。胰蛋白酶一旦形成，可以正反馈的形式进行自我激活，同时还可以激活糜蛋白酶（chymotrypsin）等胰液中其他的蛋白水解酶原。胰蛋白酶属于肽链内切酶，主要水解碱性氨基酸组成的肽键，如水解肽链中赖氨酸和精氨酸，并产生以碱性氨基酸为羧基末端的肽链。糜蛋白酶也属于肽链内切酶，能迅速分解变性蛋白质，主要水解芳香族氨基酸组成的肽键，如苯丙氨酸、酪氨酸、色氨酸的肽键，产物是羧基末端带有芳香族氨基酸的多肽。胰蛋白酶和糜蛋白酶的作用相似，都能将蛋白质水解为脉和脒，当它们协同作用于蛋白质时，可将蛋白质分解为小分子的多肽和氨基酸。此外，胰液中氨基寡肽酶、羧基肽酶可分别作用于肽链的氨基和羧基端肽键，释放出具有自由羧基的氨基酸。另外，胃酸及组织液也能激活胰蛋白酶原。

四、胰脂肪酶

胰脂肪酶（pancreatic lipase）以活性形式分泌，可水解甘油三酯，水解产物为甘油一酯、甘油和脂肪酸。胰脂肪酶在胰腺分泌的辅脂酶（colipase）和肝脏分泌的胆盐的帮助下发挥作用。此外，胰液中还有胆固醇酯酶和磷脂酶。胆固醇酯酶可水解胆固醇酯成为胆固醇和脂肪酸。小肠内与磷脂消化有关的磷脂酶主要是磷脂酶 A_2，磷脂酶 A_2 以无活性的形式分泌，被胰蛋白酶激活。磷脂酶 A_2 可水解细胞膜的卵磷脂。

辅脂酶是脂肪酶的辅助因子，由胰腺的腺泡细胞分泌。辅脂酶以酶原形式分泌，在胰蛋白酶的作用下变为有活性的辅脂酶。辅脂酶对胆盐微胶粒有较强的亲和性，可牢固结合在微胶粒表面，待脂肪酶与辅脂酶结合后，脂肪酶 - 辅脂酶 - 胆盐在甘油三酯的表面形成三元络合物，牢固地附着在脂肪颗粒表面，从而使胰脂肪酶能在油 - 水界面上发挥水解作用。因此，辅脂酶的主要作用，一是防止胆盐把脂肪酶从脂肪表面置换下来，保护脂肪酶不被胆盐抑制；二是有助于脂肪酶锚定、吸附在油滴表面发挥作用；三是使脂肪酶的最适 pH 由 8.5 降至 6.5，从而接近近端小肠内的 pH。

正常胰液中还含有羧基肽酶、核糖核酸酶、脱氧核糖核酸酶等水解酶，分别水解羧基末端的肽链、核糖核酸、脱氧核糖核酸。胰液中含有水解三大营养物质的消化酶，因而是最重要的一种消化液。如果胰液分泌障碍，会明显影响蛋白质和脂肪的消化和吸收，但对糖的消化和吸收影响不大。脂肪吸收障碍可影响脂溶性维生素 A、D、E、K 的吸收。

第三节　胰液分泌的调节

在非消化期，胰液分泌量很少，仅占最大分泌量的 10% ~ 20%。进食可引起胰液大量分泌。与胃液分泌的调节相同，消化期胰液分泌受神经和体液因素的双重调节，包括头期、胃期和肠期。头期主要是神经调节，胃期和肠期以体液调节为主。

一、头期胰液分泌

头期胰液分泌与头期胃液分泌调节相同，食物的色、形、味等均可引起含酶多但液体量少的胰液分泌。一方面因为食物的颜色、气味等刺激头部视觉、嗅觉等感受器，通过条件反射引起胰液的分泌；另一方面，食物直接刺激口、咽部的感受器，通过非条件反射引起胰液的分泌。反射的传出神经是迷走神经，其末梢释放 ACh。ACh 作用的靶细胞主要是胰腺的腺泡细胞，对导管上皮细胞的作用较弱。因此，迷走神经兴奋引起的胰液分泌是胰酶的含量较多，但水和 HCO_3^- 的含量较少。此外，迷走神经还可通过促进胃窦和小肠黏膜释放促胃液素，后者通过血液循环作用于胰腺，间接引起胰液的分泌，但这一作用较弱。头期的胰液分泌量占消化期胰液分泌量的 20% 左右。

二、胃期胰液分泌

食物进入胃后，对胃产生机械、化学刺激，通过迷走 - 迷走反射引起含酶多但液体量少的胰液分泌。食物扩张及蛋白质的消化产物也可刺激胃黏膜释放促胃液素，间接引起胰液分泌。餐后 HCO_3^- 的分泌还取决于通过食糜进入十二指肠的胃酸的量。因此，胃内食糜成分的不同可使胰腺的分泌发生改变。此期胰液分泌只占消化期胰液分泌量的 5% ~ 10%。

三、肠期胰液分泌

肠期胰液分泌是消化期胰腺分泌反应的最重要时相。此期的胰液分泌量多，约占消化期胰液分泌量的 70%，胰酶和 HCO_3^- 含量也高。进入十二指肠的各种食糜成分，特别是蛋白质、脂肪的水解产物对胰液分泌具有很强的刺激作用。肠期胰液分泌主要通过体液因素刺激实现。参与这一时相调节胰液分泌的体液因素主要是促胰液素和缩胆囊素。此外，消化产物刺激小肠黏膜并通过迷走 - 迷走反射，引起胰液分泌。

促胰液素(secretin)由小肠上段黏膜 S 细胞分泌，是由 27 个氨基酸残基组成的多肽，主要作用于胰腺导管上皮细胞，引起水和碳酸氢盐分泌，使胰液量增加，但胰酶含量很低。此外，促胰液素还可刺激胆汁的分泌，抑制胃酸分泌和胃的排空。盐酸是引起促胰液素分泌的主要刺激物，其他刺激促胰液素释放的物质包括蛋白质分解产物和脂肪酸，糖类几乎没有作用。

缩胆囊素（cholecystokinin, CCK）由小肠黏膜中的 I 细胞产生，是由 33 个氨基酸残基组成的多肽。CCK 除存在于小肠黏膜外，还广泛分布于中枢神经系统中，包括皮层额叶、皮层梨状区、尾核、海马、丘脑、下丘脑、小脑和间脑，是一种重要的脑肠肽。在胃肠道，CCK 的主要作用是刺激胰腺的腺泡细胞分泌胰酶，促进胆囊平滑肌收缩，并引起 Oddi 括约肌舒张，促进胰液的分泌和胆汁的排放。此外，CCK 还可抑制胃酸分泌和胃排空，调节小肠、结肠运动，也可作为饱感因素调节摄食。引起 CCK 释放的因素由强至弱依次为蛋白质分解产物、脂肪酸、盐酸和脂肪，糖类一般没有作用。

促胰液素和缩胆囊素的促胰液分泌作用是通过不同的细胞内信号转导机制实现的。促胰液素以 cAMP 为第二信使；缩胆囊素则通过激活磷脂酰肌醇系统，在 Ca^{2+} 介导下发挥作用。两者共同作用于胰腺时有相互加强的作用。

四、胰液分泌的反馈性调节

实验观察到，向动物十二指肠内注入胰蛋白酶，可抑制 CCK 和胰酶的分泌；若向十二指肠内灌注胰蛋白酶的抑制剂，则可刺激 CCK 的释放和胰酶的分泌。结果表明，肠腔内的胰蛋白酶对胰酶的分泌具有负反馈调节作用。进一步研究显示，蛋白水解产物及脂肪酸可刺激小肠黏膜 I 细胞释放 CCK 释放肽（CCK-releasing peptide, CCK-RP），后者可引起 CCK 的释放，促进胰酶的分泌。另外，CCK-RP 也可促进胰蛋白酶的分泌，分泌的胰蛋白酶又可反过来使 CCK-RP 失活，以负反馈形式抑制 CCK 和胰蛋白酶的进一步释放。这种负反馈调节的生理意义在于防止胰蛋白酶的过度分泌。

正常情况下，胰液中的蛋白水解酶并不消化胰腺自身，这是因为除了蛋白水解酶以酶原的形式存在外，胰液中还含有胰蛋白酶抑制物（trypsin inhibitor）。该抑制物是胰腺的腺泡细胞分泌的多肽，在 pH 为 3 ~ 7 的环境内与胰蛋白酶以 1∶1 的比例结合，阻止胰蛋白酶原激活。由于胰液中的其他蛋白水解酶需要胰蛋白酶激活，因此该抑制物同时也抑制了其他酶的活性，从而防止了胰腺自身的消化。当胰腺受到损伤或导管阻塞时，胰液排出受阻，胰管内压力升高，胰腺泡破裂，胰蛋白酶渗入胰腺组织中而被激活，胰腺组织自身被消化，导致胰腺细胞和间质水肿引起急性胰腺炎。严重时，消化酶与坏死组织液又可通过血液循环及淋巴管途径输送到全身，引起全身脏器损害，产生多种并发症甚至是死亡。

（王双连）

第四节　胰腺的疾病基础

胰腺疾病包括胰腺外分泌部和内分泌部的疾病，本节仅介绍外分泌部疾病，内分泌部疾病参见"内分泌和生殖系统"分册。胰腺外分泌部疾病包括炎症及肿瘤。胰腺炎（pancreatitis）通常指各种原因导致胰腺酶类的异常激活而出现胰腺自我消化所致的炎症。根据病程分为急性胰腺炎和慢性胰腺炎。胰腺肿瘤包括良性肿瘤（如浆液性囊腺瘤）、低度恶性的肿瘤（如实性 – 假乳头状肿瘤）及高度恶性的肿瘤（如胰腺癌）。本节仅介绍高度恶性的胰腺癌。

一、急性胰腺炎

急性胰腺炎（acute pancreatitis）根据病理形态和病变严重程度分为急性水肿性（或称间质性）胰腺炎和急性出血性胰腺炎，年发病率为（13 ~ 45）/10 万，近年呈逐渐上升趋势，其死亡率为 10% ~ 20%。

（一）病因及发病机制

1. 病因

（1）胆道疾病。如胆道结石、炎症和狭窄等造成急性胆道梗阻是急性胰腺炎的主要病因，称为胆源性胰腺炎。一般认为，胆道狭窄或梗阻可影响 Oddi 括约肌的舒缩功能而容易形成胆汁和十二指肠液的反流。

（2）酗酒是另一个常见病因。酗酒可引起胃肠道充血水肿，酒精刺激胆汁、胰液分泌，使胰管内压力升高、小胰管破裂、胰液进入组织间隙。

（3）代谢障碍。遗传性高脂血症（Ⅰ型、Ⅳ型）可引起甘油三酯增多，后者可在胰脂酶的作用下生成游离脂肪酸，进而损伤胰腺的腺泡。高钙血症可刺激胰液分泌增多，进而激活胰蛋白酶原。

（4）其他因素包括妊娠、药物、各种原因造成的胰管阻塞以及内分泌及免疫异常等。

（5）部分病因不明，称为特发性急性胰腺炎。

2. 发病机制　胆汁或十二指肠液反流或胰液外溢入组织间隙均可激活胰蛋白酶，进而激活胰腺其他酶类，如弹力蛋白酶、脂肪酶、磷脂酶 A 和血管舒缓素等。弹力蛋白酶的激活可破坏血管壁而出现出血，严重的出血可造成腹腔积血。脂肪酶的激活可造成胰腺内外甚至全身其他部位脂肪组织的坏死。激活的磷脂酶 A 使卵磷脂转变成溶血卵磷脂，后者可破坏细胞膜引起细胞的坏死。激活的血管舒缓素可影响全身的血管舒缩功能，引起组织水肿，严重时可引起休克等严重并发症。

（二）病理改变

急性胰腺炎主要分为急性水肿性胰腺炎和急性出血性胰腺炎。

1. 急性水肿性（间质性）胰腺炎　急性水肿性（间质性）胰腺炎（acute edematous pancreatitis）为早期或轻型急性胰腺炎，其特点是间质水肿伴炎症反应。肉眼观胰腺肿胀，镜下腺泡和导管水肿，间质可轻度水肿、炎细胞浸润，局灶轻度纤维化和轻度脂肪坏死。此型可反复发作。

2. 急性出血性胰腺炎　急性出血性胰腺炎（acute hemorrhagic pancreatitis）亦称急性胰腺出血坏死。其特点是胰腺实质广泛坏死出血。因胰腺组织广泛的出血坏死及脂肪坏死，胰腺明显肿大、质脆、呈暗红或蓝黑色。切面小叶结构模糊，暗红和黄色相间。胰腺表面、大网膜和肠系膜均有散在灰白色皂化斑。镜下，胰腺组织中有大片出血坏死，腺泡和小叶结构不清。坏死区周围伴有中性粒细胞及单核细胞浸润。胰腺内外均可见脂肪坏死，坏死组织可伴钙化。

（三）常见并发症

出血性胰腺炎常有严重的并发症，病死率很高。其主要并发症有如下。

1. **休克** 因胰腺广泛坏死出血，腹膜和腹膜后大量液体渗出，加之血管舒缓素的作用，而出现低血压性休克，后期继发感染可加重休克，且较难纠正。

2. **脂肪坏死** 激活的脂肪酶进入血液，身体各部位的脂肪组织均可出现脂肪坏死，尤以骨髓、皮下等处常见。脂肪坏死钙化可吸收大量钙，临床可出现低血钙和低血钙性抽搐。

3. **假性囊肿形成** 胰腺炎时大量的胰液和血液积聚在坏死的胰腺组织内或流入邻近组织和网膜内形成假性囊肿。囊壁无上皮，由肉芽组织和纤维组织构成。囊内含坏死物质、炎性渗出物、血液及大量胰酶，呈草黄色、棕色或暗红色。胰头部假囊肿可引起胆总管的阻塞或近端十二指肠的梗阻，大的假性囊肿可压迫下腔静脉引起下肢水肿。假性囊肿腐蚀胃或大肠、小肠壁可引起消化道出血。

4. **脓肿** 胰腺坏死区常继发细菌感染而形成脓肿。

5. **腹腔积液** 胰腺炎时常因出血和富含蛋白及脂肪的液体溢入腹腔而形成血性或鸡汤样腹腔积液。腹腔积液可通过横膈淋巴管进入胸腔，引起胸腔积液和肺炎。

6. **器官功能衰竭** 由于低血压、休克等原因可引起 2 个及以上器官功能衰竭，包括呼吸衰竭、肾衰竭及循环衰竭等。

（四）临床病理联系

由于病变类型及严重程度不同，临床表现各异。轻者仅有发热、腹痛、腹胀、恶心、呕吐等表现，而重者往往伴有多器官功能衰竭。急性出血性胰腺炎通常表现为严重的腹痛甚至休克，血清和尿液中脂肪酶和淀粉酶升高。严重病例可有黄疸、高血糖和糖尿。体格检查可见腹膜刺激征、肠鸣音减弱或消失、低血压和休克。此外重度胰腺炎出血可经腹膜后途径渗入皮下，在腰部、季肋部和下腹部皮肤出现青紫色瘀斑，称为 Grey-Turner 征；出现在脐周，称为 Cullen 征。低血钙时可表现为手足抽搐。死因常为休克、重度感染或多器官功能衰竭综合征。

二、慢性胰腺炎

慢性胰腺炎（chronic pancreatitis）的特征为胰腺组织的慢性炎症及纤维化，导致外分泌腺破坏或消失，进而引起胰腺功能不可逆性损伤。年发病率约为 9.62/10 万，死亡率约为 0.09/10 万，以男性多见。近年来亦呈缓慢上升趋势。

（一）病因及发病机制

慢性胰腺炎多由急性胰腺炎反复发作所致。病因主要有胰腺阻塞（肿瘤或结石）和酗酒，也可伴发于其他疾病如十二指肠乳头狭窄、胰腺先天解剖异常、胰腺外伤、高钙血症、高脂血症、自身免疫性疾病等。除此之外，接近半数的患者无明显的发病因素。

发病机制尚不完全清楚，一般认为肿瘤和结石造成胰管的阻塞，酒精刺激胰腺分泌蛋白质丰富的胰液，致使胰液浓缩造成胰管的阻塞是慢性胰腺炎发病的重要因素。

（二）病理变化

肉眼观，早期改变不明显。后期胰腺肿大、变硬，呈结节状。切面胰腺灰白质硬。炎症刺激十二指肠黏液腺增生，引起十二指肠壁肥厚、狭窄，甚至梗阻。因胰管狭窄、梗阻，可形成多发性潴留囊肿。晚期，胰腺萎缩，体积变小。镜下可见不同程度的胰腺的腺泡破坏、间质纤维化、导管扩张，最终胰腺组织广泛纤维化，胰腺腺泡萎缩，胰腺导管可不同程度扩张，其内可见结石。间质可见慢性炎细胞浸润，以淋巴细胞为主。脂肪坏死并钙化，若钙化广泛，则称为慢性钙化性胰腺炎。胰岛通常不受累，甚至可出现残留胰岛聚集并轻度增生（图 1-4-5）。

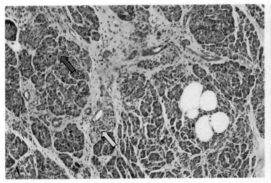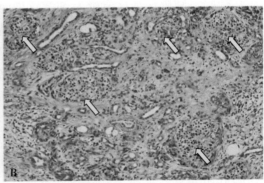

图 1-4-5　正常胰腺与慢性胰腺炎对比

A. 正常胰腺组织；B. 慢性胰腺炎：胰腺腺泡萎缩，胰岛聚集并轻度增生，间质内慢性炎细胞浸润并纤维结缔组织增生。黄色箭头示胰岛，蓝色箭头示正常胰腺腺泡

（三）临床病理联系

临床表现轻重不一。腹痛是最常见的表现，多反复发作。疼痛多位于上腹部、呈放射痛。因胰腺组织被破坏、萎缩，可出现食欲减退、进食后饱胀、恶心、呕吐、脂肪泻等外分泌功能不全的表现以及糖尿病等内分泌功能不全的表现。胰头纤维化可引起阻塞性黄疸。部分慢性胰腺炎可出现肝大、腹水、胸腔积液及门静脉高压等改变。假性囊肿可见于 60% 的慢性胰腺炎，表现为腹部包块。

病例 4-1 慢性胰腺炎

患者，男，40 岁，大量饮酒多年，因腹痛来医院就诊。患者在过去的 1 年内曾两次因反复发作的腹痛就诊。最初为间断性疼痛，后发展为持续性疼痛。医生确定疼痛源于患者腹部，并且放射到背部。而且患者体重较上次就诊时明显减轻，并伴有轻度黄疸。遂患者住院检查。

患者接受了 X 线检查、血清学检查及尿液分析。收集患者 3 天的粪便，发现其量大、颜色浅，提示脂肪含量高。患者被告知第 2 天早晨禁食以便进行葡萄糖耐量试验。

血液化验结果提示患者胆红素及碱性磷酸酶升高。葡萄糖耐量试验显示患者血糖水平异常升高持续时间长。尿液分析证实尿糖的存在，表明该患者患有糖尿病。初步诊断为慢性胰腺炎。患者遵医嘱通过哌替啶来控制疼痛，同时被建议禁酒，并定时、定量进餐。

仔细分析此病例，思考以下问题：

（1）慢性胰腺炎的主要病变是什么？

（2）X 线检查的结果会是怎样的？

（3）该患者发病的主要原因是什么？

（4）慢性胰腺炎患者胰腺的外分泌及内分泌功能是如何受损的？

（5）粪便脂肪含量高表明了什么？

（6）葡萄糖耐量试验的理论基础是什么？为什么该患者有糖尿病？

（7）为何该患者出现黄疸症状？

（8）为什么该患者的血清胆红素及碱性磷酸酶升高？

（9）慢性胰腺炎的治疗策略是什么？

三、胰腺癌

胰腺癌是消化系统少见恶性肿瘤，主要起源于胰腺导管上皮及腺泡细胞。因其起病隐匿，难以早期发现和治疗，进展迅速、预后极差，被称为"癌症之王"。发病年龄多为 40 ~ 70 岁，男性多于女性。我国胰腺癌的病死率居恶性肿瘤死亡率的第 8 位。

（一）病因与发病机制

胰腺癌的发生是外部因素和遗传因素共同作用的结果。

1. 病因　长期大量吸烟与胰腺癌的发生密切相关。研究表明，吸烟者的胰腺癌患病率是不吸烟者的 2 倍。饮食方面，低纤维素、高蛋白和高胆固醇饮食也会促进胰腺癌的发生。此外，酗酒也会增加胰腺癌的发病风险。

慢性胰腺炎、慢性胆囊炎、导管内乳头状黏液性肿瘤、家族性腺瘤息肉病等疾病，以及胃大部切除术等，都可能与胰腺癌的发病相关。

2. 发病机制　研究表明，多种癌基因和抑癌基因参与胰腺癌的发生发展过程。约 90% 的胰腺癌伴有 *KRAS* 基因和抑癌基因 *CDKN2A*（p16）的突变，此外抑癌基因 *TP53* 的突变、*DPC4* 的缺失及生长因子 HER-2 的扩增等也被认为参与胰腺癌的发生发展。

（二）病理变化

胰腺癌 95% 来源于外分泌部胰腺，可发生于胰头（60% ~ 70%）、胰体（5% ~ 10%）、胰尾（10% ~ 15%），甚至累及整个胰腺，其中胰头癌中约 20% 为多发性。

病理大体表现为，胰腺癌大多为单发、质硬韧、边界不清的黄白色肿块，有时可因出血、坏死和囊性变而夹杂有红褐色斑点和条纹（图 1-4-6）。癌周组织纤维化以致整个胰腺变硬。胰头癌侵及胆总管和胰管后可造成管腔狭窄甚至闭塞，近端胰管扩张。少数胰头癌可穿透十二指肠壁，在肠腔内形成菜花样肿物或不规则溃疡。

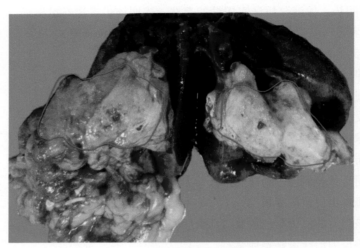

图 1-4-6　胰腺癌病理大体表现

胰体尾见一灰白质硬结节（蓝色线条），界限不清，侵犯周围脾脏

镜下，80% ~ 90% 为起源于胰腺导管上皮的导管腺癌，以中到高分化腺癌为主。肿瘤常排列呈不规则腺管状，部分腺管可不完整。腺管衬覆高柱状上皮细胞、黏液样上皮细胞或嗜酸性上皮细胞。低分化者大部分为实性癌巢。肿瘤细胞异型性具有较大差异，可类似正常胆管上皮，也可表现为未分化的小细胞、瘤巨细胞、梭形细胞等。肿瘤间质常纤维化，70% 的胰腺癌可侵袭神经（图 1-4-7）。其他组织亚型还包括腺鳞癌、胶样癌、肝样腺癌、伴有淋巴间质的癌、印戒细胞癌等，也可见未分化癌或多形性癌。

少数为起源于胰腺腺泡的腺泡细胞癌，占成人胰腺外分泌肿瘤的 1% ~ 2%，占儿童胰腺外分泌肿瘤的 10%。镜下肿瘤细胞被纤维组织分隔呈结节状，细胞可排列呈条索样、腺泡状、腺样或呈实性。细胞巢间可见纤细血管纤维间隔。细胞体积中等，胞质中等或较少，因含有较多酶原颗粒而呈颗粒状，细胞核位于基底，可见明显核仁。高分化者细胞异型性小，似正常胰腺腺泡细胞。坏死可见，甚至可见广泛坏死。血管侵犯较常见，神经侵犯较少。

胰头癌早期可直接蔓延至邻近组织和器官，随后转移至胰头旁及胆总管旁淋巴结。经门静脉肝内转移最为常见，尤以体尾部癌为甚，进而侵入腹腔神经丛周淋巴间隙，远处转移至肺、肾上腺、肾、骨、脑等处。

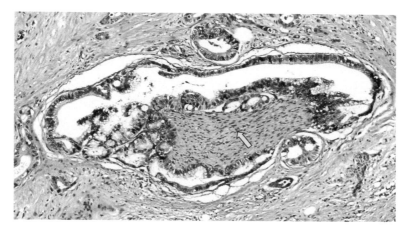

图 1-4-7　胰腺导管腺癌侵犯神经

黄色箭头示神经组织

（三）临床病理联系

胰腺癌的临床表现缺乏特异性，故早期诊断极为困难。常见的临床表现包括腹痛、上腹部不适、体重下降、黄疸，以及食欲减退、恶心呕吐、脂肪泻等消化道症状。肿瘤累及消化道可引起呕血、黑便。此外，肿瘤可导致门静脉高压，引起食管 - 胃底静脉曲张、破裂出血。除此之外，部分患者可出现发热、原因不明的糖尿病、血栓性静脉炎、脾破裂等。实验室检查可出现 CA19-9 升高，一般超过 1000 U/ml。

（张晓芳）

参考文献

［1］张朝佑 . 人体解剖学（上册）[M]. 3 版 . 北京：人民卫生出版社，2009.

［2］丁文龙，刘学政 . 系统解剖学 [M]. 9 版 . 北京：人民卫生出版社，2018.

［3］Standring, Susan. Gray's Anatomy[M]. 42nd ed. Amsterdam: Elsevier，2021.

［4］邹仲之，曾园山 . 组织学与胚胎学 [M]. 9 版 . 北京：人民卫生出版社，2018.

［5］李和，李继承 . 组织学与胚胎学 [M]. 3 版 . 北京：人民卫生出版社，2015.

［6］Mescher AL. Junqueira's Basic Histology Text and Atlas[M]. 15th ed. New York: McGraw-Hill Education, 2018.

［7］Sadler TW. Langman's Medical Embryology[M]. 15th ed. Maryland: Wolters Kluwer Health/Lippincott Williams & Wilkins, 2023.

［8］王庭槐 . 生理学 [M]. 9 版 . 北京：人民卫生出版社，2018.

［9］Guyton AC, Hall JE. Textbook of Medical Physiology[M]. 14th ed. Philadelphia: Elsevier Saunders, 2021.

［10］Barrett KE, Barman SM, Brooks HL, et al. Ganong's Review of Medical Physiology[M]. 26th ed. New York: McGraw-Hill Education, 2019.

［11］管又飞，朱进霞，罗自强 . 医学生理学 [M]. 4 版 . 北京：北京大学医学出版社，2018.

［12］Smith ME, Morton DG. The Digestive System[M]. 2th ed. Singapore: Elsevier (Singapore) Pte Ltd, 2011.

［13］陈杰，周桥 . 病理学 [M]. 3 版 . 北京：人民卫生出版社，2015.

［14］丛文铭，郑建明 . 临床病诊断与鉴别诊断：肝胆胰疾病 [M]. 北京：人民卫生出版社，2019.

［15］Kumar, Abbas, Aster. Robbins Basic Pathology[M]. 10th ed. Amsterdam: Elservier，2017.

第五章　肝和胆管系统

第一节　肝的解剖和组织学结构

一、肝的解剖

肝（liver）是人体内最大的腺体。我国成年人肝的重量男性为 1230 ~ 1450 g，女性为 1100 ~ 1300 g，约占体重的 2%。胎儿和新生儿的肝相对较大，可达体重的 4% ~ 6%，体积可占腹腔容积的一半以上。我国成年人肝的大小约为 25 cm×15 cm×16 cm。肝的体积自胎儿期至成年期迅速增大，18 岁达到快速生长顶峰，中年后肝的重量逐渐减轻。

肝的血液供应十分丰富，正常活体的肝呈棕红色，质地柔软而脆弱，受外力冲击易破裂引发腹腔大出血。

1. **肝的外形**　肝位于右上腹，外观呈不规则的楔形，可分为上、下 2 面，前、后、左、右 4 缘（图 1-5-1、图 1-5-2）。

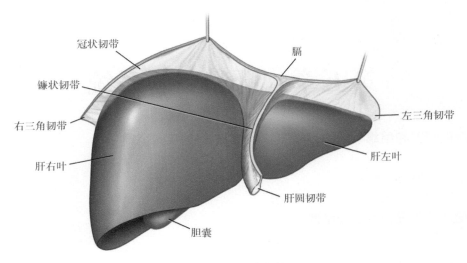

图 1-5-1 肝（膈面）

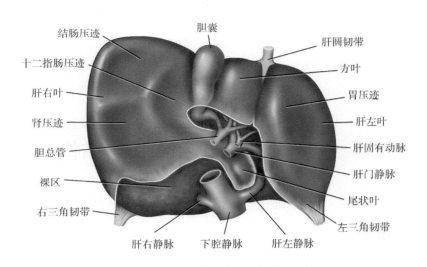

图 1-5-2 肝（脏面）

　　肝的上面膨隆，与膈相对，又称膈面（diaphragmatic surface of liver）。膈面的前部与膈之间有一矢状位的双层腹膜相连，称镰状韧带（falciform ligament of liver），肝借此分为左、右两叶，肝右叶大而厚，左叶小而薄。膈面的后部与膈之间有一冠状位的双层腹膜相连，称冠状韧带（coronary ligament）。冠状韧带前、后两层大部分分开，此处肝与膈借结缔组织直接相连，称为肝裸区（bare area of liver）。在肝的上面左、右两端，冠状韧带的前、后两叶逐渐汇合，分别形成左三角韧带（left triangular ligament）和右三角韧带（right triangular ligament），相连于肝后部和膈之间。肝的下面朝向后下，与腹腔脏器相对，又称脏面（visceral surface of liver）。脏面因受脏器挤压凹凸不平，中部有一不规则的"H"形沟。中间的横沟称肝门（porta hepatis），也称第 1 肝门，位于前方的方叶和后方的尾状叶之间，有肝左、右管，肝门静脉左、右支，肝固有动脉左、右支及淋巴管和神经等出入。出入肝门的这些结构被结缔组织包绕，构成肝蒂（hepatic pedicle）。左侧纵沟窄而深，由前后两部分构成。左侧纵沟的前部称肝圆韧带裂（fissure for ligamentum teres hepatis），容纳肝圆韧带。肝圆韧带（ligamentum teres hepatis）是胎儿时期脐静脉的遗迹，经镰状韧带游离下缘内行至脐。左侧纵沟的后部称静脉韧带裂（fissure for ligamentum venosum），容纳静脉韧带。静脉韧带（venous ligamentum）是胎儿时期静脉导管的遗迹，经脐静脉连至下腔静脉。右侧的纵沟宽而浅，前半部分为一浅窝，容纳胆囊，称胆囊窝（fossa for gallbladder）；后半部分容纳下腔静脉，称腔静脉沟（sulcus for vena cava）。腔静脉沟由肝门斜向后上，至肝后缘与静脉韧带相连。在腔静脉沟的上端，有肝左、中、右静脉3条静脉出肝后注入下腔静脉，临床上也称此处为第2肝门。在腔静脉沟的下端，有右半肝的脏面及尾状叶的一些小静脉注入下腔静脉，此处也称为第3肝门。

在肝的脏面，借"H"形的沟将肝分为4叶：肝左叶（left lobe of liver）位于肝圆韧带裂和静脉韧带裂左侧；方叶（quadrate lobe）位于肝门之前、胆囊窝与肝圆韧带裂之间，呈方形；尾状叶（caudate lobe）位于肝门之后、静脉韧带裂和腔静脉沟之间，其右前角经胆囊窝和腔静脉沟之间和肝右叶的实质相连；肝右叶（right lobe of liver）位于胆囊窝和腔静脉沟的右侧。脏面的肝左叶与膈面的肝左叶一致，小而薄；肝右叶、方叶和尾状叶一起相当于膈面的肝右叶，大而厚，约占肝的3/4。

肝的前缘为膈面和脏面前部相交的缘，薄而锐利，有两个切迹。在肝圆韧带通过处有肝圆韧带切迹（notch for ligamentum teres hepatis）或称脐切迹，为肝圆韧带裂的延续；在胆囊窝的前缘处有胆囊切迹，钝圆不明显，胆囊底经此可露出于肝前缘。肝的后缘圆盾，朝向脊柱，左叶、右叶后缘在此移行成一大的凹窝。肝的右缘为肝右叶的下缘，钝圆。肝的左缘为肝左叶的左缘，锐薄。

除肝裸区及脏面各沟处以外，肝表面均有腹膜覆盖。腹膜和肝实质之间有一层完整的薄层结缔组织形成的肝纤维膜，纤维膜在肝门处尤为发达，包裹在肝门静脉、肝固有动脉和肝管及各级分支周围形成血管周围纤维囊或 Glisson 囊，向肝内延伸，走行在肝小叶之间。

2. **肝的分叶与分段**　依据外形，肝一般分为左叶、右叶、方叶和尾状叶。这种外形分叶与肝内结构的构筑并不完全吻合。

肝内有4套管道，依据分布形式构成2个系统，即 Glission 系统和肝静脉系统。肝门静脉、肝固有动脉和肝管的各级分支在肝内的分支、走行和配布基本一致，并有 Glission 囊包裹，构成 Glission 系统，现代肝段的划分就是建立在 Glission 系统基础之上。根据 Gouinaud 肝段划分法，肝可以分为左、右半肝，进而再分为5个叶和8个段（图1-5-3、图1-5-4）。Glission 系统位于肝叶和肝段内，肝叶之间和肝段之间均存在裂隙，里面走行着肝静脉系统的各级属支，其3条主干，即肝左、肝中、肝右静脉在腔静脉沟上段注入下腔静脉。来自右半肝下面和尾状叶的一些小静脉则在腔静脉沟下段注入下腔静脉。

通过 Glission 系统管道铸型标本，可以发现肝内有些部位没有 Glission 系统分布，这些部位称肝裂（hepatic fissure）。肝裂不仅是肝内叶与叶、段与段的自然分界线，也是肝部分切除的适宜部位。肝内比较恒定的有3个叶间裂和3个段间裂，叶间裂包括正中裂、左叶间裂、右叶间裂，段间裂包括左段间裂、右段间裂和背裂（图1-5-5）。

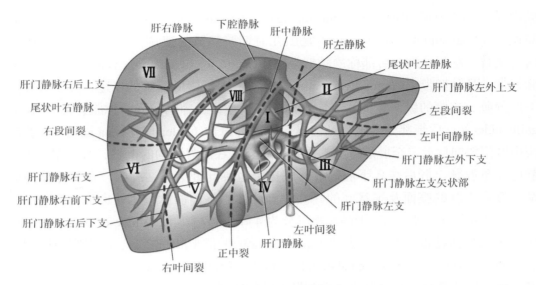

图 1-5-3　肝内管道和肝裂

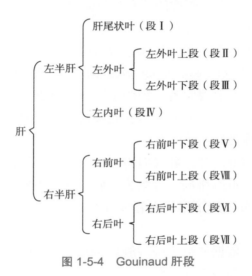

图 1-5-4　Gouinaud 肝段

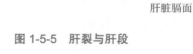

图 1-5-5　肝裂与肝段

正中裂（median fissure）位于肝的中部，在膈面相当于自胆囊切迹中点至下腔静脉左前壁的连线，在脏面相当于胆囊窝和腔静脉沟中点，裂内有肝中静脉通过。此裂将肝分为左、右半肝，肝右前叶和左内叶直接位于裂的两侧。左叶间裂（left interlobar fissure）位于正中裂的左侧，自肝圆韧带切迹向后至肝左静脉注入下腔静脉处的连线平面，在膈面相当于镰状韧带附着线的左侧1 cm处，在脏面相当于左侧纵沟。左叶间裂内有肝左静脉的左叶间支，此裂将左半肝分为左内叶和左外叶。右叶间裂（right interlobar fissure）在膈面从肝前缘胆囊切迹右侧部的外、中1/3交界处沿膈面上升向左达肝右静脉注入下腔静脉处，此线两端转至脏面分别连到肝门的右侧端。右叶间裂内有肝右静脉，并将右半肝分为右前叶和右后叶。左段间裂（left intersegmental fissure）在膈面自肝左静脉汇入下腔静脉处向左至肝左缘的中点转至脏面，再横行向右至肝圆韧带上1/3处，此裂内有肝左静脉走行，将肝左外叶分为外上段和外下段。右段间裂（right intersegmental fissure）在脏面相当于自肝门横沟的右端至肝右缘中点的连线平面，再转至膈面向左至正中裂。此裂相当于肝门静脉右干主支平面，既把右后叶分为右后上、下段，又把右前叶分为右前上、下段，通常右前上段比右前下段大。背裂（dorsal fissure）位于尾状叶前方，呈冠状位，上起3条肝静脉根部出肝处，下至第1肝门，在肝上极形成一条弧线，将尾状叶和左内叶及右前叶分开。正中裂与背裂交叉，将尾状叶分为左、右两段，分属于右半肝和左半肝。

上述肝叶、段的分区主要依据肝裂和肝内血管和肝管的分支规律，有助于对肝的病变进行更精确地定位诊断或者进行肝叶和肝段切除。

3. **肝的位置和毗邻**　肝大部分位于右季肋区和腹上区，一小部分延伸至左季肋区。肝的上面与膈相贴，并借镰状韧带和冠状韧带连于膈和腹前壁，故肝的位置可随呼吸而上、下波动2～3 cm。肝上面前部大部分被肋弓掩盖，仅在腹上区左、右肋弓之间，一小部分暴露于剑突下方，直接与腹前壁相贴。当右季肋区和腹上区受暴力冲击时，可导致肝损伤破裂。

肝的右界和上界与膈穹窿一致，自右侧腋中线与第十肋交点起，沿胸侧壁上升至第6肋、第7肋，弓形向左经右锁骨中线与第5肋交点、剑胸结合至左锁骨中线与第5肋间隙交点与下缘汇合。肝下界与肝前缘一致，体表投影自右肋弓最低点沿肋弓下缘向左上达第8肋、第9肋软骨结合处，离开肋弓斜向左经剑突下方达左侧第7肋、第8肋软骨结合处，再延伸至上界左端。故在体检时，正常成人在右肋弓下不能触及肝，但在腹上区剑突下方可以触及。3岁以下的健康幼儿由于肝体积相对较大，肝前缘常低于肋弓下1.5～2 cm，但7岁以后肋弓下不能触及肝。如若能触及肝，应考虑肝有病理性增大。

肝的上面为膈，并借膈与上方的右侧胸膜腔及右肺底、心包及心下壁为邻，肝脓肿时可与膈粘连并累及右肺。肝右叶下面自前向后与结肠右曲、十二指肠上曲、右肾和肾上腺为邻。肝左叶下面前部与胃前壁为邻，后上方邻食管腹部。

4. **肝的血管、淋巴和神经**

1）肝的血管：肝的血液供应与其他器官不同，有两个来源：肝固有动脉和肝门静脉。肝的血液经肝静脉回流入下腔静脉。

（1）肝固有动脉为肝总动脉的延续，和肝门静脉一起经肝门入肝。肝固有动脉在入肝前即分为左、右支，分别至左、右半肝，在肝内随肝门静脉分支，最后形成动脉毛细血管，汇入肝血窦。

（2）肝门静脉在肝门处分为左、右支，和肝固有动脉左、右支伴行进入肝左、右叶，最后也汇入肝血窦。肝门静脉是由肠系膜上静脉和脾静脉在胰颈后方上部汇合而成的静脉干，经小网膜右缘的肝十二指肠韧带内上升至肝门。肝门静脉还接收肠系膜下静脉、胃左静脉、胃右静脉、胆囊静脉和附脐静脉等汇入，借此将腹部食管至直肠的消化管道、胰、脾及胆囊等器官的血液引流入肝。正常情况下，肝门静脉的血流量约占肝总血量的 70%。

（3）流入肝内的血液经肝血窦后汇聚，主要形成肝左、中、右三条静脉，经腔静脉沟上端出肝，注入沟内的下腔静脉，此处也称第二肝门。部分肝右后叶和尾状叶的小静脉可经腔静脉沟下端出肝并汇入下腔静脉，此处也称第三肝门。

2）肝的淋巴：肝的淋巴分浅、深两组。浅淋巴管位于肝实质表面的浆膜下，膈面后部的浅淋巴管经腔静脉孔注入膈上淋巴结、纵隔后淋巴结和肝淋巴结，部分注入胃右淋巴结和主动脉前淋巴结。脏面的浅淋巴管注入肝淋巴结。深淋巴管随肝静脉出肝，汇入肝淋巴结、腹腔淋巴结等。

3）肝的神经：肝具有双重神经支配。内脏神经来自左、右迷走神经和腹腔神经丛，纤维沿肝固有动脉和肝门静脉形成肝丛，随血管入肝并分布。肝血管只有腹腔神经丛的交感纤维分布，而胆管和胆囊则由交感神经和副交感神经支配。右膈神经为肝的传入神经，分布于肝纤维囊，并随肝丛分布至肝内、胆囊和胆管。这种分布也可以解释在发生肝胆疾病时为何会引起右肩放射性疼痛（内脏牵涉痛）。下位肋间神经也有小分支分布至肝上面的被膜和裸区，当被膜扩张或撕裂时，疼痛比较锐利，定位比较清晰。

二、肝的组织学结构

肝的表面除裸区外，大部分有浆膜覆盖，其下方为薄层致密结缔组织被膜。在肝门处，结缔组织随门静脉、肝动脉和肝管的分支深入肝实质，将实质分隔成许多肝小叶。

（一）肝小叶

肝小叶（hepatic lobule）是肝的基本结构单位，呈多角棱柱体，高约 2 mm，宽约 1 mm，成人肝有 50 万 ~ 100 万个肝小叶。小叶之间以少量结缔组织分隔。有些动物（如猪）的肝小叶轮廓清晰，而人的肝小叶间结缔组织很少，相邻肝小叶常连成一片，分界不清（图 1-5-6）。肝小叶的中轴是沿其长轴走行的中央静脉（central vein）。单层肝细胞以中央静脉为中心，向周围呈放射状排列成板状结构，称肝板（hepatic plate）。肝板的断面呈索状，称肝索（hepatic cord）。肝板有分支，相互吻合连接。肝板之间为肝血窦，血窦经肝板上的孔互相连通（图 1-5-7A）。相邻肝细胞膜凹陷形成的微细管道称胆小管（图 1-5-7B）。

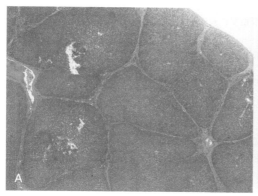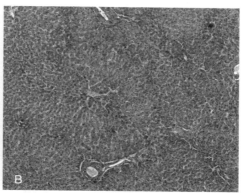

图 1-5-6　肝小叶

A. 猪肝；B. 人肝

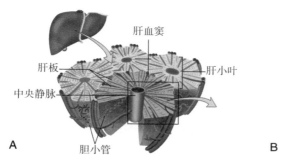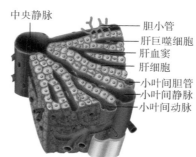

图 1-5-7　肝小叶模式图

1. **肝细胞**　成人肝的肝细胞（hepatocyte）总数约 250×10^9 个，约占肝小叶体积的 80%。肝细胞体积较大，直径 20 ~ 30 μm，呈多面体形，核大而圆，居中，常染色质丰富，染色浅，1 个至数个核仁（图 1-5-8）。部分肝细胞（约 25%）有双核或多核，可能与肝细胞长期保持活跃的功能活动及旺盛的物质更新有关。肝细胞胞质丰富，多呈嗜酸性，当蛋白质合成旺盛时，胞质出现散在的嗜碱性物质。

电镜下，胞质内线粒体、内质网、高尔基复合体、溶酶体、微体等各种细胞器均比较发达，还富含糖原、脂滴等内含物，在肝细胞的功能活动中起重要作用。其中粗面内质网可合成多种重要的血浆蛋白，包括白蛋白、纤维蛋白原、凝血酶原、脂蛋白、补体等；滑面内质网膜上有氧化还原酶、水解酶、转移酶、合成酶等，参与胆汁合成、脂类代谢、糖代谢、激素代谢、药物的生物转化等；高尔基复合体参与胆汁的分泌。肝细胞有 3 种不同的功能面：血窦面、细胞连接面和胆小管面。血窦面和胆小管面有发达的微绒毛，可增大细胞表面积。相邻肝细胞之间的连接面有紧密连接、桥粒和缝隙连接等结构（图 1-5-8）。

2. **肝血窦**　肝血窦（hepatic sinusoid）位于肝板之间，腔大而不规则，血液从肝小叶的周边经肝血窦汇入中央静脉（图 1-5-7、图 1-5-8）。肝血窦内皮细胞扁而薄，含核的部分凸向窦腔，不含核的扁薄部分有许多窗孔，孔上无隔膜。细胞间连接松散，常有 0.1 ~ 0.5 μm 宽的间隙。内皮外无基膜，仅有少量网状纤维附着。因此，肝血窦的通透性大，除血细胞和乳糜微粒外，血浆各种成分均可进入窦周隙。

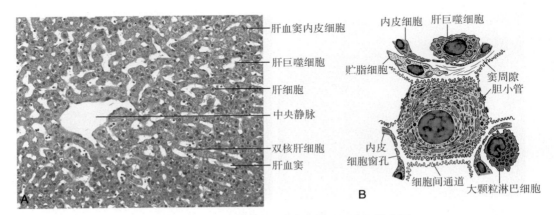

图 1-5-8　肝小叶光镜图及肝细胞超微结构模式图

A. 肝小叶光镜图；B. 肝细胞超微结构模式图

肝血窦内有定居的巨噬细胞，又称库普弗细胞（Kupffer cell），形态不规则，胞质嗜酸性（图 1-5-7、图 1-5-8）。电镜下，细胞表面有许多皱褶和微绒毛，可伸出伪足附在内皮细胞上，或穿过内皮窗孔和细胞间隙伸入窦周隙内；胞质内溶酶体发达，常见吞噬体和残余体。肝巨噬细胞在吞噬、清除抗原异物和衰老血细胞以及监视肿瘤细胞等方面发挥着重要的作用。

肝血窦内有肝特有的自然杀伤细胞（natural killer cell，NK 细胞），称大颗粒淋巴细胞（large granular lymphocyte，LGL），附着在内皮细胞或库普弗细胞上（图 1-5-8）。肝 LGL 具有 NK 细胞活性，能杀伤多种肿瘤细胞及病毒感染细胞。

3. 窦周隙　窦周隙（perisinusoidal space）是肝血窦内皮细胞与肝细胞之间的狭小间隙，又称 Disse 隙（图 1-5-7、图 1-5-8），宽约 0.4 μm，是肝细胞和血液之间进行物质交换的场所。由于血窦内皮细胞通透性大，窦周隙内充满血浆，肝细胞血窦面的微绒毛伸入窦周隙，浸于血浆之中。

窦周隙内有散在的贮脂细胞（fat-storing cell），也称肝星状细胞（hepatic stellate cell），形态不规则，有突起附于内皮细胞外表面及肝细胞表面，相邻的细胞突起相互连接（图 1-5-8），HE 染色切片中不易分辨。电镜下，贮脂细胞胞质内含有许多大小不一的脂滴，粗面内质网和高尔基复合体也较发达，在肝内维生素 A 的摄取、储存和释放方面起主要作用。

4. 胆小管　胆小管（bile canaliculi）是相邻两个肝细胞之间局部胞膜凹陷形成的微细管道，以盲端起始于中央静脉附近，其主干在肝板内呈放射状走向肝小叶周边，并分支环绕每个肝细胞，在肝板内相互连接成网（图 1-5-7）。电镜下，胆小管腔面有肝细胞形成的微绒毛突入管腔，胆小管周围的肝细胞膜形成紧密连接、桥粒等连接复合体封闭胆小管（图 1-5-8）。正常情况下，肝细胞分泌的胆汁排入胆小管，不会从胆小管溢出至窦周隙。

（二）门管区

相邻肝小叶之间的三角形或不规则形结缔组织区域，称门管区（portal area），其内可见三种相互伴行的管道，即小叶间静脉、小叶间动脉和小叶间胆管（图 1-5-7、

图 1-5-9）。小叶间静脉是门静脉的分支，管腔较大而不规则，壁薄。小叶间动脉是肝动脉的分支，管腔较小，管壁较厚，内皮外有环形平滑肌。小叶间胆管是肝管的分支，由单层立方上皮构成，管腔狭小。

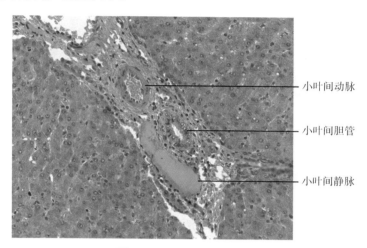

图 1-5-9　肝门管区光镜图

三、肝外胆道系统

肝分泌的胆汁经肝内胆道（胆小管、小叶内胆管、小叶间胆管）向肝门汇集成肝左管、肝右管出肝门，再经肝外胆道系统输送至十二指肠。肝外胆道系统包括胆囊和肝外的输胆管道（肝左管、肝右管、肝总管、胆总管）（图 1-5-10、图 1-5-11）。

1. 胆囊　胆囊（gallbladder）为储存和浓缩胆汁的囊状器官，呈梨形，长 8 ～ 12 cm，宽 3 ～ 5 cm，容量 40 ～ 60 ml，活体胆囊因储存有胆汁而呈蓝绿色。胆囊位于肝下面的胆囊窝内，其上面借疏松结缔组织与肝相连，两者易于分离；下面被肝脏面移行来的腹膜覆盖。有的胆囊位置较深，完全埋在肝实质之内；有的胆囊可完全被腹膜包裹，在胆囊上面和胆囊窝之间仅有系膜相连，可发生胆囊扭转；有的胆囊可经小网膜右缘突至十二指肠（图 1-5-11）。

胆囊可以分为底、体、颈、管 4 部分（图 1-5-10）。胆囊底（fundus of gallbladder）是胆囊突向前下方的盲端，钝圆，常突出于肝前缘的胆囊切迹并与腹前壁接触。胆囊底一般位于右侧第 9 肋软骨后方，其体表投影相当于右腹直肌外侧缘和右肋弓交点处，临床常以此处为胆囊触诊部位，胆囊炎时，此处有压痛。胆囊体（body of gallbladder）是胆囊的主体部分，自胆囊底向左后上方逐渐缩细，至肝门右端移行为胆囊颈，胆囊体与胆囊底和胆囊颈均无明确界限。胆囊颈（neck of gallbladder）较狭窄，在肝门右端附近以近似直角起自胆囊体，并略做"S"形扭曲，开始向前上方，继而转向后下方移行为胆囊管。胆囊颈借疏松结缔组织连于肝下面，胆囊动脉经该结缔组织分布于胆囊。胆囊颈的右侧壁上常有一凸向后下方的小囊状结构，称 Hartmann 囊，胆结石易滞留此处。胆囊管（cystic duct）较细，常呈波浪形，直径 0.2 ～ 0.3 cm，长 2 ～ 4 cm。在肝十二指肠韧带内，胆囊管与左侧的肝总管汇合成胆总管。胆囊内面衬有黏膜并形成许多皱襞，胆囊底和胆囊体部的黏膜呈蜂窝状，胆囊颈部和胆囊管部的黏膜呈螺旋状突入腔内，形成螺旋襞（spiral fold，又称 Heister 瓣）。螺旋襞可以控制胆汁的流入和流出，但胆结石也因襞的阻碍而易于嵌顿。

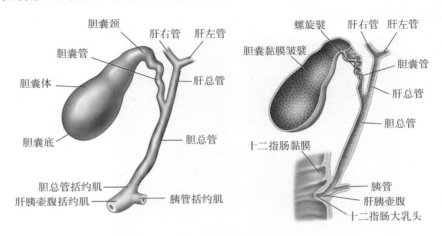

图 1-5-10　胆囊与输胆管道

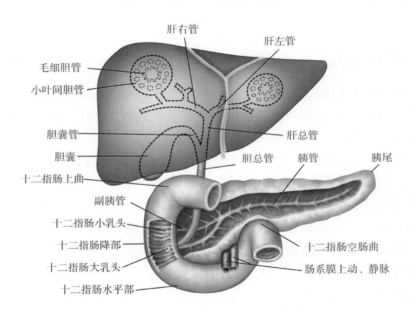

图 1-5-11　胆道、十二指肠和胰

　　胆囊管、肝总管和肝脏面围成的三角形区域称为胆囊三角（Calot 三角）（图 1-4-1）。胆囊动脉多行经该三角区域至胆囊。因此，胆囊三角是胆囊手术时寻找胆囊动脉的标志。

　　2. 肝管与肝总管　左、右半肝内的胆道最终汇合成肝左管（left hepatic duct）和肝右管（right hepatic duct）出肝，肝右管短而垂直，肝左管长而水平，两者在肝门近右端处汇合成肝总管（common hepatic duct）（图 1-4-1）。肝总管长约 3 cm，在小网膜游离缘内下行并与胆囊管以锐角汇合成胆总管。在小网膜内，肝总管左侧有肝固有动脉，后方有肝门静脉。

　　3. 胆总管　胆总管（common bile duct）由胆囊管和肝总管在肝门下方汇合而成，其长度因两者汇合点不同而异，一般长 4 ~ 8 cm，管腔 6 ~ 8 mm。依据行程，胆总

Note

管可以分为 4 段：十二指肠上段、十二指肠后段、胰腺段和十二指肠壁内段（图 1-4-1，图 1-5-11）。十二指肠上段下行于小网膜游离缘内，居肝固有动脉右侧和肝门静脉右前方，胆总管探查引流手术常在此段进行。十二指肠后段位于十二指肠上部后方，左侧有胃十二指肠动脉伴行。胰腺段位于胰头后面的沟内，部分被胰腺包绕，胰头癌时此段胆总管常因受累而引发梗阻性黄疸。十二指肠壁段斜穿十二指肠降部中段的后内侧壁，在壁内多与胰管汇合，形成略膨大的共同管道称肝胰壶腹（hepatopancreatic ampulla，又称 Vater 壶腹），开口于十二指肠大乳头，开口处直径约 2 mm，是胆结石容易嵌顿的位置。肝胰壶腹壁内有环形平滑肌称肝胰壶腹括约肌（sphincter of hepatopancreatic ampulla，又称 Oddi 括约肌），与胆总管和胰管末端的环形括约肌一起，控制胆汁和胰液向十二指肠内的排放，并可防止十二指肠内容物向胆管和胰管内的逆流。Oddi 括约肌平时处于收缩状态，肝分泌的胆汁经肝左右管、肝总管、胆囊管进入胆囊内储存浓缩。进食后，尤其是高脂肪饮食，在神经体液的刺激下，胆囊收缩，Oddi 括约肌舒张，胆汁经胆囊管、胆总管、肝胰壶腹和十二指肠大乳头，排入十二指肠腔内。

（丁兆习　郭雨霁）

第二节　胆汁的生理作用及分泌调控

一、胆汁的性质、成分和作用

胆汁（bile）是由肝细胞分泌的。在消化期，胆汁经肝管、胆总管直接排入十二指肠。在消化间期，分泌的胆汁经胆囊管进入胆囊储存，进食时再由胆囊排入十二指肠。刚从肝细胞分泌出来的胆汁称肝胆汁，呈金黄色或橘棕色，pH 约为 7.4。储存于胆囊内的胆汁称胆囊胆汁，在胆囊储存过程中，由于水分被吸收而胆汁颜色变深，并因碳酸氢盐被胆囊吸收而呈弱酸性，其 pH 约为 6.8。胆汁的成分很复杂，除水、钠、钾、钙、碳酸氢盐等无机成分外，还有胆汁酸（bile acid）、胆盐（bile salt）、胆色素、胆固醇、卵磷脂和黏蛋白等有机成分，胆汁中无消化酶。胆汁酸是胆固醇的代谢产物，在肝内生成。肝细胞以胆固醇为原料直接合成的胆汁酸称为初级胆汁酸（图 1-5-12），包括胆酸（cholic acid）及鹅脱氧胆酸（chenodeoxycholic acid）。初级胆汁酸随胆汁进入肠道促进脂类食物和脂溶性维生素在肠道内吸收。在肠道内经肠道菌群 7α- 脱羟基作用，胆酸转变为脱氧胆酸（deoxycholic acid）、鹅脱氧胆酸转变为石胆酸（lithocholic acid），称为次级胆汁酸。胆汁酸在肝细胞内与甘氨酸或牛磺酸结合，称为结合胆汁酸，如甘氨胆酸、甘氨鹅脱氧胆酸、牛磺胆酸及牛磺鹅脱氧胆酸等。结合胆汁酸由肝分泌入肠道，在肠道细菌作用下，结合胆汁酸被水解脱去甘氨酸或牛磺酸成为游离胆汁酸。

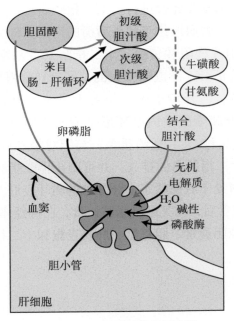

图 1-5-12　胆汁酸代谢示意图

1.**胆盐**　胆盐是胆汁中最重要的成分，是胆汁酸与甘氨酸或牛磺酸结合形成的钠盐或钾盐。胆盐对脂肪的消化和吸收有重要作用。

1）乳化脂肪：乳化作用是将一种液体分散到另一种不相溶的液体中的过程。具有乳化作用的表面活性剂称为乳化剂（emulsifier）。胆汁中的胆盐、胆固醇和卵磷脂等都可作为乳化剂，降低脂肪的表面张力，使脂肪乳化成微滴，从而增加胰脂肪酶的作用面积，促进脂肪的消化分解。

2）促进脂肪吸收：胆盐可与脂肪酸、甘油一酯、胆固醇等结合形成水溶性复合物，运载脂肪分解产物到肠黏膜表面，促进脂肪消化产物的吸收。

3）促进脂溶性维生素吸收：胆汁在促进脂肪分解产物吸收的同时，也促进脂溶性维生素 A、D、E、K 的吸收。

4）利胆作用：胆盐进入肠道发挥生理作用后，大部分在回肠末端被吸收入血，由门静脉运送到肝，再进入胆汁，而后又被排入肠内，这个过程称为胆盐的肠 - 肝循环（enterohepatic circulation of bile salt）（图 1-5-13）。通过肠 - 肝循环到达肝细胞的胆盐还可刺激肝细胞合成和分泌胆汁，此作用称为胆盐的利胆作用。含胆汁成分的药物能促进胆汁分泌或胆囊排空，发挥利胆作用，常用于胆石症、胆囊炎的治疗。胆汁酸结合树脂类药物进入肠道不被吸收，可与胆汁酸结合，阻滞胆汁酸的肠 - 肝循环和反复利用，可消耗胆固醇，发挥降血脂作用。

2.**胆色素**　胆色素（bile pigments）是胆汁的主要基本成分之一，约占胆汁固体成分的 2%。胆色素是血红蛋白的降解产物，包括胆红素及其氧化物胆绿素。胆色素的种类和浓度决定了胆汁的颜色。肝能合成胆固醇，其中约一半转化为胆汁酸，其余一半则随胆汁排入小肠。胆盐中胆固醇的含量过高时，可形成胆固醇结晶。

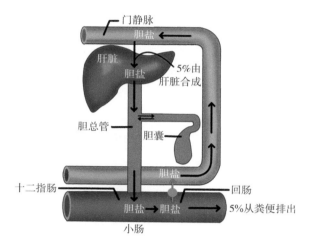

图 1-5-13　胆盐的肠 – 肝循环

3. 胆固醇　胆固醇（cholesterol）是体内脂肪的代谢产物，约占胆汁固体成分的 4%。它不仅参与形成细胞膜，而且是合成胆汁酸、维生素 D 以及甾体激素的原料。肝可将全身总量约一半的胆固醇转化为胆汁酸。胆汁中的胆盐、胆固醇和卵磷脂保持一定的比例是维持胆固醇呈溶解状态的必要条件。当胆固醇分泌过多或胆盐、卵磷脂合成减少时，胆固醇容易沉积而形成胆结石。

二、胆汁的分泌、排放及其调节

消化道内的食物是引起胆汁分泌和排出的自然刺激物，高蛋白质食物引起胆汁分泌最多，高脂肪或混合食物次之，糖类食物的作用最小。胆汁的分泌与排放受到神经和体液因素的调节，以体液调节更为重要。

1. 神经调节　在胆管、胆囊和 Oddi 括约肌组织中有丰富的交感神经、副交感神经及内在神经丛。进食动作以及食物对胃、小肠等的机械和化学刺激，可通过迷走神经引起胆汁分泌增加和胆囊收缩，切断迷走神经或用胆碱受体抑制剂均可阻断这种反应。迷走神经还可通过引起促胃液素的释放而间接促进胆汁分泌和胆囊收缩。胆囊平滑肌也接受交感神经的支配，胆囊平滑肌上有 α 肾上腺素受体和 β 肾上腺素受体。α 受体激动时引起胆囊平滑肌收缩，β 受体激动时平滑肌舒张。因为 β 受体占优势，当交感神经兴奋引起胆囊舒张，从而有利于胆汁的储存。

2. 体液调节　胃肠激素对胆汁分泌具有重要的调节作用。CCK 是引起胆囊收缩作用最强的胃肠激素。在胆管、胆囊和 Oddi 括约肌上均有 CCK 受体分布。小肠内蛋白质和脂肪的分解产物可有效刺激小肠黏膜中的 I 细胞释放 CCK，CCK 通过血液途径到达胆囊，引起胆囊强烈收缩和 Oddi 括约肌舒张，使胆汁大量排出。研究表明，血中 CCK 浓度是决定胆囊排空和充盈的主要因素。促胰液素除作用于胰腺引起胰液分泌外，还主要作用于胆管系统，主要是促进胆汁中水和 HCO_3^- 的分泌，对胆盐分泌无作用。促胃液素可通过内分泌途径直接作用于肝细胞和胆囊，促进肝胆汁分泌和胆囊收缩。在胆管、胆囊和 Oddi 括约肌上还分布有生长抑素受体，生长抑素可拮抗 CCK

对胆囊和 Oddi 括约肌的作用, 抑制肝细胞胆汁的生成和分泌, 参与对胆汁分泌的调节。此外, 胆盐可通过肠 – 肝循环发挥利胆作用。

（王双连）

第三节　胆囊的疾病基础

一、胆石症及利胆药物

胆石症（cholelithiasis）是指胆汁的某些成分（胆色素、胆固醇、黏液或钙等）在各种因素作用下逐渐析出、凝集而形成结石, 进而形成的一系列临床病理改变, 包括胆囊结石和胆管结石。任何人群均可发生, 女性多于男性。结石以胆固醇结石和胆色素类结石最常见。胆囊结石发病率高于胆管结石, 本节重点介绍胆囊结石。

（一）病因

胆石症的发生与多种因素相关, 任何影响胆固醇和胆汁酸代谢和引起胆汁淤滞的因素均可导致结石形成, 包括女性、孕激素、年龄、肥胖、多次妊娠、口服避孕药、糖尿病、高脂血症、肝硬化、家族史等。其中肥胖（fat）、多次妊娠（fertile）、女性（female）、40 岁（forty）和家族史（family）为主要危险因素, 又被称为"5F"。

（二）病理改变

根据结石的化学成分, 可分为胆固醇类结石、胆色素类结石及混合性结石。胆固醇类结石以胆固醇为主要成分, 呈灰白或灰黄色, 形状多样, 多为圆形或不规则形, 质硬；胆色素类结石以胆红素钙盐为主要成分, 呈棕色或黑褐色, 形状不定, 可呈块状、泥沙样, 质地松脆易碎。混合性结石由以上两种成分构成。胆囊通常体积增大, 剖开后胆囊壁可轻度水肿, 胆囊黏膜可因炎症变萎缩。

（三）临床表现

大多数患者无明显症状。约 1% 的患者可出现胆绞痛, 表现为右上腹或上腹部阵发性疼痛, 可持续半小时以上, 并向右侧肩胛部或背部放射。饱食、进食油腻食物或体位改变时容易诱发。部分患者可出现饱胀不适、嗳气、呃逆等症状。当结石较大且持续嵌顿于胆囊颈部或胆囊管时, 可压迫胆总管或导致反复发作的炎症, 引起胆总管狭窄、胆囊肝总管瘘, 甚至肝总管完全阻塞而引起黄疸。

Note

（四）利胆药物

利胆药物是具有促进胆汁分泌或胆粪排空的药物。

1. 去氢胆酸　去氢胆酸（dehydrocholic acid）系半合成的胆酸氧化的衍生物，能增加胆汁中的水分含量，使胆汁稀释，数量增加，流动性提高，发挥胆道内冲洗作用。可用于胆石症、急慢性胆道感染、胆囊术后。禁用于胆道空气梗阻和严重肝肾功能减退者。

2. 鹅脱氧胆酸　鹅脱氧胆酸（chenodeoxycholic acid）为天然的二羟胆汁酸。该药可降低胆固醇分泌；抑制胆固醇合成过程中的限速酶 HMG-CoA 还原酶（3-hydroxy-3-methyl glutaryl coenzyme A reductase），从而抑制胆固醇合成，降低胆汁中胆固醇含量，促进胆固醇结石溶解。该药可使有些患者胆汁酸分泌增加。治疗剂量时常引起腹泻，可用半量。用药 6 个月期间，一些患者转氨酶活性可出现可逆性升高。该药禁用于胆管或肠炎症性疾病、梗阻性肝胆疾病。该药可能有致畸作用，故妊娠和哺乳期女性禁用。

3. 熊脱氧胆酸　熊脱氧胆酸（ursodeoxycholic acid）为鹅脱氧胆酸的异构体。其作用与机制如下。

1）降低胆汁的胆固醇饱和指数：该药作用类似鹅脱氧胆酸，降低胆汁中胆固醇含量，降低胆固醇在胆汁中的相对浓度，促进胆固醇从结石表面溶解。该药溶胆石机制与鹅脱氧胆酸不同，它不能有效地溶解微粒溶液中胆固醇或增加胆汁酸分泌，而是通过在结石表面形成卵磷脂 - 胆固醇液态层，促使结石溶解。

2）抑制肠道吸收胆固醇：该药降低胆固醇分泌，进入胆汁中的胆固醇量减少，减弱胆固醇降低时正常补偿的合成。临床用于胆囊及胆管功能失调、胆汁淤滞的胆结石患者。不良反应较鹅脱氧胆酸发生少且不严重，剂量相关和过敏有关的血清转氨酶和碱性磷酸酶升高现象少见，少于 5% 的患者可发生明显的腹泻。

4. 牛胆酸钠　牛胆酸钠（sodium tauroglycocholate）自牛胆汁或猪胆汁提取制成，主要含牛磺胆酸钠和甘氨胆酸钠。口服能刺激肝细胞分泌胆汁（主要是分泌固体成分），能促进脂肪乳化和吸收，帮助脂溶性维生素的吸收。临床用于长期胆瘘胆汁丧失的患者，可补充胆盐之不足，也可用于脂肪消化不良和慢性胆囊炎等患者。

5. 硫酸镁　口服或将硫酸镁（magnesium sulfate）溶液灌入十二指肠，药物刺激十二指肠黏膜，分泌 CCK，反射性引起胆总管括约肌松弛、胆囊收缩，促进胆道小结石排出。临床用于治疗胆囊炎、胆石症、十二指肠引流检查。

6. 桂美酸　桂美酸（cinametic acid）为苯丙酸型利胆剂，有显著而持久的利胆作用，能促进胆汁排泄，并能松弛胆总管括约肌，有解痉止痛作用。因能促进血中胆固醇分解成胆酸排出，故有降胆固醇作用。用于胆石症、慢性胆囊炎或作胆道感染的辅助用药。

7. 茴三硫　茴三硫（anethol trithione）能增加胆酸、胆色素及胆固醇等固体成分的分泌，特别是增加胆色素分泌，还能兴奋肝细胞，改善肝的解毒功能。此外，能促进尿素的生成和排泄，有明显的利尿作用。用于胆囊炎、胆石症、急慢性肝炎、肝硬化等。不良反应：有时可引起腹胀、腹泻、腹痛、恶心等胃肠反应及荨麻疹、发热等过敏反应，可引起尿变色，大剂量长期应用可引起甲亢。胆道阻塞者禁用。

二、胆囊炎

胆囊炎（cholecystitis）是胆道细菌感染的一种表现，常与胆道结石并存，两者互为因果。根据病程分为急性胆囊炎和慢性胆囊炎。

（一）病因与发病机制

急性胆囊炎的发生往往是多种因素共同作用的结果，主要包括胆囊管梗阻、细菌侵入、化学刺激及缺血等因素。

1. **胆囊管梗阻**　95% 的慢性胆囊炎患者伴有胆囊结石，结石可阻塞胆囊管或嵌顿于胆囊颈，直接损伤黏膜，并导致胆汁排出受阻。

2. **细菌感染**　致病菌多由肠道经胆总管逆行进入胆囊，少数经淋巴管或血管进入胆道。致病菌主要是革兰阴性杆菌，以大肠埃希菌最常见，其他有克雷伯杆菌、粪肠球菌等，并常合并厌氧菌感染。

3. **胆囊壁局部血供障碍**　多器官功能衰竭的低血流灌注、脓毒血症、低血容量休克、重度急性胰腺炎及一些大手术后，有可能出现缺血性胆囊炎。

4. **化学刺激**　胆汁瘀滞，胆盐浓度增高，再加上细菌的作用，胆盐强烈刺激胆囊壁，造成胆囊黏膜损伤。而胰液反流至胆囊内，胰蛋白酶被胆盐激活，也可损伤胆囊黏膜，引起急性炎症。

5. **其他诱因**　其他诱因包括长期禁食、应用解痉剂、全肠外营养及妊娠等。

6. **慢性胆囊炎**　慢性胆囊炎往往是由急性胆囊炎反复发作迁延而来。

（二）病理改变

1. **急性胆囊炎**　肉眼观，胆囊增大，表面覆盖灰白色或灰黄色脓性或纤维素样渗出物，血管扩张充血，胆囊腔内可见结石。重者胆囊壁缺血坏死呈暗紫色或黑色，壁薄而脆，胆囊内可出现气体，称为坏疽性胆囊炎（gangrenous cholecystitis）。常并发胆囊穿孔，引起局限性或弥漫性腹膜炎。

镜下，胆囊黏膜充血水肿，黏膜上皮细胞可坏死脱落，形成糜烂或溃疡，胆囊壁可见大量中性粒细胞浸润。坏疽性胆囊炎伴有广泛坏死，黏膜上皮消失，血管显著扩张，伴明显出血，肌层结构模糊。

2. **慢性胆囊炎**　急性胆囊炎反复发作发展为慢性胆囊炎，胆囊可萎缩、胆囊壁发生钙化，黏膜皱襞平坦。镜下黏膜层变薄，腺体萎缩减少，胆囊壁全层可见不同程度的慢性炎细胞浸润和明显纤维化。

（三）临床表现

2/3 的患者伴有胆绞痛，60% ～ 70% 的患者有反复恶心和呕吐，严重者可造成水、电解质代谢紊乱。部分患者有中度发热，通常无寒战。如出现寒战、高热，提示可能出现胆囊坏疽穿孔或胆囊积脓，或合并急性胆管炎。严重时可出现烦躁及谵妄等，甚至感染性休克。急性化脓性胆囊炎可出现胆囊积液、胆囊积脓、胆囊穿孔致弥漫性腹膜炎、结石性肠梗阻及急性胆源性胰腺炎等并发症。

三、胆囊癌

胆囊癌（gallbladder cancer, GBC）是一种少见但致死性高的恶性肿瘤。发病率随年龄增长而升高，50 岁以上为高发年龄，女性多见。胆囊结石合并慢性胆囊炎是胆囊癌的危险因素之一。好发于胆囊颈部。

（一）病因

本病无明确病因，但临床实践和流行病学调查显示胆石症、胆囊腺瘤、胆囊空肠吻合术后、原发性硬化性胆管炎等是其高危因素。

（二）病理改变

肉眼观，胆囊体积增大或管径增粗，局灶或弥漫变硬，剖开后肿瘤可表现为浸润型、结节状、乳头状或混合型。以浸润型为多见，致使胆囊壁变硬，灰白色，与周围组织界限不清。镜下，约 90% 的胆囊癌为腺癌，其他组织学类型包括腺鳞癌或鳞状细胞癌、神经内分泌肿瘤、淋巴瘤和肉瘤等。肿瘤扩散至胆囊外，可侵犯邻近器官，特别是肝。

常见转移途径包括经黏膜下淋巴结转移到区域淋巴结、直接侵犯肝等邻近器官、血道转移以及腹膜转移，也可通过针吸活检通道或手术发生医源性播散。

（三）临床表现及预后

早期胆囊癌患者多无症状，或出现类似胆囊炎的非特异性症状，如腹痛、厌食、恶心呕吐等。进展期胆囊癌可表现为体重减轻、食欲缺乏、乏力不适、贫血等。实验室检查 CEA、CA19-9、CA125 等均可升高，但缺乏特异性和敏感性，诊断价值弱。

预后与临床分期密切相关。局限于 T1a 期胆囊癌患者术后效果较好，行单纯胆囊切除术后 5 年生存率可达 85% ~ 100%。但晚期胆囊癌，术后 1 年生存率不足 80%，5 年生存率不足 5%。

（张晓芳　陈　琳）

第四节　肝的疾病基础

一、肝的基本生理功能

肝是人体最大的实质性器官，也是物质代谢的重要器官和人体重要的消化腺。除了产生胆汁，参与脂肪的消化与吸收外，肝还有其他多种重要的功能。

1. 参与糖、脂肪、蛋白质、维生素、激素的代谢

1）维持血糖浓度相对恒定：通过糖原合成、糖原分解和糖异生作用维持血糖浓度的相对恒定可确保全身各组织，特别是大脑和红细胞的能量供应。

2）参与脂质的消化、吸收、分解、合成、运输等代谢：肝能分泌胆汁，促进脂质的消化和吸收。肝能利用糖及某些氨基酸合成三酰甘油、磷脂和胆固醇，并以极低密度脂蛋白（VLDL）的形式分泌入血，供肝外组织、器官摄取利用。当肝合成三酰甘油的量超过其合成与分泌 VLDL 的能力时，三酰甘油便堆积在肝内，造成脂肪肝。肝也是脂肪酸 β 氧化的重要场所。此外，肝是人体合成胆固醇的主要器官，合成的胆固醇占全身合成胆固醇总量的 80% 以上，是血浆胆固醇的主要来源。肝也是胆固醇的重要排泄器官，肝可将胆固醇转化为胆汁酸，随胆汁排入肠腔。

3）参与蛋白质的合成和分解代谢：肝除合成自身固有蛋白质外，还合成与分泌血浆蛋白质。除 γ- 球蛋白外，几乎所有的血浆蛋白均来自肝。血浆脂蛋白所含的多种载脂蛋白，如 apoA、B、C、E 等也是在肝中合成。凝血因子大部分是由肝合成的，所以肝细胞严重受损时，可出现凝血时间延长及出血倾向。

肝是清除血浆蛋白质（白蛋白除外）的重要器官。肝细胞膜有特异的受体可识别铜蓝蛋白、α1 抗胰蛋白酶等血浆蛋白质并将其吞入肝细胞内，在溶酶体中降解。肝含有调节氨基酸代谢的酶，如转氨酶、脱羧酶等，是体内氨基酸分解和转变的重要场所。

4）参与维生素的吸收、储存、运输与转化：肝是体内含维生素较多的器官。人体内维生素 A、E、K 及 B_{12} 主要储存在肝，肝中维生素 A 的含量占体内总量的 95%。肝还可以合成维生素 D 结合球蛋白和视黄醇结合蛋白，通过血液循环运输维生素 D 与维生素 A。肝分泌的胆汁酸可促进脂溶性维生素 A、D、E、K 的吸收。维生素 K 参与肝细胞中凝血酶原（凝血因子 Ⅱ）及凝血因子 Ⅶ、Ⅸ、Ⅹ 的合成，维生素 K 吸收障碍会出现出血倾向。

5）参与激素代谢：激素的合成与灭活处于动态平衡，使血液中激素水平总是维持相对恒定。正常情况下血液中各种激素都保持一定含量，激素在发挥其调节作用后，被机体代谢，从而降低或失去其活性，此过程称激素的灭活。多种激素主要在肝被灭活。肝细胞表面具有胰岛素、去甲肾上腺素等激素受体，可以特异地结合这些激素，通过内吞作用，将激素吞入细胞内进行分解代谢。

2. 参与造血、储血和调节循环血量　胚胎、新生儿的肝有造血功能，长大后不再参与造血。由于血液通过门静脉和肝动脉两根血管流入肝脏，肝的血流量和血容量都很大，因此肝在储血和调节循环血量中具有重要作用。

3. 参与免疫防御功能　肝有库普弗细胞，可吞噬病原体，或者经过初步处理后交给其他免疫细胞进一步清除。血液或其他淋巴组织里的淋巴细胞参与肝的炎症反应。

4. 解毒功能　肝有两条输出通路，肝静脉与体循环相连，胆管系统与肠道相通，使肝的代谢废物可随胆汁排入肠腔。代谢产物、有毒物质、药物等绝大部分在肝被处理后变得无毒或低毒。

5. 再生功能　肝有很强的再生能力，肝大部切除（约 70%）后，动物经过 4 ~ 8 周修复，剩余的肝能再生至原来的肝重量。肝的再生功能实际上是一种代偿性增生，是肝对受损细胞的一种修复和代偿反应。

二、肝炎

各种疾病如代谢、中毒、微生物、循环障碍和肿瘤等，均可引起肝损伤，进而引起肝功能异常。病毒感染、自身免疫性疾病、中毒或药物、酗酒等均可引起肝炎。在此重点介绍病毒性肝炎。病毒性肝炎是指由一组病毒引起的以肝实质细胞变性、坏死为主要病变的常见传染病。我国是病毒性肝炎的高发国家，部分病毒性肝炎可进展为肝硬化、肝癌，严重危害人类健康。

（一）病因和发病机制

多种病毒均可引起病毒性肝炎，如 EB 病毒、巨细胞病毒、疱疹病毒、腺病毒、肠病毒等，但嗜肝病毒是我国最常见的引起病毒性肝炎的病因，常见类型包括甲型肝炎病毒（HAV）、乙型肝炎病毒（HBV）、丙型肝炎病毒（HCV）、丁型肝炎病毒（HDV）、戊型肝炎病毒（HEV）及庚型肝炎病毒（HGV）（表 1-5-1）。

表 1-5-1　病毒性肝炎的分类

	甲型（HAV）	乙型（HBV）	丙型（HCV）	丁型（HDV）	戊型（HEV）	庚型（HGV）
病毒特点	无包膜 ssRNA （27 nm）	有包膜 dsDNA （42 nm）	有包膜 ssRNA （30～60 nm）	有包膜 ssRNA （35 nm）	无包膜 ssRNA （32～34 nm）	有包膜 ssRNA
潜伏期	2～6 周	4～26 周	2～26 周	4～7 周	2～8 周	不详
传播途径	消化道	血源性、密切接触	血源性、密切接触	血源性、密切接触	消化道	血源性
携带者状态	无	有	有	吸毒者或血友病患者	无	无
慢性肝炎	无	5%～10%可转为慢性	＞50%转为慢性	与 HBV 复合感染者，＜5%转为慢性；在 HBV 基础上再感染，约80%转为慢性	无	无
急性重型肝炎	0.1%～0.4%	＜1%	罕见	复合感染为3%～4%	0.3%～3%；妊娠女性约为20%	无
进展为肝癌	无	有	有	与 HBV 相似	不清，但较低	无

注：ssRNA：单链 RNA；dsRNA：双链 RNA。

1. **甲型肝炎病毒（HAV）**　HAV 为单链 RNA 病毒，引起甲型肝炎。主要经消化道感染，潜伏期短（2～6 周），可散发，也可引起流行。目前研究认为，HAV 通过细胞免疫机制损伤肝细胞。甲型肝炎通常急性起病，大多数可痊愈，极少发生急性重型肝炎，一般不引起携带者状态，也不导致慢性肝炎。

2. **乙型肝炎病毒（HBV）** HBV 为双链 DNA 病毒，是我国主要的慢性肝炎的致病源。HBV 主要经血流、血液污染的物品、吸毒或密切接触传播，部分可经母婴传播。HBV 可引起：

（1）无症状携带者状态。

（2）急性乙型肝炎，大多数可完全康复，病毒清除。

（3）慢性肝炎，部分可导致肝硬化。

（4）急性重型性肝炎。

HBV 感染肝细胞时，可产生大量的糖蛋白外壳（乙型肝炎表面抗原，HBsAg），该蛋白可被机体免疫系统，尤其是 CD8$^+$ T 细胞识别并杀伤感染细胞，导致肝细胞坏死或凋亡。HBV 中 X 区蛋白（HBV X 蛋白）可能与肝细胞肝癌的发生有关。当机体缺乏有效的免疫机制时，表现为携带者状态。

3. **丙型肝炎病毒（HCV）** HCV 为单链 RNA 病毒。HCV 感染是慢性肝病的重要原因之一，是西方国家慢性肝炎的重要致病源。其传播途径主要为静脉注射或输血。约 3/4 的 HCV 感染者可演变成慢性肝炎，约 20% 可进展为肝硬化，部分可发生肝细胞性肝癌。HCV 有 6 个主要的基因型，最常见的为 1α、1β、2α 和 2β，其中 1β 基因型与肝细胞肝癌发生关系密切。

4. **丁型肝炎病毒（HDV）** HDV 为一种复制缺陷型 RNA 病毒，必须依赖与 HBV 复合感染才能复制。其感染可通过两种途径：①与 HBV 同时感染，此时约 90% 可恢复，仅少数演变成复合性慢性肝炎，少数发生急性重型肝炎；②在 HBV 携带者中再感染 HDV，此时约 80% 转为 HBV/HDV 复合性慢性肝炎。

5. **戊型肝炎病毒（HEV）** HEV 也是单链 RNA 病毒，主要经消化道途径传播，少数可经污染的水源引发流行。HEV 一般不引起携带者状态和慢性肝炎。急性重型肝炎罕见。多数病例预后良好，但在孕妇中病死率可达 20%。

6. **庚型肝炎病毒（HGV）** HGV 为单链 RNA 病毒。HGV 感染主要发生在透析的患者，主要通过污染的血液或血制品传播，也可能经性传播。部分患者可变成慢性肝炎。此型病毒是否为嗜肝病毒尚有争议，目前认为 HGV 能在单核细胞中复制，因此不一定是嗜肝病毒。

（二）病理改变

肝炎的病理改变均以肝细胞的变性、坏死和凋亡为主，伴有不同程度的炎细胞浸润、肝细胞再生和纤维组织增生。

1. **肝细胞可逆性损伤**

1）水肿及气球样变：在病毒性肝炎中很常见，是由于肝细胞质膜受损后，细胞内水钠潴留所致。镜下见肝细胞肿大、胞质疏松呈网状、半透明，胞质内可见嗜伊红颗粒状物，为肿胀的细胞器。严重者肝细胞胀大呈球形，胞质几乎完全透明，称为气球样变（ballooning change）（图 1-5-14）。高度气球样变的肝细胞最终可发生坏死。

2）脂肪变性：肝细胞内甘油三酯聚积而致。HE染色时，肝细胞体积增大，胞质内可见大小不一的圆形脂滴，可将肝细胞核挤到边缘，似脂肪细胞（图1-5-15）。

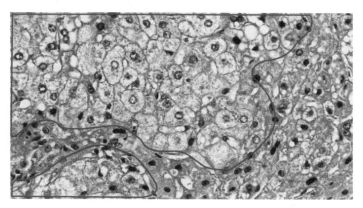

图1-5-14　肝细胞气球样变

肝细胞体积增大，胞质疏松呈网状、半透明，胞内可见嗜伊红颗粒状物（肿胀的细胞器）（蓝色区域内）

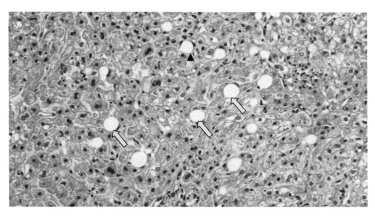

图1-5-15　肝细胞脂肪变性

肝细胞体积增大，胞质内可见大小不一的圆形脂滴，可将肝细胞核挤到边缘，似脂肪细胞（黄色箭头）

2. **肝细胞坏死与凋亡**　持续的损伤或重度损伤可引起肝细胞凋亡和坏死。根据肝细胞坏死的范围、分布特点及坏死灶的形态可将肝细胞坏死分为以下4种。

1）点状或灶性坏死：点状或灶性坏死（spotty necrosis or focal necrosis）指肝小叶内散在的灶状肝细胞坏死。每个坏死灶仅累及几个或几十个肝细胞，伴有炎细胞浸润（图1-5-16）。

2）碎屑样坏死：碎屑样坏死（piecemeal necrosis）指发生在肝小叶周边界板处的少量肝细胞呈小片状坏死，淋巴细胞和浆细胞浸润至小叶内。是慢性肝炎处于活动期的主要病变。

3）桥接坏死：桥接坏死（bridging necrosis）指肝细胞坏死灶融合后呈带状向小叶内伸展，构成两个中央静脉之间、两个门管区之间或中央静脉与门管区之间连续的坏死带。坏死处伴有肝细胞不规则再生及纤维组织增生，后期发展为纤维间隔而分隔小叶。

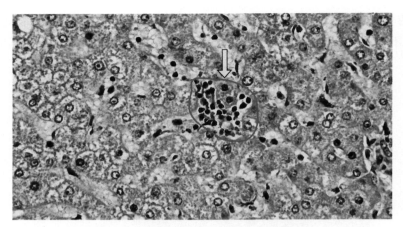

图 1-5-16　肝细胞灶性坏死伴炎症细胞浸润

黄色箭头示坏死的肝细胞，蓝色区域内示浸润的淋巴细胞

4）次大块坏死和大块坏死：次大块坏死（submassive necrosis）指几个肝小叶部分或全部的融合性坏死，常见于亚急性重型肝炎。大块坏死（massive necrosis）指大部分肝组织的大片融合性坏死，坏死范围广，正常肝组织结构塌陷而不能辨认。小胆管明显增生，可见门管区集中现象及大量炎细胞浸润。

除坏死外，肝炎时常可见嗜酸性变及嗜酸性坏死，实际为凋亡的早期改变。多累及单个或几个肝细胞，散在于肝小叶内。镜下见肝细胞胞质浓缩、颗粒性消失，呈强嗜酸性，细胞外形为红染的星芒状，进而胞质和细胞核进一步固缩呈均一浓染的红色圆形小体（图 1-5-17），称为嗜酸性小体（acidophilic body 或 Councillman body）。

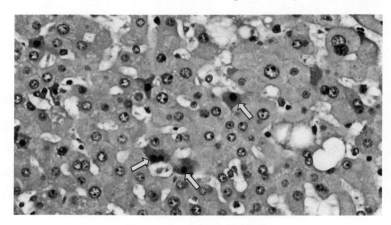

图 1-5-17　肝细胞嗜酸性变

肝细胞胞质浓缩、似星芒状，胞质颗粒性消失，呈强嗜酸性（黄色箭头）

3. 炎症细胞浸润　在门管区或肝小叶内常有不同程度的炎症细胞浸润。浸润的炎症细胞以淋巴细胞、单核细胞为主，有时可见少量浆细胞及中性粒细胞等（图 1-5-18）。库普弗细胞可增生和肥大。

4. 肝细胞再生与间质反应性增生

1）肝细胞再生：肝细胞再生能力强，当肝细胞坏死时，邻近的肝细胞可通过分裂而再生修复。再生的肝细胞体积较大，核大而染色较深，有的可有双核。

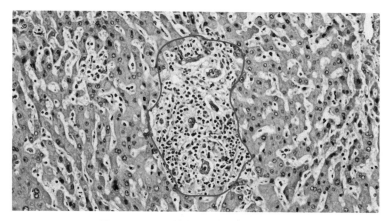

图 1-5-18　门管区慢性炎症细胞浸润

门管区可见慢性炎症细胞浸润，以淋巴细胞、单核细胞为主（蓝色区域内）

2）小胆管增生：慢性病例在门管区可见细小胆管的增生。

3）库普弗细胞增生和肥大：这是肝内单核吞噬细胞系统的炎症反应。增生的细胞呈梭形或多角形，胞质丰富，突出于窦壁或自壁上脱入窦内成为游走的吞噬细胞。

4）肝星状细胞增生：肝炎时肝星状细胞可分化为肌纤维母细胞样细胞，合成并分泌胶原纤维。进而可发展为肝纤维化及肝硬化（图 1-5-19）。

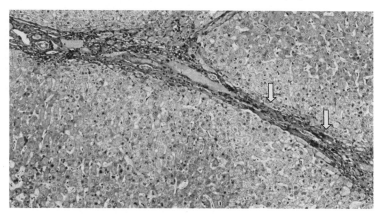

图 1-5-19　肝细胞结节状再生（肝硬化）伴纤维结缔组织增生（黄色箭头）

（三）临床病理类型

病毒性肝炎除按照 6 型病毒类型分类之外，从临床病理角度可分为急性普通型、慢性普通型、急性重型和亚急性重型肝炎。部分感染者仅表现为无症状感染或携带者状态，无明显临床表现。

1. **携带者状态**　携带者状态（carrier state）指无明显临床症状或仅为亚临床表现的慢性肝炎。多由 HBV、HCV 或 HDV 感染所致，我国多为 HBV 感染所致。

2. **无症状感染**　无症状感染（asymptomatic infection）患者可仅表现为轻度的血清转氨酶升高，此后出现病毒抗体。

3. **急性普通型肝炎**　急性普通型肝炎（acute hepatitis）所有的肝炎病毒均可导致急性普通型肝炎，为临床上最常见的类型。发病时多数表现为全身无力、恶心、食欲下降、低热、头痛、肌肉关节痛。肝大是最常见的体征，部分患者伴有黄疸。

肉眼观，肝体积增大，包膜紧张，呈红色，如有胆汁淤积则可呈暗绿色。组织学上急性肝炎的形态特征如下：

（1）肝细胞水肿，甚至气球样变，导致肝索紊乱；

（2）肝细胞凋亡，可见嗜酸性凋亡小体；

（3）肝细胞坏死，以灶性坏死为主，严重时可有碎片状坏死，甚至桥接状坏死；

（4）门管区炎细胞浸润，主要以淋巴细胞、单核细胞为主，可蔓延到邻近的肝实质；

（5）库普弗细胞增生、肥大；

（6）胆汁淤积，肿大的肝细胞内及小胆管内可见胆汁淤积（图 1-5-20）。

急性肝炎大多数可痊愈，少数转变为慢性肝炎。

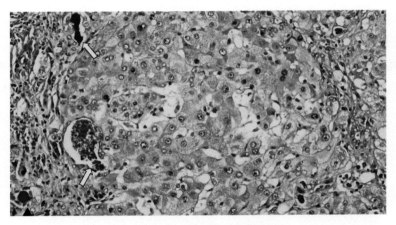

图 1-5-20　胆管增生伴胆汁淤积

肝细胞水肿，小胆管增生，胆管内可见胆汁淤积（黄色箭头）

4. **慢性普通型肝炎**　病毒性肝炎持续 6 个月以上，即为慢性肝炎，其中乙型肝炎约占 80%。除肝炎病毒外，其他原因如慢性酒精中毒、药物、自身免疫性疾病、威尔逊病、抗胰蛋白酶缺乏等均可导致慢性普通型肝炎（chronic hepatitis）。

肉眼观，肝体积增大，被膜紧张。光镜下，慢性肝炎轻重不一，炎症细胞以淋巴细胞为主，伴有巨噬细胞，偶见浆细胞，中性粒细胞则很少。轻者炎症仅限于门管区。肝细胞变性坏死，轻者仅见点灶状坏死，严重时以明显的碎片状坏死为主，甚或明显的桥接坏死。纤维组织增生是不可逆肝损害的主要标志，最初出现在门管区周围，逐渐形成连接不同小叶的纤维间隔。通常伴有明显的肝细胞再生。反复的肝细胞坏死和纤维化及肝细胞再生结节的形成最终导致肝硬化。

慢性肝炎依据炎症活动程度和纤维化程度可分为轻度、中度和重度肝炎，慢性肝炎的分级分期标准见表 1-5-2。

5. **急性重型肝炎**　急性重型肝炎（fulminant hepatitis）又称为暴发性肝炎，根据其病变程度分为急性重型肝炎和亚急性重型肝炎。临床表现为急性肝衰竭或亚急性肝衰竭。急性重型肝炎少见，多见于青壮年，起病急，进展迅速，病死率高。亚急性重型肝炎多由急性重型肝炎迁延而来，或本身起病较缓慢，少数可由急性普通型肝炎恶化而来。病程可达 1 个月至数月（病例 5-1）。

表 1-5-2　慢性肝炎的分级分期标准

炎症活动度（G）		纤维化程度（S）	
G	门管区及周围 小叶内	S	纤维化
0	无炎症　无炎症	0	无
1	门管区炎症　变性及少数坏死灶	1	门管区扩大纤维化
2	轻度 PN　变性、点状坏死或嗜酸性小体	2	门管区周围纤维化、纤维间隔形成，小叶结构保存
3	中度 PN　变性坏死重或见 BN	3	纤维间隔形成伴小叶结构紊乱，无肝硬化
4	重度 PN　BN 范围广，累及多个叶，小叶结构失常（多小叶坏死）	4	早期肝硬化或肯定的肝硬化

注：PN：碎片状坏死；BN：桥接坏死。

病例 5-1 肝衰竭

患者，男，56 岁，是一名企业高管，自十几岁起就瞒着家人偷偷喝酒，参加工作后养成了"餐餐喝酒、顿顿喝酒"的习惯。过去一年里，患者频频出现嗜睡、疲劳、食欲减退和恶心等症状，大便呈浅色。但患者不把这些现象当回事，仍然像之前一样频繁喝酒。一周前其妻子发现其皮肤和眼睛呈黄色，肚子异常肿胀，并经常"忘事"，于是陪患者去医院就诊。医生诊断患者患有肝硬化并安排他立即住院。医生从患者腹部抽出大量腹水，并叮嘱患者减少饮水量。以下为患者的部分实验室检查结果：

血清胆红素	升高
血清白蛋白	降低
ALT	升高
AST	升高
血 Na^+	水平降低
凝血酶原时间	延长
动脉血压	降低

请思考以下问题：

（1）患者的皮肤和眼睛为何呈现黄色？哪项实验室检查的指标与该现象一致？

（2）AST 和 ALT 为何升高？

（3）血液中白蛋白水平降低的原因是什么？

（4）凝血酶原时间为何延长？

（5）患者大便呈浅色的可能原因是什么？

（6）患者肚子异常肿胀的原因是什么？

（7）动脉血压降低的原因是什么？有何临床意义？

（8）医生叮嘱患者减少饮水量的目的是什么？

肉眼观，急性重型肝炎肝体积迅速缩小、包膜明显皱缩，故又称急性或亚急性肝萎缩（图 1-5-21）。肝因明显的出血坏死而呈红色，常伴有不同程度的胆汁淤积而呈墨绿色，部分区域红黄相间，又称为急性红色肝萎缩或急性黄色肝萎缩。亚急性重型肝炎因伴有肝细胞结节状再生，切面可见大小不一的结节，质地较硬。

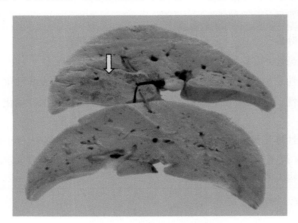

图 1-5-21　亚急性黄色肝萎缩

肝脏体积缩小，被膜皱缩，切面呈黄绿色，局灶可见细小的再生结节（黄色箭头）

光镜下，急性重型肝炎可见大片弥漫性肝细胞坏死或次大块坏死。肝血窦明显扩张充血并出血，库普弗细胞增生明显，小叶内及门管区可见以淋巴细胞和巨噬细胞为主的慢性炎症细胞浸润。肝细胞再生和小胆管增生不明显。

亚急性重型肝炎则既有大片的肝细胞坏死，又有肝细胞结节状再生。由于坏死区网状纤维塌陷，再生的肝细胞呈不规则结节状再生，丧失了原有的小叶结构及功能。周边小胆管增生并可有胆汁淤积形成胆栓。

三、肝硬化

肝硬化（cirrhosis）是各种原因所致的以弥漫性纤维结缔组织增生和假小叶形成为特征的慢性进行性肝病的终末期病变。其特点为弥漫性肝小叶结构破坏；弥漫的纤维组织增生；肝细胞再生形成假小叶。

由于正常肝小叶结构被破坏，广泛增生的纤维组织将肝细胞再生结节分割包绕成大小不等、圆形或椭圆形细胞巢，称为假小叶（pseudolobule）。假小叶内肝索排列紊乱，细胞体积大，核大、染色较深，常出现双核肝细胞。小叶中央静脉缺如、偏位或有两个以上，有时包裹门管区，引起肝小叶结构和血管的破坏和改建。临床上早期可无症状，晚期可引起不同程度的肝功能障碍和门静脉高压等症状。

全球每年超过 100 万人因肝硬化并发症而死亡。我国是全球肝纤维化及肝硬化发病率和死亡率最高的国家，有超过 700 万的肝硬化患者。

（一）病因及发病机制

1.病因　我国肝硬化的病因以 HBV 为主，而欧美国家则以 HCV、酒精性肝病及代谢相关的脂肪性肝病为主。其他因素包括长期胆汁淤积、免疫疾病、药物或毒物（如对乙酰氨基酚、抗结核药物、抗肿瘤化疗药物及部分中药等长期损伤肝细胞的药物）、肝脏血液循环障碍（如巴德 - 基亚里综合征、肝窦阻塞综合征、慢性心功能不全等）、遗传和代谢疾病（如铜代谢障碍引起的威尔逊病、血色病、α1 抗胰蛋白酶缺乏症等）及寄生虫感染（血吸虫）。部分病因不明，称为隐原性肝硬化，占 5%～10%。

2. **发病机制**　上述一种或多种病因可引起持续肝细胞损伤，而肝实质的破坏是肝纤维化的前提。肝实质的破坏主要与血管的阻塞或闭塞有关，包括门静脉系统、肝静脉系统及肝动脉系统。肝细胞受损后，TNF-α、IL-1 和脂质过氧化产物等细胞因子产生增加，激活肝血窦内肝星状细胞表达血小板源性生长因子受体（PDGFR-β），同时库普弗细胞、炎症细胞等释放转化生长因子（TGF-β）、金属蛋白酶等促进纤维生成的细胞因子，促使肝星状细胞转化为纤维细胞样细胞，进而导致纤维化，同时可激活更多的肝星状细胞；此外，正常情况下，间质的胶原（Ⅰ型和Ⅲ型）集中于门管区及中央静脉周围，少量Ⅳ型胶原分布在 Disse 腔内；肝硬化时，大量Ⅰ型和Ⅲ型胶原沉积于 Disse 腔，一方面促进纤维间隔的形成，另一方面致使肝窦内皮细胞窗孔减少，基底膜形成，引起肝窦毛细血管化。加之血管内的血栓形成和闭塞，从而加重了肝细胞的损伤。细胞外基质弥漫性沉积、肝细胞广泛坏死和再生导致肝小叶正常结构破坏，增生的纤维结缔组织将残存的肝小叶重新分割形成假小叶。再生的肝细胞结节亦压迫血管系统，进一步造成缺血和肝细胞坏死。

（二）分类及病理改变

1. **分类**　肝硬化尚无统一的分类，临床按病因可分为肝炎后肝硬化、酒精性肝硬化、坏死后肝硬化、胆汁性肝硬化（包括原发性胆汁性肝硬化和继发于大胆管阻塞的胆汁性肝硬化）、淤血性肝硬化及其他原因所致的肝硬化。

根据大体形态分为小结节性肝硬化（micronodular cirrhosis）、大结节性肝硬化（macronodular cirrhosis）和大小结节混合性肝硬化（mixed type cirrhosis）。小结节性肝硬化（旧称门静脉性肝硬化），多由轻型肝炎或酒精性肝病所致，结节大小均一，直径一般均小于 3 mm，纤维间隔很细。大结节性肝硬化（旧称坏死后肝硬化），多由肝炎所致，其结节大小不一，多数结节直径在 3 mm 以上，甚至 2～3 cm，纤维间隔粗细不一，结节内可含有门管区或肝静脉。混合性肝硬化是指粗细结节的数目大致相等。

2. **病理改变**　肉眼观，早、中期肝体积正常或略大，重量增加，质地正常或稍硬。后期肝体积缩小，重量减轻，质地硬，肝变为褐色、皱缩，或因胆汁淤积而呈黄绿色。表面及切面可见弥漫分布的结节。结节间可见纤维结缔组织分割，因类型不同而粗细不一。肝硬化通常不是静止的病变，而是炎症、肝细胞变性、坏死、纤维化和肝细胞再生改建原有结构的持续动态过程，这些变化常使小结节性肝硬化进展为大结节性肝硬化（图 1-5-22）。

光镜下：①肝小叶结构破坏，被假小叶取代。假小叶内肝细胞排列紊乱，可见变性、坏死及再生的肝细胞；中央静脉常缺如、偏位或有两个以上（图 1-5-23）。再生的肝细胞通常体积大，核大且深染，或有双核。②假小叶周围被粗细不等的纤维间隔包绕。纤维间隔内有数量不等的炎症细胞浸润及小胆管增生，部分胆管无管腔，部分胆管内可见胆汁淤积。

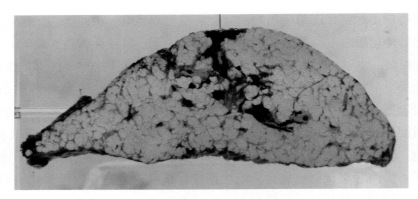

图 1-5-22　结节性肝硬化

肝脏切面可见大小均一的小结节，直径约 1 cm，小结节间可见纤细的纤维间隔，因胆汁淤积而呈黄绿色。

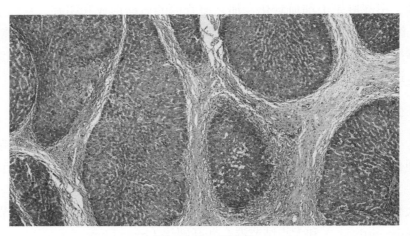

图 1-5-23　肝硬化

肝细胞结节状再生伴纤维结缔组织增生，包绕肝细胞结节，形成假小叶

不同病因引起的肝硬化在镜下可见特异性改变，如酒精性肝病引起的肝硬化可见 Mallory 小体，毛玻璃样肝细胞提示乙型肝炎病毒感染（图 1-5-24）。

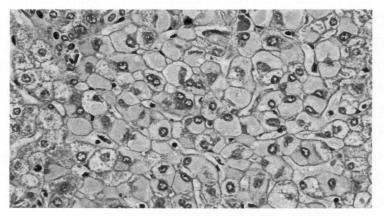

图 1-5-24　毛玻璃样肝细胞

肝细胞体积增大，胞质内可见淡粉色细腻颗粒，似毛玻璃

（三）临床病理联系

早期肝硬化常无特征性表现，通常表现为原有疾病的症状，代偿期可有上腹部不适、乏力、食欲减退和腹泻等症状，失代偿期则因肝实质损伤和肝脏结构改变及血管重建，导致门静脉高压和肝功能障碍。

1. **门静脉高压**　正常门静脉压力为 6 ~ 10 mmHg，当其与下腔静脉压力差（即门体压力梯度）大于 5 mmHg 时，即为门静脉高压（portal hypertension，PH），以腹水、脾大、侧支循环形成为特征。

引起门静脉高压的主要因素如下。

1）肝前性：如门静脉狭窄、门静脉或脾静脉内血栓形成、胰腺炎或胰腺占位性病变导致脾静脉受压等。

2）肝内性：如肝硬化、血吸虫病、多囊肝、严重弥漫性脂肪变、结节病、巴德 - 基亚里综合征（肝静脉型）等。

3）肝后性：如右心衰竭、缩窄性心包炎、巴德 - 基亚里综合征（下腔静脉型）等。

门静脉高压临床可表现如下。

（1）腹腔积液：指腹腔内液体的过多积聚。一般至少达 500 ml 时才能查出。中等至大量腹腔积液时患者可自觉腹胀，体重增加，严重者可有呼吸急促和呼吸困难。其发生与下列因素有关。

①门静脉高压使门静脉系统所属小静脉和毛细血管流体静压增高，加之缺氧使血管通透性增高，致使水分、蛋白质及电解质渗入到组织间隙；

②肝功能受损，使白蛋白合成减少，血浆胶体渗透压下降；

③肝功能障碍对醛固酮和抗利尿激素灭活减少，水钠潴留，加剧腹水的产生；

④门静脉高压引起肝血窦压力增大，通过肝血窦回流的淋巴液增多，超过胸导管的回流能力。

（2）淤血性脾大：是因长期淤血导致，有时可达 1000 g，脾被膜紧张、因纤维化而增厚，切面暗红、质脆。镜下可见脾血窦扩张，内皮细胞增生，脾小体萎缩。淤血性脾大常继发脾功能亢进，导致血细胞的破坏增加，严重时可引起贫血。

（3）侧支循环形成：因门静脉内压力增高，正常需经门静脉回流的血液不得不经侧支循环而分流，常见的侧支循环如下（图 1-5-25）。

①门静脉血经胃冠状静脉、食管静脉丛、奇静脉入上腔静脉，常导致胃底与食管下段静脉丛曲张。如破裂可致上消化道出血，是肝硬化死亡的常见原因之一。

②门静脉血经附脐静脉、脐周静脉网，上行经胸腹壁静脉进入上腔静脉，向下经腹壁下静脉进入下腔静脉，引起脐周静脉高度扩张，形成"海蛇头（caput medusae）"现象。

③门静脉经肠系膜下静脉、直肠静脉丛、髂内静脉进入下腔静脉，引起直肠静脉丛曲张，形成痔核，破裂可引起便血。

4）胃肠道淤血：长期的静脉回流不畅，导致胃肠道淤血、水肿，可影响胃肠的消化吸收功能，出现食欲减退、腹胀等症状。

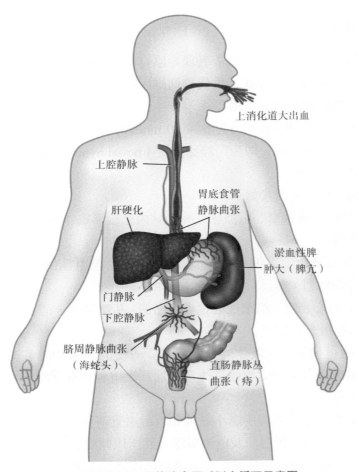

图 1-5-25　门静脉高压时侧支循环示意图

2. **肝功能障碍**　肝功能障碍主要是由肝实质细胞受损所致。当肝细胞不能完全再生和补偿损伤的肝细胞的功能时，会引起肝的代谢、分泌、合成、降解、解毒、免疫等功能严重障碍，称为肝功能不全(hepatic insufficiency)，严重者可引起肝衰竭(hepatic failure)。主要表现为：黄疸和转氨酶升高；因合成和分泌白蛋白障碍所致低白蛋白血症；因凝血酶及凝血因子合成不足而出现出血倾向；因雌激素灭活不足而出现肝掌、蜘蛛痣、男性乳腺发育。肝功能失代偿时引发肝衰竭，可引起肝性脑病、肝肾综合征等，死亡率高。

四、原发性肝癌

原发性肝癌指发生于肝的上皮性恶性肿瘤，一般包括肝细胞癌(hepatocellular carcinoma)、肝内胆管细胞癌(cholangiocarcinoma)和混合细胞型肝癌(mixed primary carcinoma of liver)3 种。我国是肝癌高发国家之一，病例数约占全球的 55%。肝细胞癌为最常见的发生于肝脏的恶性上皮源性肿瘤，占原发性肝癌的 85% ~ 90%。肝细胞癌多见于 50 岁左右，但也可见于青年人甚至儿童。男性比女性多见，男女比例（2 ~ 8）∶1。肝内胆管细胞癌一般发生在老年，无明显性别差异。混合细胞型原发性肝癌是指肝细胞肝癌和胆管细胞癌两种成分同时存在的肝癌。此型

Note

仅占肝癌的不足 1%。

（一）病因及发病机制

肝细胞癌和胆管细胞癌发病机制不同。肝细胞癌的发生与下列因素有关：

1. **病毒性肝炎**　病毒性肝炎是原发性肝细胞癌的主要致病因素，尤其是 HBV 和 HCV。慢性 HBV 感染的人群中肝细胞癌的发生率是正常人群的 100 倍，HBV 疫苗可有效降低乙型肝炎的发病率，进而降低肝细胞癌的发生率。目前认为 HBV 导致肝细胞癌的机制是间接和多因素的。HBV 导致肝细胞损伤使肝细胞反复增殖和修复，容易发生自发突变；此外 HBV 的某些基因产物可激活癌基因或抑制抑癌基因，如 HBV 编码的 HBx 蛋白可与 p53 结合并使 p53 功能失活。目前尚无证据表明 HCV 可整合到细胞基因组。故认为 HCV 可能通过其他途径促进肝细胞癌的发生，如 HCV 可能通过干扰淋巴细胞、树突状细胞的功能抑制机体的免疫监视系统，促进肝细胞癌的发生。

2. **肝硬化**　70% ~ 90% 的肝细胞癌发生在肝硬化的基础上，约 1/3 的肝硬化患者可发展至肝癌。酒精性肝硬化合并 HBV、HCV 感染者，发生肝癌的风险更大。

3. **黄曲霉毒素**　黄曲霉毒素常出现在发霉的谷物，尤其是花生等之中。食物中黄曲霉毒素的含量增高，尤其在 HBV 感染的情况下可使肝细胞肝癌的发生率增高 50 倍。

4. **其他因素**　酒精、遗传性代谢性疾病如糖原储积病、α_1 抗胰蛋白酶缺乏症、遗传性酪氨酸血症等。

胆管细胞癌主要与肝内寄生虫尤其是华支睾吸虫、肝内胆管结石、炎性肠病、原发性硬化性胆管炎、EB 病毒感染、丙肝病毒感染和胆管畸形等因素有关。

（二）病理改变

肉眼：肝细胞肝癌可表现为巨块型（单个巨块状、直径常超过 10 cm，多位于肝右叶，肿瘤常见出血性坏死，周围可见卫星结节）、结节型（单发或多发结节状，最常见，多合并肝硬化）或弥漫型（此型少见，无明显癌结节形成，肿瘤弥漫分布于全肝）。一般灰白质软，常有出血性坏死，偶尔可因胆汁淤积而呈绿色。部分肿瘤可有包膜。肿瘤常常侵入门静脉系统形成瘤栓。一般小于 3 cm 的肿瘤称为小肝癌（图 1-5-26 A）。

胆管细胞癌通常为单发的实性结节，灰白、质硬，与周围组织界限欠清。结节中常见坏死和瘢痕。累及肝门者主要表现为肝明显胆汁淤积、胆汁性肝硬化和继发性胆道感染（图 1-5-26 B）。

光镜下：肝细胞癌可分化很好（高分化）或分化很差（低分化）。高分化时细胞多排列成细小梁状，似正常肝组织，常有脂肪变，瘤细胞间有丰富的血窦样腔隙，但表达 CD34，似毛细血管，故称毛细血管化。低分化者肿瘤细胞可排列成腺样、实性巢状，癌细胞异型性大，表现为细胞体积明显增大，胞质嗜碱性增强，可见奇异形的瘤巨细胞，核质比例明显增大，染色质粗糙，可见明显核仁，核分裂象多见（图 1-5-27A）。肝细胞肝癌易于侵犯门静脉系统并沿门静脉播散，在肝内可形成卫星灶。晚期可转移至肝外，如肺、骨、淋巴结等。

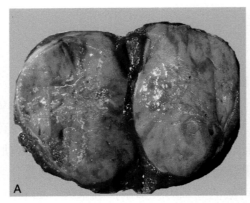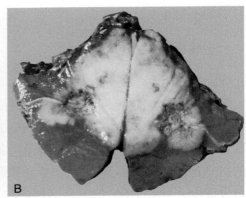

图 1-5-26　原发性肝癌的病理大体表现

　　A.肝细胞癌：肝脏可见一灰黄色质软结节，有包膜，局灶包膜欠完整；B.胆管细胞癌：肝内可见一灰白质硬结节，无包膜，与周围组织分界欠清

　　肝内胆管细胞癌大多数为不同分化程度的管状腺癌，像其他部位的腺癌一样，可分为高分化、中分化和低分化癌（图 1-5-27 B）。发生于较大胆管者，可形成乳头状结构。部分肿瘤细胞内可见多少不等的黏液。癌细胞常侵及门管区、血管内或神经，可经淋巴管转移至区域淋巴结，晚期可循血道转移至肺、骨、肾上腺、肾、脾。

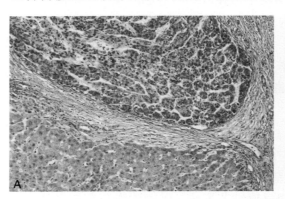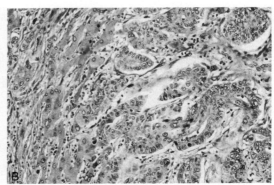

图 1-5-27　原发性肝癌的组织学改变

　　A.肝细胞癌：左上角可见异型肿瘤细胞排列成细梁状，条索间可见淋巴细胞浸润。肝细胞体积增大，呈多角形，胞质嗜双色性，核质比增大，图底部为周围正常肝组织（×100）；B.胆管细胞癌：镜下可见不规则腺体侵犯周围肝组织，左侧为正常肝组织（×200）

（三）临床病理联系

　　临床常表现为肝区疼痛、腹部包块、食欲减退、消化不良、恶心等消化道症状及进行性消瘦、乏力、低热等全身症状。晚期可引起肝性脑病和肝肾综合征。

　　原发性肝癌预后不良，平均存活期仅为 7 个月，可因恶病质、胃肠道出血、肝衰竭或肿瘤破裂而死亡。部分无转移病例可行肝移植治疗。预防 HBV 感染是减少肝癌发病的重要措施。

（张晓芳）

五、肝性脑病

（一）概念及分型

肝性脑病（hepatic encephalopathy, HE）是指在排除其他已知脑疾病前提下，继发于肝功能障碍的一系列严重的神经精神综合征。肝性脑病早期的表现是可逆性的，主要包括人格改变、智力减弱、意识障碍等，晚期发生不可逆性肝昏迷（hepatic coma），甚至死亡。肝性脑病分为 A、B、C 三型。A 型较少见，可发生于药物性肝炎、急性重型肝炎引起的急性肝衰竭。多无明显诱因和前驱症状，常在起病数日内由轻度的意识混乱迅速陷入深昏迷，甚至死亡，并伴有急性肝衰竭症状，如黄疸、出血、凝血酶原活性降低等，其病理生理特征表现为脑水肿和颅内高压。B 型见于门体分流患者，由于代谢产物未经肝脏解毒，直接进入体循环，引起中毒症状。该型患者无明显肝功能障碍，肝活检证实肝组织学结构正常。C 型是在肝硬化基础上发生的。各种诱因所致的氨等毒性代谢产物产生增加，肝脏无法将其正常分解，毒性物质在血中蓄积，引发脑病。这是最常见的分型，以反复发作的性格行为改变、言语不清等为特征。

（二）发病机制

肝性脑病的发病机制尚不完全清楚，其发生发展是因脑组织细胞的功能和代谢障碍所致。目前，解释肝性脑病发病机制的学说主要有氨中毒学说、γ- 氨基丁酸学说、假性神经递质学说与血浆氨基酸失衡学说等。每个学说都能从一定角度解释肝性脑病的发生发展，并对肝性脑病的临床治疗提供了理论依据。

1. **氨中毒学说** 大量临床研究证明氨与肝性脑病相关。临床上约 80% 的肝性脑病患者血及脑脊液中氨水平升高，且降血氨治疗有效，为氨中毒学说（ammonia intoxication hypothesis）的确立提供了充分证据。体内氨的生成和清除之间维持着动态平衡，血氨浓度不超过 59 μmol/L。当氨生成增多而清除不足时，可使血氨水平增高，过量的氨通过血脑屏障进入脑内，干扰脑的正常功能，从而诱发肝性脑病。

肝功能受损时，鸟氨酸循环障碍，氨合成尿素明显减少，导致氨清除减少。同时，由于门静脉血流受阻，肠黏膜淤血、水肿，肠蠕动减弱以及胆汁分泌减少等，均可使消化吸收功能降低，肠道细菌增殖活跃，一方面可增加氨基酸氧化酶和尿素酶的合成，另一方面，未经消化吸收的蛋白成分在肠道潴留，使肠内氨基酸增多；肝硬化晚期合并肾功能障碍，尿素排出减少，可使弥散入肠道的尿素增加；如果合并上消化道出血，肠道内蛋白质增多。以上原因导致机体产氨增多。氨产生增多，清除减少，导致血氨水平升高。

血氨增高通过血脑屏障进入中枢，可通过干扰脑组织的能量代谢，抑制脑内兴奋性递质（谷氨酸、乙酰胆碱）合成而增强抑制性神经递质（γ- 氨基丁酸）活性。同时，谷氨酰胺生成增多，起近似于抑制性神经递质的作用，并诱导星形胶质细胞肿胀，致使神经递质之间的作用失去平衡，导致中枢神经系统功能紊乱。氨还可抑制细胞膜 Na^+-K^+-ATP 酶的活性并与 K^+ 竞争，影响 Na^+、K^+ 在神经细胞内外的正常分布，从而抑制神经细胞膜的功能（图 1-5-28）。

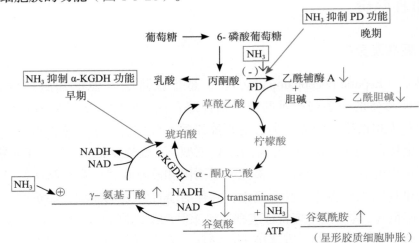

图 1-5-28　氨对脑内神经递质及能量代谢的影响

α-KGDH. α- 酮戊二酸脱氢酶；PD. 丙酮酸脱氢酶；transminase. 转氨酶

2. **γ- 氨基丁酸学说**　γ- 氨基丁酸（Gamma-aminobutyric acid, GABA）属于抑制性神经递质，GABA 神经元活动变化与肝性脑病的发生发展密切相关。当 GABA 神经元兴奋时，GABA 从轴突末梢中的囊泡中释放，通过突触间隙与突触后膜上的 GABA 受体结合，引起细胞膜对 Cl⁻ 通透性增高，由于细胞外的 Cl⁻ 浓度比细胞内高，Cl⁻ 由细胞外进入细胞内，产生超极化，从而发挥突触后抑制作用（详见神经系统分册）。肝性脑病时，A 型 GABA 受体复合物与配体的结合能力增强，并且内源性 A 型 GABA 受体变构调节物质增加。另外，血氨增高可增强 GABA 神经元活动，从而导致 GABA 对中枢的抑制作用增强。此为 GABA 学说（GABA hypothesis）。

3. **假性神经递质学说**　食物中蛋白质在消化道中经水解产生氨基酸。其中苯丙氨酸和酪氨酸属芳香族氨基酸，经肠道细菌释放的脱羧酶作用，分别被分解为苯乙胺和酪胺。正常情况下，苯乙胺和酪胺进入肝，在单胺氧化酶作用下，被氧化分解而解毒。当肝功能严重障碍时，肝的解毒功能低下，或由于门静脉高压导致肠道淤血，消化功能降低，使肠内蛋白分解过程增强，进一步促进苯乙胺和酪胺合成，加之侧支循环建立，毒物绕过肝，导致血中苯乙胺和酪胺浓度异常增高。在脑干网状结构的神经细胞内，苯乙胺和酪胺在 β- 羟化酶作用下，分别生成苯基乙醇胺（phenylethanolamine）和羟苯乙醇胺（octopamine）。苯基乙醇胺和羟苯乙醇胺在化学结构上与正常神经递质 – 去甲肾上腺素和多巴胺相似，但生理效应极弱，被称为假性神经递质（false neurotransmitter）。当假性神经递质增多时，可取代去甲肾上腺素和多巴胺被神经元摄取，并储存在突触小体的囊泡中。但其被释放后的生理效应则远较去甲肾上腺素和多巴胺弱，导致脑干网状结构上行激动系统的唤醒功能不能维持，从而发生昏迷。以上即为假性神经递质学说（false neurotransmitter hypothesis）的主要内容。假性神经递质生成过程见图 1-5-29。

4. **氨基酸失衡学说**　肝性脑病患者或门 – 体分流术后动物，常表现血浆氨基酸失平衡，即芳香族氨基酸（aromatic amino acids, AAA）增多，而支链氨基酸（branched

chain amino acids, BCAA）减少，两者比值（BCAA/AAA）可由正常的 3 ~ 3.5 下降至 0.6 ~ 1.2。肝性脑病患者补充支链氨基酸可缓解患者的神经精神症状，因此研究者提出氨基酸失衡学说（amino acid imbalance hypothesis）。

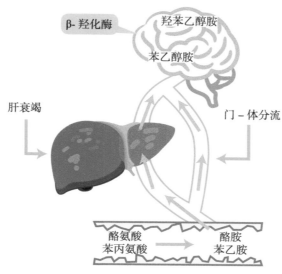

图 1-5-29　假性神经递质生成过程

肝功能严重障碍时，肝细胞灭活胰岛素和胰高血糖素的功能降低，使两者浓度均增高，但以胰高血糖素的增多更显著，使体内的分解代谢增强，致使大量芳香族氨基酸由肝和肌肉释放入血。肝功能严重障碍时，一方面，肝对芳香族氨基酸的降解能力降低；另一方面，肝的糖异生作用障碍，使芳香族氨基酸转为糖的能力降低，这些均可使血中芳香族氨基酸含量增高。而支链氨基酸的代谢主要在骨骼肌中进行，胰岛素可促进肌肉组织摄取和利用支链氨基酸。肝功能严重障碍时，血中胰岛素水平增高，支链氨基酸进入肌肉组织增多，因而使其血中含量减少。

血中芳香族氨基酸的增多和支链氨基酸的减少，使芳香族氨基酸进入脑细胞增多，其中主要是苯丙氨酸、酪氨酸和色氨酸。苯丙氨酸可抑制酪氨酸羟化酶的活性，使正常神经递质多巴胺、去甲肾上腺素生成减少；苯丙氨酸和酪氨酸在芳香族氨基酸脱羧酶和 β- 羟化酶作用下，生成苯基乙醇胺和羟苯乙醇胺增多。另外，肝功障碍导致白蛋白合成减少，游离色氨酸增多，入脑增多。在脑内，增多的色氨酸在色氨酸羟化酶作用下，生成 5- 羟色胺（5-HT）。5-HT 是抑制性神经递质，同时也可作为一种假性神经递质而被肾上腺素神经元摄取、储存和释放。由此可见，血中氨基酸的失平衡使脑内产生大量假性神经递质，并使正常神经递质的产生受到抑制，最终导致昏迷（图 1-5-30）。

（三）肝性脑病的神经病理变化

急性肝性脑病的变化主要表现为在深部皮层或者尾状核、壳核出现阿尔茨海默Ⅱ型（Alzheimer Ⅱ）星形胶质细胞，表现为增大的泡状核，会发生染色质边缘化，细胞质稀疏，几乎没有或没有明显的胶质纤维酸性蛋白。慢性反复发作性的肝性脑病可能引起大脑皮质与白质交界处的脑沟深处，出现片状假层坏死和微空洞。坏死可延伸至脑白质，严重者可累及小脑白质。神经元丢失、胶质增生及微空洞，在壳核背部最为突出。

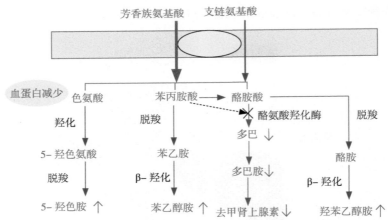

图 1-5-30   血浆氨基酸失衡促进假性神经递质合成诱发脑病的机制

（四）肝性脑病临床病理联系

临床上，肝性脑病按神经精神症状的轻重分为四期：一期（前驱期），轻微的神经精神症状，可表现为轻度知觉障碍、欣快或焦虑、精神集中时间缩短等，轻微扑翼样震颤（asterixis）；二期（昏迷前期），一期症状加重，出现嗜睡、淡漠、时间及空间轻度感知障碍、言语不清、明显的人格障碍及行为异常，可出现扑翼样震颤；三期（昏睡期），有明显的精神错乱、时间感知及空间定向障碍、健忘、言语混乱等症状，可昏睡但能唤醒；四期（昏迷期）：昏迷且不能唤醒，对疼痛刺激无反应，无扑翼样震颤。

目前，依据肝性脑病的发病机制，临床的治疗措施如下。

1. 减少氮负荷，降低血氨水平   包括严格控制蛋白摄入量，减少组织蛋白质的分解；防止肝硬化引起的上消化道大出血；口服乳果糖等使肠道 pH 值降低，减少肠道产氨，增加氨的排出；应用门冬氨酸和鸟氨酸制剂促进氨代谢；口服新霉素等抑制肠道细菌产氨。

2. 纠正氨基酸失衡   口服或静脉滴注以支链氨基酸为主的氨基酸混合液，纠正氨基酸失衡。

3. 增加脑内正常神经递质   给予左旋多巴，补充脑内多巴胺含量，促进患者清醒。此外，临床上也配合采取保护脑细胞功能、维持呼吸道通畅、防止脑水肿等措施。

（孙向荣）

六、血吸虫病

血吸虫（blood fluke）即裂体吸虫（schistosome），因成虫寄生于人或哺乳动物的静脉而得名。寄生于人体的血吸虫主要有日本血吸虫、曼氏血吸虫、埃及血吸虫、间插血吸虫、湄公血吸虫和马来血吸虫 6 种。血吸虫感染人体后可引发血吸虫病（schistosomiasis），常见的血吸虫病有日本血吸虫病、曼氏血吸虫病和埃及血吸虫病。在中国流行的是日本血吸虫病。

（一）病因与发病机制

目前普遍认为日本血吸虫病是一种免疫性疾病，其入侵人体皮肤的尾蚴、在人体血管中移行的童虫、寄生于肠系膜 – 门静脉系统中的成虫以及成虫产出的虫卵等均可释放抗原并诱导宿主产生免疫病理变化。已知的血吸虫抗原包括感染 2 周后可检测到的肠相关抗原、5 周后可检测到的膜相关抗原及 7 周后可检测到的可溶性虫卵抗原等。人体对血吸虫缺乏有效的先天性免疫，感染血吸虫后引发的特异性免疫反应保护力有限，以诱导超敏反应导致机体免疫病理损伤为主。

（二）病理变化与临床病理联系

日本血吸虫的尾蚴、童虫、成虫以及虫卵均可对宿主造成损害，其中虫卵是主要的致病阶段。

1. **尾蚴性皮炎**　日本血吸虫尾蚴钻入宿主皮肤，可引发速发型（Ⅰ型）超敏反应和迟发型（Ⅳ型）超敏反应。病理变化为局部毛细血管充血扩张，伴有出血、水肿，以及中性粒细胞和单核细胞浸润。临床表现为尾蚴入侵部位的皮肤出现丘疹，并伴有瘙痒，称尾蚴性皮炎。

2. **童虫导致的损害**　日本血吸虫童虫在宿主体内移行可导致所经过脏器的机械性损伤和超敏反应，以肺部病变最为明显。病理变化为局部毛细血管破裂、点状出血及免疫细胞浸润。临床表现为咳嗽、痰中带血甚至咯血、发热以及嗜酸性粒细胞增多等。

3. **静脉内膜炎**　日本血吸虫成虫寄生于血管内，由于借助吸盘吸附于血管壁并沿血管壁移动，对血管造成机械性刺激导致静脉内膜炎，但临床表现并不明显。

4. **免疫复合物型超敏反应**　日本血吸虫的童虫、成虫以及虫卵释放的循环抗原可刺激机体产生大量抗体，并形成免疫复合物，沉积在肾小球等处的血管壁基底膜，通过激活补体及中性粒细胞等，造成血管及周围组织损伤，即免疫复合物型（Ⅲ型）超敏反应。主要病理变化为肾小球间质增宽、间质细胞增生，毛细血管壁及基底膜增厚等。临床表现为肾小球肾炎，患者可有水肿、蛋白尿以及肾功能减退等。

5. **虫卵肉芽肿**　日本血吸虫的成虫寄生于肠系膜 – 门静脉中，雌虫产出的虫卵主要沉积在宿主的肝脏及肠壁等组织的小静脉内。这些虫卵发育成熟后，卵内毛蚴分泌可溶性虫卵抗原，通过卵壳上的微孔释放到周围的血管及组织中，经巨噬细胞等抗原递呈细胞呈递给辅助性 T 细胞，随后通过释放各种淋巴因子，吸引淋巴细胞、嗜酸性粒细胞、中性粒细胞及浆细胞等免疫细胞聚集于虫卵周围，形成虫卵肉芽肿（属Ⅳ型超敏反应）。日本血吸虫产卵量大，急性期的肉芽肿容易出现中心液化坏死，称嗜酸性脓肿。虫卵周围有浆细胞浸润并伴有抗原 - 抗体复合物沉着，出现放射状排列的嗜酸性物质，称何博礼现象。

随着病程进一步发展，虫卵内毛蚴死亡，不再释放抗原，周围坏死组织逐渐被吸收，虫卵也变性、钙化。虫卵周围的组织细胞转化为类上皮细胞并最终变为成纤维细胞，产生胶原纤维，肉芽肿发生纤维化。虫卵肉芽肿及其纤维化在血管内形成，堵塞血管、破坏血管及周围组织结构，造成肝脏及结肠损伤。在肝脏中，虫卵沿门静脉分支分布，因此纤维组织沿肝小叶周围伸展并形成干线型结构，称干线型肝纤维化。形成的虫卵肉芽肿广泛分布于门静脉分支的末端，导致窦前静脉阻塞并最终发展为门脉高压。在结肠，虫卵肉芽肿及其纤维化则导致肠壁增厚。

根据病理及临床表现，可将日本血吸虫病分为急性、慢性及晚期血吸虫病。急性血吸虫病常见于初次感染者，以黏液血便为特征性表现，粪便中可查见虫卵。后期由于虫卵肉芽肿大量形成及发生纤维化，导致肝脏、结肠等组织结构不断被破坏，是慢性血吸虫病发生的主要原因。晚期血吸虫病则是指肝硬化后出现的门脉高压综合征，患者也可有严重生长发育障碍或结肠肉芽肿性增生等表现。此外，重度感染时，虫卵也可沉积于门脉系统以外的血管或组织，造成异位血吸虫病。

（杨　青）

七、肝的实验室检查

当肝细胞发生损伤时，血清多种蛋白质（包括血清酶类）、胆红素、胆汁酸等检测标志物可发生明显变化。临床上，常通过检测与肝功能相关的血清标志物来反映肝功能的状态，这一系列实验室检测统称为肝功能试验（liver function tests, LFTs）。通过肝功能试验，可以了解肝功能是否异常、哪些功能受损及受损程度，从而协助诊断和鉴别诊断肝病、判断预后及监测治疗的效果等。

值得注意的是，肝具有很强的代偿和储备能力，且功能复杂，影响因素较多，因此肝功能试验的变化有时与肝组织结构的损伤和严重程度并不完全一致，而且很多检查结果并不特异性反映肝的功能。因此，需要结合临床资料进行综合判断和鉴别诊断。

（一）蛋白质代谢功能检测

肝细胞是多种蛋白质合成和分泌的场所。当肝细胞受损严重时，此类蛋白质的合成与分泌减少，可导致低蛋白血症，进而引发水肿、出血等一系列临床症状。通过检测血清中不同种类蛋白质的水平，可以反映肝脏蛋白合成功能的改变。

1.血清总蛋白、白蛋白、球蛋白和白蛋白/球蛋白比值　血清总蛋白（total protein, TP）为血清中各种蛋白质的总称，分为白蛋白（albumin, Alb）和球蛋白（globulin, Glo）。

白蛋白又称清蛋白，分子量较小，由肝合成，半衰期约20天，是正常人体血清中的主要蛋白质成分，占血清总蛋白的40%~60%，具有维持血浆胶体渗透压、参与转运体内代谢物、提供营养等功能。

球蛋白是血清总蛋白中除白蛋白以外其他蛋白质的总称。球蛋白是多种蛋白质的混合物，在血清蛋白质电泳中，根据蛋白质分子量的大小分为 α_1、α_2、β、γ 四种。

根据血清中白蛋白与球蛋白的检测结果，计算出白蛋白与球蛋白的比值（A/G），也有助于肝病的诊断和鉴别诊断。

1）参考区间：正常成年人血清总蛋白 65 ~ 85 g/L，白蛋白 40 ~ 55 g/L，球蛋白 20 ~ 40 g/L，A/G 1.2：1 ~ 2.4：1。

血清蛋白水平的变化，与年龄、运动等多种因素有关，不同年龄段儿童的血清蛋白水平与成年人不同。

2）临床意义：

（1）血清总蛋白增高或降低。血清总蛋白高于 85 g/L 称为高蛋白血症（hyperproteinemia），低于 65 g/L 称为低蛋白血症（hypoproteinemia）。高蛋白血症和低蛋白血症均分为相对性和绝对性 2 种。

①相对性高蛋白血症：因水分排出大于摄入而引起的血液浓缩，使血清总蛋白浓度明显增加，但全身蛋白总量并未明显改变。常见于严重脱水、休克、体液丢失过多导致的血液浓缩、肾上腺皮质功能减退等非消化系统疾病。

②相对性低蛋白血症：常见于因水钠潴留、静脉补液过多等原因导致的血清水分增加。

③绝对性高蛋白血症：常因血清球蛋白水平明显升高导致。

④绝对性低蛋白血症：常因血清白蛋白水平明显降低导致。

（2）血清白蛋白水平降低。血清白蛋白水平低于 40 g/L 称为低白蛋白血症（hypoalbuminemia）。低白蛋白血症常可导致总蛋白水平降低，常见于以下疾病。

①蛋白合成障碍：肝功能严重损害时，以白蛋白为主的蛋白合成减少。常见于慢性肝炎、亚急性重型肝炎、肝硬化、肝癌等。

②蛋白丢失过多：如严重腹泻、炎性肠病等蛋白丢失性肠病、消化道大出血等。注意：肾病综合征、严重烧伤等其他途径的蛋白丢失也可导致低白蛋白血症。

③摄入不足：如长期饥饿、营养不良、消化吸收不良等。

④消耗增加：消化道恶性肿瘤、结核等慢性消耗性疾病均可导致低蛋白血症。

（3）血清球蛋白水平升高。血清球蛋白高于 40 g/L 称为高球蛋白血症（hyperglobulinemia）。高球蛋白血症常伴有总蛋白水平升高，常见于以下疾病。

①慢性肝病：如自身免疫性肝炎、肝硬化、慢性活动性肝炎、原发性胆汁性胆管炎等，球蛋白的升高程度与肝病严重程度有关。

②消化系统慢性炎症和感染：如胆囊炎、胃炎、炎性肠病等。

③也可见于 M 蛋白血症、自身免疫性疾病及其他系统慢性炎症与感染，如结核病、疟疾、黑热病、麻风病及慢性血吸虫病等。

（4）血清球蛋白浓度降低。球蛋白合成不足常导致血清球蛋白水平下降，见于与免疫功能相关的症状：

①生理性 3 岁以下婴幼儿的球蛋白水平明显低于成年人。

②先天性低球蛋白血症。

③免疫抑制状态：如病毒感染导致免疫功能下降、长期应用免疫抑制剂或肾上腺皮质激素等。

（5）A/G 倒置。因白蛋白明显减少和（或）球蛋白明显升高可导致 A/G 降低，甚至倒置。常见于慢性肝炎、肝硬化、肝癌、M 蛋白血症及肾病综合征等。

2. 血清前白蛋白　血清前白蛋白（prealbumin, PAB）又称前清蛋白、甲状腺素转运蛋白，由肝合成，相对分子量小于白蛋白，半衰期较短（约 2 天）。

1）参考区间：男性 200 ～ 430 mg/L，女性 180 ～ 350 mg/L。

2）临床意义：

（1）PAB 降低。①肝病：因肝蛋白合成能力下降而引起，常见于肝炎、肝硬化、肝癌等。能够更灵敏、更早期地反映肝细胞的功能损伤，对于急性肝炎、肝炎早期诊断有特殊的诊断价值。②营养不良或消化系统慢性感染、肿瘤晚期等可引起 PAB 明显降低，降低幅度比白蛋白明显。

（2）PAB 升高，主要见于霍奇金病。

3. 血清蛋白电泳　血清总蛋白由多种蛋白质组成，在碱性环境中（pH 8.6）血清蛋白质均带负电荷，在电场中均向阳极泳动。由于不同蛋白质分子量不同，向阳极泳动的速度也不同。因此，利用血清蛋白质在电场中泳动速度的不同可将其进行分离，称为血清蛋白电泳（serum protein electrophoresis, SPE）。

血清蛋白质电泳后，经染色扫描，可以看到 5 条清晰的条带，从阳极开始依次是白蛋白、α_1 球蛋白、α_2 球蛋白、β 球蛋白和 γ 球蛋白（图 1-5-31）。

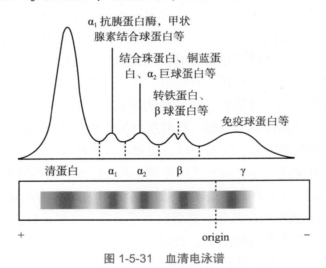

图 1-5-31　血清电泳谱

1）参考区间：常用的电泳介质为醋酸纤维素膜或琼脂糖凝胶，不同的电泳介质，参考区间不同（表 1-5-3）。

表 1-5-3　血清蛋白电泳参考区间

蛋白组分	醋酸纤维素膜	琼脂糖凝胶
白蛋白	62% ～ 71%	48% ～ 63%
α_1 球蛋白	3% ～ 4%	2.8% ～ 5.4%
γ 球蛋白	9% ～ 18%	12% ～ 25%

续表

蛋白组分	醋酸纤维素膜	琼脂糖凝胶
α2 球蛋白	6% ~ 10%	8.3% ~ 14%
β 球蛋白	7% ~ 11%	8.7% ~ 15%
γ 球蛋白	9% ~ 18%	12% ~ 25%

2）临床意义：

（1）慢性肝炎时白蛋白、α₁ 球蛋白、α₂ 球蛋白减少，γ 球蛋白增加。

（2）肝硬化时 β 球蛋白和 γ 球蛋白均明显增高，可见到 β 到 γ 区带连成一片，称为 β-γ 桥，主要是多种免疫球蛋白同时增加所致（图 1-5-32 A）。

（3）肝细胞癌时，血清甲胎蛋白升高，在电泳图谱上为介于白蛋白和 α₁ 球蛋白之间出现一条较细的条带，对于肝细胞癌的筛查具有一定的意义。

（4）胆汁淤积性肝病时，可有 α₂ 球蛋白、β 球蛋白增多。

（5）肠道疾病中严重腹泻、消化道出血、炎性肠病等均可导致蛋白通过肠道无选择性丢失，蛋白电泳显示所有条带均降低（图 1-5-32 B）。

（6）其他系统疾病，包括肾病综合征、M 蛋白血症及其他慢性炎症等均可出现蛋白电泳的异常。

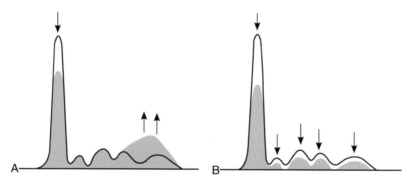

图 1-5-32 消化系统疾病的典型电泳谱图

A. 肝硬化；B 蛋白丢失性肠病

（二）肝功能相关酶学检测

肝是人体酶含量最为丰富的器官，这些酶在肝细胞内合成、储存、发挥代谢功能或被释放到身体其他部分发挥催化作用。肝相关疾病发生时，常因为肝细胞结构或功能异常导致某些血清酶的水平发生明显改变，有助于肝病的诊断。

1. **血清氨基转移酶** 氨基转移酶（aminotransferases）简称转氨酶（transaminase），主要在肝脏中催化氨基酸与 α- 酮酸之间的转氨基作用。肝功能试验中常用的氨基转移酶为谷丙转氨酶（alanine aminotransferase, ALT）和谷草转氨酶（aspartate aminotransferase, AST）（表 1-5-4）。正常情况下，肝细胞内转氨酶的活性远远高于血清。当肝细胞损伤时，细胞内转氨酶释放入血，可引起血清酶活性明显升高。肝病状态下，血清转氨酶的水平与肝细胞损伤的数量和严重程度密切相关，可较为敏感、特异地反映病情严重程度和恢复状况，是目前肝病诊断最常用的检测指标。

表 1-5-4　ALT 与 AST 的比较

项目	分布	肝细胞内定位	敏感性	特异性
ALT	主要在肝脏，其次在骨骼肌、肾脏、心肌等部位	细胞质	敏感，肝细胞轻微损伤即可升高	较强
AST	主要在心肌，其次为肝脏、骨骼肌、肾脏、红细胞	大多位于线粒体	肝细胞严重损伤或累及线粒体可升高	心肌、骨骼肌损伤均可导致升高

1）参考区间：

（1）ALT。成年男性 9 ～ 50 U/L，成年女性 7 ～ 40 U/L；

（2）AST。成年男性 15 ～ 40 U/L，成年女性 13 ～ 35 U/L。

2）临床意义（图 1-5-33）：

（1）急性肝炎。不论是病毒感染，还是药物、毒物等导致的急性肝细胞损伤，ALT 和 AST 均显著升高，以 ALT 升高为主。急性病毒性肝炎，ALT 升高可达正常值数十倍甚至上百倍。血清 ALT、AST 升高幅度能大致反映肝细胞坏死程度，但并非完全一致。当 ALT 活性长期持续升高或反复波动，提示急性肝炎可能向慢性肝病发展。

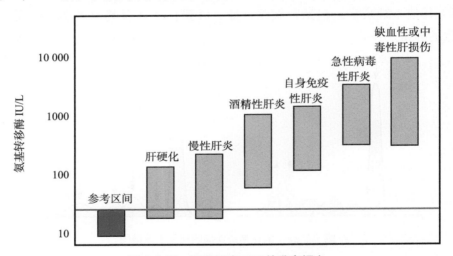

图 1-5-33　不同肝病 ALT 的升高幅度

（2）急性重型肝炎。转氨酶水平可能与肝细胞损伤程度不成正比。当 AST 升高超过 ALT 时，提示肝细胞损伤严重。当重症肝炎发生肝细胞广泛坏死时，转氨酶合成能力下降，血中转氨酶含量反而降低，而血清胆红素仍进行性升高，出现"胆酶分离"现象，提示预后不良。

（3）慢性肝炎。慢性迁延性肝炎时 ALT 与 AST 轻度增高或正常，AST/ALT < 1。若 AST 持续升高或升高明显，则提示慢性肝炎可能进入活动期。

（4）肝硬化。转氨酶的活性对于肝硬化的诊断并不特异，常与肝细胞坏死程度关。肝硬化早期，转氨酶可在参考区间内或轻度升高；若转氨酶升高较显著，提示肝硬化伴有慢性活动性肝炎；肝硬化晚期，肝脏蛋白合成功能下降，血清转氨酶活性可正常或降低。

（5）胆汁淤积。肝内或肝外胆汁淤积时，血清转氨酶可轻度升高或正常。

（6）其他肝病。酒精性肝病时，血清中 AST 升高较其他肝病更明显，ALT 可轻微升高甚至正常。药物性或中毒性肝损伤时，血清 ALT、AST 均升高。肝癌患者转氨酶可呈轻中度升高，也可在正常范围以内。

2. **血清碱性磷酸酶**　碱性磷酸酶（alkaline phosphatase, ALP 或 AKP）广泛分布在身体的各个器官，如肝、骨骼、肾、肠、胎盘和肺。血清中 ALP 主要来源于肝和骨骼，故常用于诊断肝胆和骨骼代谢相关疾病。肝合成 ALP 后，暂时存储在肝细胞的血窦侧和毛细胆管侧的微绒毛上，随胆汁排入小肠发挥消化功能。采用 ALP 进行肝功能评价时，需要考虑骨骼疾病及骨骼正常生长对 ALP 的影响。

1）参考区间：

（1）成年男性 45 ~ 125 U/L。

（2）成年女性 20 ~ 49 岁，35 ~ 100 U/L；50 ~ 79 岁，50 ~ 135 U/L。

2）临床意义：

（1）生理性增高。机体 ALP 水平与年龄密切相关，生长期儿童、妊娠中晚期孕妇血清 ALP 明显高于其他成人。因此在诊断疾病时，应充分考虑年龄因素。

（2）胆汁淤积性疾病。当胆汁排泄受阻时，毛细胆管内压升高，可使 ALP 反流入血，从而使血清 ALP 活性明显增强，故血清 ALP 检测可有助于诊断胆汁瘀积。

（3）肝癌。肿瘤细胞可产生 ALP，同时肿瘤细胞可刺激肝细胞产生大量 ALP。若 ALP 持续性升高，应考虑为肝占位性病变的可能，尤其是原发性肝癌。

（4）黄疸的鉴别诊断。ALP 和血清胆红素、转氨酶联合检测有助于鉴别黄疸的类型。

①胆汁淤积性黄疸。ALP 和血清胆红素明显升高，ALP 升高程度常与胆道阻塞程度呈正相关，而血清转氨酶仅轻度升高或升至正常。

②肝细胞黄疸。病毒性肝炎、肝硬化等实质性肝病造成肝细胞性黄疸时，转氨酶活性增高明显，ALP 大多轻度升高，血清胆红素中等增加。

3. **γ- 谷氨酰基转移酶**　γ- 谷氨酰基转移酶（γ-glutamyl transferase），也称为 γ- 谷氨酰转肽酶（γ-glutamyl transpeptidase, GGT 或 γ-GT），在体内分布较广，参与氨基酸和蛋白质的合成。血清 GGT 主要来自肝胆系统，少量来自肾、胰腺、脾、脑、肺等。

1）参考区间：

（1）成年男性 10 ~ 60 U/L。

（2）成年女性 7 ~ 45 U/L。

2）临床意义：

（1）胆汁淤积性疾病。肝内或肝外胆管阻塞，胆汁排泄受阻，GGT 随着胆汁逆流入血，血清 GGT 明显增高，此时常伴有 ALP 和血清胆红素增加。ALP 升高，如果不合并 GGT 的升高，常可排除肝脏或胆道疾病。

（2）肝癌。癌细胞合成 GGT 亢进，且肿瘤组织使肝内胆管阻塞，使血清 GGT 活性升高，且程度与肿瘤大小、位置和病情严重程度有关。可通过动态检测 GGT 判断疗效和预后。

（3）肝炎、肝硬化。急性肝炎时，GGT 呈轻、中度升高，但上升幅度明显小于 AST；肝硬化非活动期，GGT 多为正常。慢性肝炎时，GGT 活性变化与肝的病变程度有良好的一致性，可作为反映肝细胞损害的指标。

（4）其他。乙醇可诱使肝细胞生成 GGT 增加，因此酒精性肝炎患者 GGT 多数明显升高，但 ALP 水平升高不明显。药物性肝炎、脂肪肝可有 GGT 轻度升高。同时应注意，很多药物可导致血清 GGT 活性升高，在分析 GGT 的临床意义时，应考虑某些药物的影响。

4. 单胺氧化酶　单胺氧化酶（monoamine oxidase, MAO）主要存在于肝细胞线粒体内，可促进结缔组织成熟。血清 MAO 活性与体内结缔组织增生、纤维化的进程呈正相关。

1）参考区间：12 ~ 40 U/ml。

2）临床意义：

（1）肝病。急性肝炎、轻度肝炎，MAO 增高不明显；肝硬化晚期和肝癌合并肝硬化的患者 MAO 活性增高明显，其增高程度与肝脏纤维化程度成正比，但对早期肝硬化的诊断并不灵敏；重症肝炎、肝细胞坏死严重，也可导致 MAO 升高。

（2）肝外疾病。MAO 在胰腺、肾脏、心肌等组织中含量较多。心力衰竭、糖尿病、甲状腺功能亢进、硬皮病等疾病血清 MAO 也可明显升高。因此，应结合临床资料进行综合判断。

（三）胆红素代谢检测

血清中胆红素主要来源于红细胞破坏。红细胞坏死后释放血红蛋白，继而分解为珠蛋白和血红素，血红素在氧化酶的作用下生成胆绿素，胆绿素在胆绿素还原酶的催化下被还原为胆红素。此时的胆红素为未结合胆红素（unconjugated bilirubin, UCB），也称为间接胆红素（indirect bilirubin, IBIL）。血清中 UCB 主要与白蛋白结合形成复合物，不能经肾小球滤过随尿液排出，因而尿液中 UCB 为阴性。

UCB 随血液循环被转运到肝，与白蛋白解离后进入肝细胞。在肝中，UCB 被 UDP- 葡萄糖醛酸转化酶催化生成葡萄糖醛酸 - 胆红素，即结合胆红素（conjugated bilirubin, CB），又称为直接胆红素（direct bilirubin, DBIL）。

肝细胞生成的 CB 大多随胆汁进入肠道发挥消化作用。CB 进入肠道后，在肠道菌群的作用下，CB 与葡萄糖醛酸分离被还原为胆素原（bilinogen），又称为胆原。大约 90% 的胆素原随粪便排出，称为粪胆素原，又称为粪胆原。排出时被外界空气氧化为粪胆素，是决定粪便的颜色的主要成分；其余 10% 的胆素原被小肠黏膜重吸收，经门静脉回到肝，被肝细胞摄取、重新转变成结合胆红素，再排入肠腔，此为胆红素的肠 - 肝循环（图 1-5-34）。

CB 在肝细胞生成后，少量可通过与肝血窦的物质交换，进入血液循环，可通过肾小球滤过进入原尿。但正常情况下，血清 CB 的水平常不超过肾小管重吸收阈值，因此尿液中 CB 也为阴性。

肝细胞内未被转化的胆素原也可通过肝血窦进入体循环，到达肾脏，可通过肾小球滤过，随尿液排出，称为尿胆素原（urobilinogen），又称为胆原。尿胆素原排出过程中，被氧化为尿胆素。血液中的胆素原水平很低，因此正常情况下，尿胆素原和尿

Note

胆素原都为阴性或弱阳性。

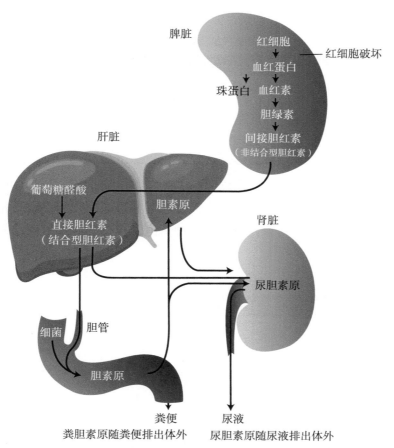

图 1-5-34　胆红素代谢过程示意图

血清总胆红素（serum total bilirubin, STB 或 TBIL）是结合胆红素和非结合胆红素的总和。通过检测血清总胆红素、结合胆红素、非结合胆红素的浓度以及尿胆素原、尿胆红素的水平，有助于判定黄疸的严重程度、鉴别黄疸的类型、了解肝功能变化、判断病情的轻重，并进行预后。

1）参考区间：

（1）总胆红素（STB）3.4 ～ 17.1 μmol/L。

（2）结合胆红素（CB）0 ～ 6.8 μmol/L。

（3）非结合胆红素（UCB）1.7 ～ 10.2 μmol/L。

（4）CB/STB 20% ～ 40%。

（5）尿胆红素阴性。

（6）尿胆素原阴性或弱阳性。

2）临床意义：

（1）黄疸严重程度的判断。血清胆红素水平超过正常值，称为高胆红素血症（hyperbilirubinemia），也称为黄疸。黄疸是高胆红素血症的临床表现，胆红素的水平决定了黄疸的严重程度（表 1-5-5）。当患者的血清总胆红素在 17.1 ～ 34.2 μmol/L 时，已经超过正常值，为高胆红素血症，但黄疸尚不能通过肉眼发现，故称为隐性黄疸或者亚临床黄疸。当血清胆红素超过 34.2 μmol/L，即为显性黄疸。显性黄疸又根据胆红素水平分为轻、中、重三度。

表 1-5-5　黄疸严重程度与胆红素水平的关系

黄疸严重程度	胆红素（μmol/L）
隐性黄疸（亚临床黄疸）	17.1 ~ 34.2
轻度黄疸	34.2 ~ 171
中度黄疸	171 ~ 342
重度黄疸	> 342

（2）黄疸类型的鉴别。根据发病原因，常将黄疸分为溶血性黄疸、肝细胞性黄疸、胆汁淤积性黄疸和先天性非溶血黄疸。先天性非溶血黄疸因先天性缺乏相应转化酶而导致，可通过特异性检查来确诊，而其他三种黄疸常根据胆红素检查结果来进行综合判断（表 1-5-6）。

表 1-5-6　黄疸类型的鉴别

黄疸类型	结合胆红素	非结合胆红素	尿胆素原	尿胆红素	粪便颜色
溶血性黄疸	↑	↑↑↑	++ ~ +++	−	加深
肝细胞黄疸	↑↑	↑↑	+ ~ ++	+ ~ ++	变浅
阻塞性黄疸	↑↑↑	↑	−	++ ~ +++	变浅

①溶血性黄疸：因红细胞大量被破坏而产生，直接导致血清非结合胆红素明显升高，伴有总胆红素增高，结合性胆红素代偿性升高，CB/STB < 20%。CB 代偿性升高常不能超过肾重吸收阈值，因此尿胆红素阴性。但肠道生成胆素原增加，因此尿胆素原和粪胆素原均升高。

②肝细胞性黄疸：因肝炎等疾病可导致肝细胞结构受损，细胞膜通透性增加，同时肝细胞功能下降。肝细胞内胆红素释放入血，引起 CB 升高。此类疾病 CB 升高常超过肾脏重吸收阈值，因此尿胆红素阳性。同时肝细胞代谢功能下降，UCB 滞留在血液中，因此表现为血清三种胆红素均增高；但因肝功能下降，肠道内胆素原因原料不足而生成减少，所以粪便颜色变浅。

③胆汁淤积性黄疸：肝细胞合成胆红素后，排入肠道的途径受阻，因而胆红素反流入血，使血清 CB 中重度升高，同时引起总胆红素增高伴非结合性红素代偿升高，CB/STB > 50%。尿胆红素为强阳性，但尿胆素原、粪胆素原明显下降。

（3）肝细胞损伤程度的判断和预后。病毒性肝炎，肝细胞损害越严重，血清总胆红素越高；重症肝炎，肝功能相关酶的水平达到高峰后逐渐下降，但胆红素水平可持续升高；胆汁淤积性疾病，虽血清总胆红素水平很高，可达到重度黄疸，但肝细胞损害较轻；成人溶血性疾病，常表现为轻、中度黄疸，血清总胆红素超过 85.5 μmol/L 提示有肝损害或胆道梗阻。

（4）血清胆红素水平下降。提示再生障碍性贫血、继发性贫血（肾炎、癌）等。

（四）胆汁酸代谢检测

正常情况下，只有少量胆汁酸能够进入血液循环。通过测定血清胆汁酸水平能够反映肝细胞合成、摄取及分泌的功能，对肝胆系统疾病具有较为灵敏和特异的诊断价值。

1）参考区间：血清总胆汁酸 0 ~ 10 μmol/L。

2）临床意义：血清总胆汁酸增高如下。

（1）肝细胞损害。如急性肝炎、慢性活动性肝炎、酒精性肝病、肝硬化、肝癌等。肝硬化患者初级胆汁酸/次级胆汁酸的比值下降。

（2）胆汁淤积。如胆石症、原发性胆汁性胆管炎、胆管癌、胰头癌等肝内或肝外胆道阻塞造成的胆汁淤积，此时初级胆汁酸/次级胆汁酸的比值升高。

（3）门静脉分流可使肠道内次级游离胆汁酸直接进入体循环。

（陆　楠）

第五节　肝病辅助用药

肝病辅助治疗药物是指具有保护肝细胞结构和功能、改善肝细胞代谢功能、增强肝脏解毒功能、促进肝脏细胞再生、抑制肝脏纤维化、降低高胆红素血症等作用的药物。治疗肝病，首先应找出病因，积极对因治疗。但对因治疗不能及时、直接和充分控制肝病症状时，在对因治疗的基础上加强辅助用药的应用，可减少肝细胞破坏和延缓肝纤维化，这是肝病综合治疗的一部分。

一、解毒性护肝药物

（一）还原型谷胱甘肽

还原型谷胱甘肽（glutathione）是人类细胞质中自然合成的一种含巯基三肽，由谷氨酸、半胱氨酸和甘氨酸组成，广泛存在于机体各器官中，在维持细胞生物功能和解毒方面起重要作用。谷胱甘肽是磷酸甘油醛脱氢酶的辅基，又是乙二醛酶及磷酸丙糖脱氢酶的辅酶，并能激活体内的巯基酶等，参与体内三羧酸循环及糖代谢，促进糖类、脂肪和蛋白质代谢，可减轻组织损伤，促进肝修复。谷胱甘肽的巯基有较强的亲核性，可以结合并加速体内自由基的排泄，也能还原高铁血红蛋白，防止红细胞溶血；谷胱甘肽也可作为甲基供体保护肝的合成、解毒、灭活激素等功能，并能促进胆汁酸代谢，有利于消化道吸收脂肪及脂溶性维生素。

主要用于各种肝损害、低氧血症和肿瘤化疗及化疗的辅助治疗。可抑制脂肪肝的形成，对酒精中毒性肝炎、药物中毒性肝炎（包括抗癌药、抗结核药、精神神经药物、抗抑郁药、对乙酰氨基酚和中药等）、慢性活动性病毒性肝炎及感染性肝病等多种肝病有改善作用。此药不良反应较少，偶见食欲减退、恶心、呕吐、胃痛等消化道症状。

（二）硫普罗宁

硫普罗宁（tiopronin）是一种新型含硫基类药物，可使肝细胞线粒体中的 ATP 酶活性降低，ATP 含量升高，电子传递功能恢复，从而保护肝线粒体结构，改善肝功能。硫普罗宁作为一种自由基清除剂以硫基与某些自由基可逆性结合成二硫化合物，并能激活铜/锌超氧化物歧化酶，从而重塑体内的抗氧化系统；亦可加速乙醇在体内的排泄，防止甘油三酯堆积，抑制过氧化物产生，促进坏死肝细胞的再生和修复。并可促进汞、铅从胆汁、尿液、粪便中排出，降低其肝肾蓄积量，保护肝功能和多种物质代谢酶。还可提供硫基发挥其解毒和组织细胞保护作用，从而治疗因化疗或放疗引起的白细胞减少。该药主要用于改善各类急、慢性肝炎的肝功能，也可用于脂肪性、酒精性、药物性肝损伤及重金属的解毒。还可用于降低放化疗的不良反应，并可预防放化疗所致的外周白细胞减少和二次肿瘤的发生。

二、抗炎护肝降酶药物

（一）甘草酸二铵

甘草酸二铵（diammonium glycyrrhizinate）是甘草中分离、筛选出的 18α 异构体为主的甘草酸二铵，属有效成分的第三代提取物。由于空间位阻效应，18α 异构体亲脂性、抗炎、激素样作用强于 18β 异构体。其化学结构与醛固酮的类固醇环相似，可阻碍可的松与醛固酮的灭活，从而发挥类固醇样非特异性抗炎作用，抑制炎症通路相关炎症反应信号的活性，下调炎症通路上游相关促炎性细胞因子的表达，阻断炎症通路下游，但无皮质激素的不良反应。实验证明，该药具有较强的抗炎、保护肝细胞及改善肝功能的作用，另外还有抗过敏、抗肝纤维化、抑制 Ca^{2+} 内流及免疫调节的作用。适用于伴有 AST 升高的急慢性病毒性肝炎的治疗。

（二）异甘草酸镁

异甘草酸镁（magnesium isoglycyrrhizinate）是一种肝细胞保护剂，具有抗炎、保护肝细胞及改善肝功能的作用。药效试验表明异甘草酸镁对 D- 氨基半乳糖引起大鼠急性肝损伤具有防治作用，能阻止动物血清转氨酶升高，减轻肝细胞变性、坏死及炎症细胞浸润；对 CCl_4 引起大鼠慢性肝损伤具有治疗效果，改善 CCl_4 引起慢性肝损伤大鼠的肝功能，降低 NO 水平，减轻肝组织炎症活动度及纤维化程度；对 Gal/FCA 诱发小鼠免疫性肝损害也有保护作用，降低血转氨酶及 NO 水平，减轻肝组织损害，提高小鼠存活率。该药适用于慢性病毒性肝炎，改善肝功能异常。

（三）双环醇

双环醇（bicyclol）是我国自主创发的抗慢性病毒性肝炎新药，具有显著的保护肝脏作用和一定的抗乙肝病毒活性。动物实验表明它对 CCl_4、D-氨基半乳糖、对乙酰氨基酚引起的小鼠肝损伤及卡介苗加脂多糖诱导的小鼠免疫性肝炎的 ALT 和 AST 均有明显降低作用，并能减轻肝组织的病理性损伤，促进肝细胞再生。体外实验表明双环醇对人肝癌细胞整合 HBV 分泌的 HBeAg 和 HBsAg 有抑制作用；对病毒性肝炎血清和肝脏的 HBV-DNA 有显著的抑制作用。其作用机制并非抑制氨基酸转移酶，而是有自由基清除作用以保护细胞膜，并能保护肝细胞核 DNA 免受损伤和减少细胞凋亡的发生。用于治疗慢性肝炎及其导致的转氨酶升高。

三、抗肝纤维化药物

肝纤维化的病理机制复杂，涉及因素较多，主要是肝星状细胞活化，细胞外基质代谢失衡。广义的抗纤维化药物干预影响肝纤维化发生发展的各个方面，包括治疗原发病或去除原发因素、抗炎与抗氧化（如水飞蓟宾、甘草酸制剂、腺苷蛋氨酸等）、抑制胶原纤维形成与促进其降解吸收（如 IFNγ、秋水仙碱、前列腺素）、抑制肝星状细胞活化和促进其凋亡等。狭义的抗肝纤维化则主要是抑制胶原的合成、促进胶原的降解和增加沉积胶原的吸收。

（一）水飞蓟宾

水飞蓟宾（silibinin）是从菊科水飞蓟属植物水飞蓟果实中提取分离的一种黄酮类化合物，具有显著的抗氧化、抗炎、免疫调节和降血脂等作用，能增强肝解毒功能，防止生物膜脂质过度氧化及浸润，并能抑制肝纤维化进程。也可刺激肝细胞核中 RNA 聚合酶 I 的活性，提高肝细胞合成 RNA 和蛋白质的能力，促进正常肝细胞的分裂生长。用于治疗药物性肝病、酒精性肝病、非酒精性脂肪性肝病、慢性病毒性肝病等。

（二）重组人 IFN-γ

重组人 IFN-γ（recombinant human IFN-γ）为抗原刺激 T 细胞、自然杀伤细胞产生，有较强的免疫调节功能，能增强抗原提呈细胞功能，促进 I 型辅助 T 细胞分化，加快免疫复合物的清除和吞噬异物功能；对淋巴细胞具有双向调节功能，提高抗体依赖的细胞毒反应，增强某些免疫活性细胞 HLA-II 表达；对肝星状细胞的活化、增生和分泌细胞外基质具有很强的抑制作用，并能抑制胶原合成，促进胶原降解。对类风湿关节炎患者的滑膜成纤维细胞有抑制作用，并抑制破骨细胞形成。用于治疗肝纤维化和类风湿关节炎。

（陈　琳）

参考文献

[1] 张朝佑 . 人体解剖学（上册）[M]. 3 版 . 北京：人民卫生出版社，2009.

[2] 丁文龙，刘学政 . 系统解剖学 [M]. 9 版 . 北京：人民卫生出版社，2018.

[3] Standring Susan. Gray's Anatomy[M]. 42th ed. Amsterdam: Elsevier，2021.

[4] 李继承，曾园山 . 组织学与胚胎学 [M]. 9 版 . 北京：人民卫生出版社，2018.

[5] 李和，李继承 . 组织学与胚胎学 [M]. 3 版 . 北京：人民卫生出版社，2015.

[6] Mescher AL. Junqueira's Basic Histology Text and Atlas[M]. 15th ed. New York: McGraw-Hill Education, 2018.

[7] Sadler TW. Langman's Medical Embryology[M]. 15th ed. Maryland: Wolters Kluwer Health/Lippincott Williams & Wilkins, 2023.

[8] 王庭槐 . 生理学 [M]. 9 版 . 北京：人民卫生出版社，2018.

[9] Guyton AC, Hall JE. Textbook of Medical Physiology[M]. 14th ed. Philadelphia: Elsevier Saunders, 2021.

[10] Kim E. Barrett, Susan M. Barman, Heddwen L. Brooks, et al. Ganong's Review of Medical Physiology[M]. 26th ed. New York: McGraw-Hill Education, 2019.

[11] 管又飞，朱进霞，罗自强 . 医学生理学 [M]. 4 版 . 北京：北京大学医学出版社，2018.

[12] Linda S. Costanzo Physiology: Cases and Problems[M]. 4th ed. Philadelphia: Lippincott Williams & Wilkins, 2012.

[13] 王建枝，钱睿哲 . 病理生理学 [M]. 9 版 . 北京：人民卫生出版社，2018.

[14] Rose CF, Amodio P, Bajaj JS, et al. Hepatic encephalopathy: Novel insights into classification, pathophysiology and therapy[J]. J Hepatol, 2020, 73(6):1526-1547.

[15] Butterworth RF. Hepatic Encephalopathy in Cirrhosis: Pathology and Pathophysiology[J]. Drugs, 2019, 79 (Suppl 1): 17-21.

[16] 万学红，卢雪峰 . 诊断学 [M]. 9 版 . 北京：人民卫生出版社，2018.

[17] 王欣，康熙雄 . 诊断学 [M]. 北京：北京大学医学出版社，2018.

[18] 潘祥林，王鸿利 . 实用诊断学 [M]. 北京：人民卫生出版社，2014.

[19] Lynn S. Bickley, Peter G. Szilagyi, et al. Bates' Guide To Physical Examination and History Taking[M]. 12th ed. Philadelphia, Wolters Kluwer, 2017.

[20] Richard F. LeBlond, Donald D. Brown, et al. DeGowin's Diagnostic Examination[M]. 11th ed. New York: McGraw-Hill education, 2020.

[21] 杨宝峰，陈建国 . 药理学 [M]. 9 版 . 北京：人民卫生出版社，2018.

[22] 步宏，李一雷 . 病理学 [M]. 9 版 . 北京：人民卫生出版社，2018.

[23] 陈杰，周桥 . 病理学 [M]. 3 版，北京：人民卫生出版社，2015.

[24] 丛文铭，郑建明 . 临床病例诊断与鉴别诊断——肝胆胰疾病 [M]. 北京：人民卫生出版社，2019.

[25] Kumar, Abbas, Aster. Robbins Basic Pathology[M]. 10th ed. Amsterdam: Elservier, 2017.

Note

第六章 小 肠

■ **小肠的解剖和组织学结构**
　◎ 小肠的解剖
　◎ 小肠的组织学结构

■ **小肠的生理功能**
　◎ 小肠液
　◎ 小肠的运动及其控制
　◎ 重要营养物质在小肠中的吸收

第一节　小肠的解剖和组织学结构

一、小肠的解剖

小肠（small intestine）是消化管中最长的一段，长 5～7 m，介于胃和盲肠之间，肠管自上而下逐渐变细，可以分为十二指肠、空肠和回肠三部分（图 1-6-1）。十二指肠大部分位于腹上部腹膜后间隙，空肠和回肠占据腹腔的中下部，被大肠包绕，借肠系膜连于腹后壁，也称系膜小肠。

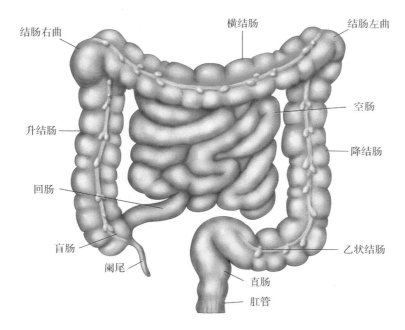

图 1-6-1　小肠和大肠

（一）十二指肠

十二指肠（duodenum）介于胃和空肠之间，近端起自胃的幽门，远端以十二指肠空肠曲移行为空肠，长约 25 cm，相当于十二个横指并列的长度。十二指肠位于腹后壁平第 1 ~ 3 腰椎平面，呈"C"形包绕胰头，除始、末两端被腹膜包裹，活动性较大，属于腹膜内位器官，其余各部被腹膜覆盖固定于腹后壁，属于腹膜外位器官。依据十二指肠的形态和位置，可以分为上部、降部、水平部和升部 4 部分（图 1-4-1）。

十二指肠上部（superior part of duodenum）长约 5 cm，起自胃的幽门，向右后方并稍向上走行至肝门下方和胆囊颈附近，然后急转向下移行为降部，两部移行处的弯折称十二指肠上曲（superior duodenal flexure）。上部近侧靠近幽门的一段黏膜光滑无环形皱襞，管壁薄，管腔大，临床上称为十二指肠球（duodenal bulb），是十二指肠溃疡的好发部位。临床上造影时，球部多呈圆锥形或三角形，基底朝向幽门，尖朝向球部远端。

十二指肠降部（descending part of duodenum）长约 8 cm，起自十二指肠上曲，沿第 1 ~ 3 腰椎和胰头右侧下行，至第 3 腰椎体下缘高度水平转向左移行为水平部，两部移行处的弯折称十二指肠下曲（inferior duodenal flexure）。十二指肠降部及以后的黏膜发达，形成高耸、密集的环状襞。在降部后内侧壁中份有一纵行的黏膜皱襞，称十二指肠纵襞（longitudinal fold of duodenum），其深面为穿经肠壁的胆总管、胰管及两者汇合形成的肝胰壶腹。十二指肠纵襞下端呈乳头状隆起，称十二指肠大乳头（major duodenal papilla），为肝胰壶腹的开口，距中切牙约 75 cm。在大乳头近侧约 2 cm 处，有时可见十二指肠小乳头（minor duodenal papilla），是副胰管的开口部位。

十二指肠水平部（horizontal part of duodenum）长约 10 cm，起自十二指肠下曲，向左经下腔静脉、腹主动脉前面，至第 3 腰椎体左前方移行为十二指肠升部。肠系膜上动脉和静脉跨越水平部前面下行，与腹主动脉形成夹角。有时候受空、回肠重力的牵拉，此夹角变小，肠系膜上动脉会压迫其水平部引起梗阻，临床上称肠系膜上动脉压迫综合征。

十二指肠升部（ascending part of duodenum）最短，长约 2.5 cm，在腹主动脉左侧起自水平部末端，然后向左上方斜行，至第 2 腰椎体左侧急转向前下方移行为空肠，两者移行处的弯折称十二指肠空肠曲（duodenojejunal flexure）。升部的末端逐渐被覆膜包裹，十二指肠空肠曲上后壁被一束由肌纤维和结缔组织构成的十二指肠悬肌固定于右膈脚上。十二指肠悬肌和包绕于其下段表面的腹膜皱襞共同构成十二指肠悬韧带（suspensory ligament of duodenum）或 Treitz 韧带（ligament of Treitz）。在腹部外科手术中，Treitz 韧带可以作为确定空肠起始端的重要标志。

（二）空肠和回肠

空肠（jejunum）和回肠（ileum）是介于十二指肠和盲肠之间的一段小肠管，上端起自十二指肠空肠曲，下端以回盲口与盲肠相接。空肠和回肠被肠系膜悬固于腹后壁上，肠管与系膜相连的缘称小肠系膜缘，与系膜相对的缘称小肠对系膜缘或小肠游离缘。

系膜小肠可以分为两部分，近侧 2/5 段称空肠，远侧 3/5 段称回肠。空回肠的形态结构不完全相同，但逐渐变化，没有明确的界限（图 1-6-1、图 1-6-2）。在位置上，空肠多位于结肠下区的左腰区和脐区，回肠多位于脐区、右髂区和腹下区，末端可伸入盆部。在形态上，空肠管径较大，管壁较厚，血管较多，颜色较红；回肠管径较小，管壁较薄，血管较少，颜色较淡。空肠到回肠的肠系膜内脂肪含量越来越多，厚度也越来越厚。在系膜内血管分布形式上，空肠的动脉弓级数少（1～2 级），直血管长；回肠的动脉弓级数多（3～4 级），直血管短。

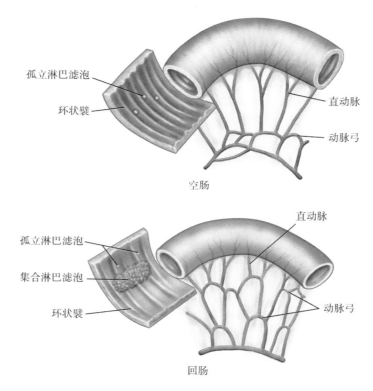

图 1-6-2　空肠与回肠

（三）小肠的血管、淋巴和神经

1. 小肠的血管

除十二指肠上部外，小肠的动脉来自肠系膜上动脉。十二指肠的动脉主要有胰十二指肠上动脉（肝总动脉的分支）和胰十二指肠下动脉（肠系膜上动脉的分支），另外肝总动脉其他分支，如胃十二指肠动脉、胃右动脉、胃网膜右动脉等也发出小分支分布于十二指肠上段。肠系膜上动脉在第一腰椎水平发自腹主动脉前壁，向下经胰颈下缘和十二指肠水平部之间进入肠系膜内向右下方走行。在肠系膜内，肠系膜上动脉向右侧发出胰十二指肠下动脉、中结肠动脉、右结肠动脉、回结肠动脉，向左发出 13～18 条空肠动脉和回肠动脉。空肠动脉和回肠动脉反复分支吻合成多级动脉弓，由动脉弓发出直动脉经小肠系膜缘进入肠壁。小肠近端的动脉弓一般为 1～2 级，远端的动脉弓一般为 3～4 级，至回肠最末段又形成单级弓。

小肠的静脉多与动脉伴行，大多汇入肠系膜上静脉，最后直接或间接注入肝门静脉。

2. 小肠的淋巴

小肠壁内的淋巴管始自绒毛中轴的中央乳糜管，向外吻合成黏膜下淋巴管网，后者发出分支穿肌层，并和肌层淋巴管网的输出管一起至外膜下。十二指肠的淋巴管注入胰十二指肠上、下淋巴结，然后经幽门上、下淋巴结等注入腹腔淋巴结和肠系膜上淋巴结。空、回肠的淋巴管经浆膜下进入肠系膜伴小肠动脉走行，途经一系列系膜淋巴结，输出管最后注入肠系膜上动脉根部的肠系膜上淋巴结。后者的淋巴输出管直接或和腹腔干淋巴结的输出管一起汇入乳糜池。小肠的淋巴管在脂肪吸收中起重要作用，淋巴管内充满着含脂肪微粒的乳白色液体，称乳糜微粒。

3. 小肠的神经

小肠的神经比较复杂，包括肠神经系统、内脏运动神经（交感和副交感）以及内脏感觉神经。小肠的交感神经节前纤维来自脊髓第 5 ~ 12 胸髓节中间外侧核，经交感干、内脏大小神经，在腹腔神经节和肠系膜上神经节内换元，节后纤维沿腹腔干和肠系膜上动脉分支分布，神经纤维在黏膜肌层和黏膜下层内分别形成肌间神经丛和黏膜下神经丛，主要抑制肠的蠕动和分泌，并使括约肌、黏膜肌和血管平滑肌收缩。副交感神经节前纤维来自迷走神经，节前神经元位于延髓迷走神经背核，和交感神经纤维一起随腹腔丛、肠系膜上丛至肠壁内神经节换元，节后纤维分部至肌层和腺体，促进肠蠕动和分泌，并使括约肌舒张。在小肠黏膜内还有内脏感觉纤维，随交感和副交感神经分别传入脊髓和延髓孤束核。由于小肠的疼觉纤维主要随交感神经传入脊髓，故小肠病变牵涉痛主要出现在脐周。

二、小肠的组织学结构

小肠的管壁从内向外分为黏膜、黏膜下层、肌层和外膜（图 1-6-3）。

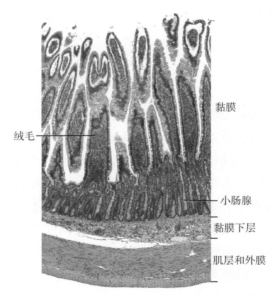

绒毛

黏膜

小肠腺

黏膜下层

肌层和外膜

图 1-6-3　空肠光镜图（横切面）

（一）黏膜

小肠壁的黏膜和黏膜下层共同向肠腔内突出，形成皱襞，多呈环形、半环形或螺旋状，在十二指肠末段和空肠头段发达，向下逐渐减少，至回肠中段以下基本消失（图 1-6-4）。黏膜表面的上皮和固有层向肠腔突出，形成小肠绒毛（intestinal villus），长 0.5 ~ 1.5 mm，形状不一，以十二指肠和空肠头段最发达（图 1-6-3、图 1-6-4）。绒毛根部的上皮向固有层内凹陷，形成小肠腺（small intestinal gland），又称 Lieberkühn 隐窝（crypts of Lieberkühn），呈单管状，直接开口于肠腔。

绒毛根部的上皮和固有层中小肠腺上皮相连续。

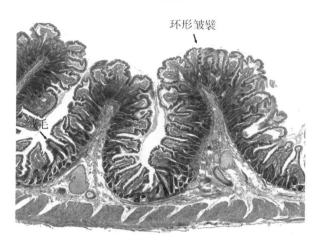

图 1-6-4　空肠光镜图（纵切面）

1. **上皮**　为单层柱状上皮。绒毛上皮由吸收细胞、杯状细胞和少量内分泌细胞组成；小肠腺上皮除上述细胞外，还有 Paneth 细胞和干细胞。

1）吸收细胞：吸收细胞（absorptive cell）数量最多，呈高柱状，核椭圆形，位于基底部，胞质嗜酸性，细胞游离面可见纹状缘（图 1-6-5）。电镜下，细胞游离面有微绒毛，微绒毛表面有一层厚 0.1 ~ 0.5 μm 的细胞衣。每个吸收细胞有 2000 ~ 3000 根微绒毛，使细胞游离面表面积扩大约 30 倍，密集规则排列的微绒毛形成光镜下的纹状缘。细胞衣主要由细胞膜内镶嵌蛋白的胞外部分构成，有双糖酶和肽酶，还有吸附的胰蛋白酶、胰淀粉酶等，是消化吸收的重要部位。胞质内还有丰富的滑面内质网和发达的高尔基复合体，可将吸收的脂类物质合成乳糜微粒，这是脂肪吸收和转运的方式。相邻细胞顶部有紧密连接，封闭细胞间隙，保证选择性吸收的进行。

2）杯状细胞：杯状细胞（goblet cell）散在于吸收细胞间，呈高脚酒杯状，胞质中有丰富的黏原颗粒。从十二指肠至回肠末端，杯状细胞逐渐增多，分泌黏液，有润滑和保护作用。

3）Paneth 细胞：Paneth 细胞（Paneth cell）是小肠腺的特征性细胞，常三五成群位于小肠腺底部。细胞呈锥体形，顶部胞质充满粗大的嗜酸性分泌颗粒（图 1-6-5）。分泌颗粒含有防御素、溶菌酶，有杀灭肠道微生物的作用。

4）内分泌细胞：种类繁多，如 D 细胞、EC 细胞、ECL 细胞等，可分泌激素，调节消化腺的分泌和胃肠运动。

5）干细胞：位于小肠腺下半部，胞体较小，呈柱状，在 HE 染色切片上不易辨认，可增殖分化为吸收细胞、杯状细胞、Paneth 细胞和内分泌细胞。绒毛上皮细胞的更新周期为 3 ~ 6 天。

2. **固有层**　为薄层细密的结缔组织，除小肠腺外，还有丰富的淋巴细胞、浆细胞、巨噬细胞、嗜酸性粒细胞和肥大细胞，有时还可见淋巴小结。在十二指肠和空肠多为孤立淋巴小结（solitary lymphoid nodule），在回肠（尤其下段），若干淋巴小结聚集形成集合淋巴小结（aggregated lymphoid nodule），也称 Peyer 斑，可穿过黏膜肌层抵达黏膜下层（图 1-6-6）。肠伤寒患者，病变主要侵犯集合淋巴滤泡，并可引发肠穿孔和肠出血。

小肠绒毛中轴的固有层结缔组织内有中央乳糜管、有孔毛细血管和散在的纵行排列的平滑肌细胞（图 1-6-7）。

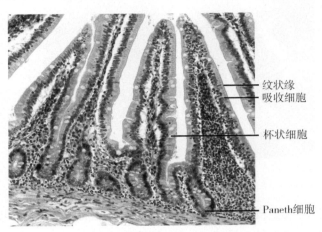

纹状缘
吸收细胞

杯状细胞

Paneth细胞

图 1-6-5　小肠绒毛和小肠腺光镜图

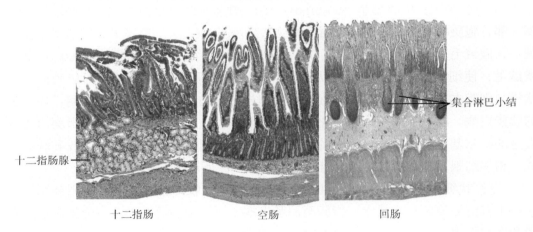

十二指肠腺

集合淋巴小结

十二指肠　　　　　空肠　　　　　回肠

图 1-6-6　三段小肠光镜图

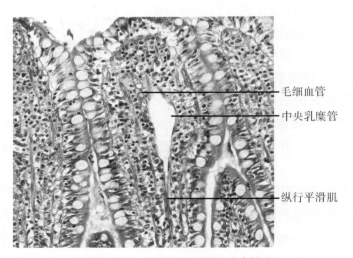

毛细血管

中央乳糜管

纵行平滑肌

图 1-6-7　小肠绒毛光镜图（高倍）

1）中央乳糜管：小肠绒毛中轴固有层结缔组织内有 1 ~ 2 条纵行毛细淋巴管，向下穿过黏膜肌进入黏膜下层形成淋巴管丛。中央乳糜管（central lacteal）管腔较大，内皮细胞间有间隙，无基膜，通透性大。吸收细胞合成释放的乳糜微粒进入中央乳糜管后输出。

2）有孔毛细血管：通透性高，肠上皮吸收的氨基酸、单糖等水溶性物质主要经此入血。

3）散在的平滑肌细胞：其长轴与绒毛长轴平行，其收缩使绒毛变短，利于淋巴和血液运行。

3. **黏膜肌层**　由内环形和外纵行两薄层平滑肌组成。

（二）黏膜下层

为薄层较致密的结缔组织，内有丰富的血管和淋巴管。十二指肠的黏膜下层内有大量十二指肠腺（duodenal gland），又称勃氏腺（Brunner's gland），为复管泡状的黏液性腺，其导管穿过黏膜肌开口于小肠腺底部（图 1-6-6），分泌物为黏稠的碱性黏液（pH 8.2 ~ 9.3）。

（三）肌层和外膜

肌层由内环形和外纵行两层平滑肌组成。外膜除部分十二指肠壁为纤维膜外，余均为浆膜，表面有间皮的覆盖。

（郭雨霁）

第二节　小肠的生理功能

一、小肠液

小肠液由十二指肠腺和小肠腺分泌。

十二指肠液的主要作用是中和进入十二指肠的胃酸，保护十二指肠黏膜免受胃酸的侵蚀；同时具有润滑作用，保护肠黏膜免受食糜的机械性损伤。

小肠腺的分泌液构成了小肠液的主要部分。小肠液是一种弱碱性液体，pH 为 7.6，渗透压与血浆渗透压相近。成人分泌量为 1 ~ 3 L/d，其中除水和无机盐外，还含有肠激酶、黏蛋白等。大量小肠液有助于稀释肠腔内容物，有利于食糜的消化和吸收。

肠激酶（enterokinase）又称肠肽酶，是一种丝氨酸蛋白酶，可水解蛋白内肽键，靶点是赖氨酸残基。肠激酶的作用是使胰蛋白酶原成为活性的胰蛋白酶，从而有助于蛋白质的消化。在肠上皮细胞的刷状缘上含有多种寡肽酶和寡糖酶，对进入上皮细胞的营养物质进一步消化,将寡肽分解为氨基酸,将蔗糖、乳糖等二糖进一步分解为单糖。这些酶可随脱落的肠上皮细胞进入肠腔,但对小肠内的消化不起作用。

小肠液分泌的量较大,可稀释肠内消化产物,降低肠内容物的渗透压,有利于消化产物的吸收。

二、小肠的运动及其控制

小肠是整个消化道最重要的消化和吸收场所,小肠的运动不仅提供机械动力,也对化学消化起协同作用。小肠有多种运动形式,使食糜与消化液混合,并与肠壁广泛接触,促进消化和吸收,同时向小肠下段推送食糜。

(一)小肠的运动形式

1. **紧张性收缩**　紧张性收缩(tonic contraction)是小肠平滑肌始终呈一种微弱但持续的收缩状态。紧张性收缩是小肠各种运动形式的基础,能使小肠保持一定的形状和位置,维持肠腔内的压力。当紧张性升高时,食糜在肠腔内混合推进加速;当紧张性降低时,食糜推进则减缓。

2. **分节运动**　分节运动(segmentation contraction)是一种以小肠壁环形肌收缩和舒张为主的节律性运动,是小肠特有的运动形式(图 1-6-8)。其表现为食糜所在的肠管上相隔一定间距的环形肌同时收缩,把肠腔内食糜分割成许多节段;随后,原来收缩的部位舒张,而舒张的部位开始收缩,使原来的食糜节段又分成两半,而相邻的两半则合拢形成新的食糜节段,如此反复进行。小肠的分节运动在空腹时几乎不出现,进食后逐渐增强。分节运动对小肠的消化与吸收具有重要作用,可使食糜与消化液充分混合,有利于化学性消化;并使食糜与肠壁紧密接触,有助于吸收。此外,分节运动可通过挤压肠壁,促进血液与淋巴液的回流,促进营养物质的吸收。

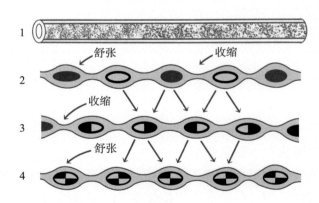

图 1-6-8　小肠的分节运动示意图

1. 肠管表面观;2、3、4. 肠管纵切面观,表示不同阶段的食段的食糜节段分割与合拢的情况

3. **蠕动**　蠕动是指小肠肠壁自近端向远端依次发生的推进性的波形运动。蠕动由肠道食团前部环形肌舒张与纵行肌收缩,以及食团后部的环形肌收缩与纵行肌舒张所引起,是一种把食糜向大肠方向推进的运动。小肠的蠕动速度很慢,推进速度为 1 ~ 2 cm/s,通常每个蠕动波将食糜向前推进 3 ~ 5 cm 后便自行消失。蠕动的意义在

于使经过分节运动作用后的食糜向前推进一步，到达新的肠段再开始分节运动。此外，小肠还有一种进行速度快、传播距离较远的蠕动，称为蠕动冲（peristaltic rush）。它可在几分钟内将食糜从小肠的始端一直推送至回肠末端甚至到结肠。蠕动冲可能是一种由吞咽动作或食糜对十二指肠的刺激引起的反射活动。

4. 移行性复合运动 小肠在消化间期存在周期性的移行性复合运动（MMC）。MMC起源于胃或小肠上端，并沿肠管向远端移行，当到达回盲部时，另一个MMC又在十二指肠发生。小肠MMC的生理意义是将小肠内遗留的食物残渣等迅速排除，并防止结肠内的细菌在消化间期逆行进入回肠。MMC的发生和移行受ENS和胃肠激素的调节。迷走神经兴奋可使MMC的周期缩短，胃动素可促进MMC的产生。

（二）小肠运动的调节

1. 神经调节 小肠平滑肌受内在神经系统和外来神经的双重控制。肠内容物的机械和化学刺激可通过内在神经丛局部反射引起小肠蠕动加强。外来神经中副交感神经兴奋能加强小肠运动，交感神经兴奋则抑制小肠运动，它们的作用是通过内在神经丛实现的。切断支配小肠的外来神经，蠕动仍可进行，说明内在神经系统对小肠运动起主要的调节作用。

2. 体液调节 胃肠激素在调节小肠运动中起重要作用。促胃液素、CCK可增强小肠运动；而促胰液素和胰高血糖素则抑制小肠运动。

三、重要营养物质在小肠中的吸收

在消化道中被吸收的物质不仅包括经口摄入的食物和水，还包括各种消化腺分泌入消化道内的水、无机盐和某些有机成分。图1-6-9显示了消化道各段对不同物质的吸收，小肠是吸收的主要部位。正常情况下，小肠每日还吸收数百克糖、100 g以上脂肪、50～100 g氨基酸，以及50～100 g离子等。实际上，小肠吸收的能力远超过这些数字，因而具有强大的储备能力。

（一）水的吸收

水的吸收都是伴随溶质分子的吸收发生的被动吸收，各种溶质，特别是NaCl的主动吸收所产生的渗透压梯度是水吸收的主要动力。细胞膜和细胞间的紧密连接对水的通透性都很大，而驱使水吸收的渗透压一般只有3～5 mOsm/（kg·H$_2$O）。

在十二指肠和空肠上部，水从肠腔进入血液和水从血液进入肠腔的量都很大，因此肠腔内液体的减少并不明显。在回肠，

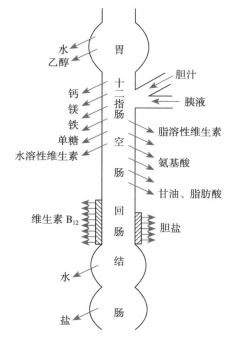

图1-6-9 各种物质在小肠吸收部位示意图

离开肠腔的液体比进入的多，因而肠内容物大为减少。

（二）无机盐的吸收

一般来说，单价碱性盐类如 Na^+、K^+、NH_4^+ 的吸收很快，多价碱性盐类则吸收很慢。凡能与 Ca^{2+} 结合而形成沉淀的盐，如硫酸盐、磷酸盐、草酸盐等，不能被吸收。

1. 钠的吸收

成年人每日经口摄入的 Na^+ 为 5 ~ 8 g，每日分泌入消化液中的 Na^+ 为 20 ~ 30 g，而每日大肠吸收的总 Na^+ 为 25 ~ 35 g，说明肠内容物中 95% ~ 99% 的 Na^+ 已被吸收。

小肠黏膜上皮从肠腔内吸收 Na^+ 是个主动过程，动力来自上皮细胞基底侧膜中钠泵的活动。钠泵的活动造成细胞内低 Na^+，且黏膜上皮细胞内的电位较膜外肠腔内负约 40 mV，故 Na^+ 顺电化学梯度，并与其他物质（如葡萄糖、氨基酸等逆浓度差）同向地转运入细胞。进入细胞内的 Na^+ 在基底侧膜经钠泵被转运出细胞，进入组织间液，随后进入血液（图 1-6-10）。

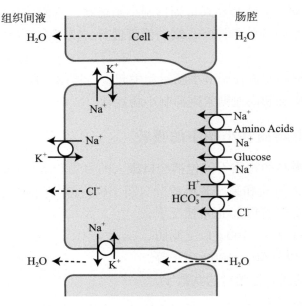

图 1-6-10　Na^+ 的吸收

2. 铁的吸收

成人每日吸收铁约 1 mg。铁的吸收与机体对铁的需要量有关，当服用相同剂量的铁后，缺铁患者可比正常人的铁吸收量高 2 ~ 5 倍。食物中的铁绝大部分是高铁（Fe^{3+}），不易被吸收，当它还原为亚铁（Fe^{2+}）时则较易被吸收。Fe^{2+} 的吸收速度要比相同量 Fe^{3+} 快 2 ~ 15 倍。维生素 C 能将 Fe^{3+} 还原为 Fe^{2+} 而促进铁的吸收。铁在酸性环境中易溶解而便于被吸收，胃液中的盐酸有促进铁吸收的作用，故胃大部切除的患者可伴发缺铁性贫血。

铁主要在小肠上部被吸收。肠黏膜细胞吸收无机铁是个主动过程，需要多种蛋白的协助转运。黏膜细胞顶端膜中存在的二价金属转运体（divalent metal transporter 1, DMT1）能将无机铁转运入细胞内。此外，血红素可通过黏膜细胞顶端膜上的血红素载体蛋白 1（heme carrier protein 1, HCP1）进入肠黏膜细胞，在胞内血红素加氧酶 2

Note

（hemeoxygenase 2）的作用下释放血红素分子中的Fe^{2+}。黏膜细胞基底侧膜中存在的铁转运蛋白1（ferroportin1, FPN1）则可将无机铁转运出细胞，使之进入血液。另外肠黏膜吸收铁的能力取决于黏膜细胞内的含铁量。由肠腔吸收入黏膜细胞的无机铁，大部分被氧化为Fe^{3+}，并与细胞内的脱铁铁蛋白（apoferritin）结合成铁蛋白（ferritin），暂时储存在细胞内，以后缓慢向血液中释放；吸收入黏膜细胞的Fe^{2+}仅一小部分在尚未与脱铁铁蛋白结合时可以主动吸收的方式转移到血浆中（图1-6-11）。黏膜细胞在刚吸收铁而尚未将它们转移至血浆中时，暂时失去其由肠腔再吸收铁的能力。这样，存积在黏膜细胞内的铁量，就成为再吸收铁的抑制因素。这种巧妙的平衡吸收机制，既保证了肠黏膜对铁的强大吸收能力，又能防止过量的铁进入人体形成铁过载（iron overload）。

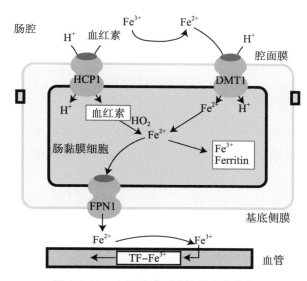

图 1-6-11 小肠黏膜对铁的吸收和转运

3. 钙的吸收 食物中的钙20% ~ 30%被吸收，大部分随粪便排出。食物中的钙必须变成Ca^{2+}才能被吸收，影响Ca^{2+}吸收的主要因素是维生素D和机体对钙的需要量。高活性的维生素D（1, 25-二羟维生素D_3）能促进小肠对Ca^{2+}的吸收。儿童和哺乳期女性因对钙的需要量增大且吸收增多。此外，钙盐只有在水溶液状态（如$CaCl_2$、葡萄糖酸钙溶液），而且在不被肠腔中其他任何物质沉淀的情况下，才能被吸收。肠内容物的酸度对钙的吸收有重要影响，在pH约为3时，钙呈离子化状态，吸收最好。肠内容物中磷酸过多，将使之形成不溶解的磷酸钙，使Ca^{2+}不能被吸收。此外，脂肪食物对钙的吸收有促进作用，脂肪分解释放的脂肪酸，可与之结合成"钙皂"，后者可和胆汁酸结合，形成水溶性复合物而被吸收。

小肠黏膜对Ca^{2+}的吸收通过跨上皮细胞和细胞旁途径两种形式进行。十二指肠是跨上皮细胞主动吸收Ca^{2+}的主要部位，小肠各段都可通过细胞旁途径被动吸收Ca^{2+}。从Ca^{2+}的吸收量来看，可能以后一种形式吸收的Ca^{2+}更多，部位以空肠和回肠更为主要。吸收的跨上皮细胞途径包括以下3个步骤：①肠腔内Ca^{2+}经上皮细胞顶端膜中特异的钙通道顺电化学梯度进入细胞；②进入胞质内的Ca^{2+}迅速与钙结合蛋白

（calcium-binding protein, CaBP 或 calbindin）结合，以维持胞质中低水平的游离 Ca^{2+} 浓度，避免扰乱细胞内的信号转导和其他功能；③与钙结合蛋白结合的 Ca^{2+} 被运送到基底侧膜处时，与钙结合蛋白分离，通过基底侧膜中的钙泵和 Na^+-Ca^{2+} 交换体被转运出细胞，然后进入血液（图 1-6-12）。

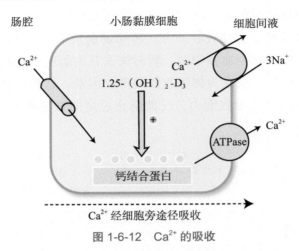

图 1-6-12　Ca^{2+} 的吸收

以上参与 Ca^{2+} 吸收的特异钙通道、钙结合蛋白、钙泵和 Na^+-Ca^{2+} 交换体都受到 1,25- 二羟维生素 D 的精细调控，其调控是通过影响基因表达促进上述功能蛋白的合成而实现的。

4. **负离子的吸收**　在小肠内吸收的负离子主要是 Cl^- 和 HCO_3^-。由钠泵产生的电位差可促进肠腔负离子向细胞内移动。

（三）糖的吸收

食物中的糖类必须分解为单糖后才能被小肠上皮细胞吸收。各种单糖的吸收速率有很大差别，己糖的吸收很快，戊糖则很慢。在己糖中，又以半乳糖和葡萄糖的吸收为最快，果糖次之，甘露糖最慢。

大部分单糖的吸收是一个逆浓度差进行的主动过程。在肠黏膜上皮细胞刷状缘膜中存在 Na^+- 葡萄糖同向转运体（图 1-6-9），它能选择性地将葡萄糖或半乳糖通过黏膜细胞刷状缘从肠腔转运入细胞内，这种转运方式属于继发性主动转运。进入细胞的单糖则以经载体易化扩散的方式通过基底侧膜上的葡萄糖转运体（glucose transporter, GLUT）离开细胞进入组织间液，随后入血。各种单糖与转运体的亲和力不同，因此吸收速率也不同。

（四）蛋白质的吸收

食物中的蛋白质经消化分解为氨基酸后，几乎全部被小肠吸收。蛋白质经加热处理后因变性而易于被消化，在十二指肠和近端空肠即被迅速吸收，未经加热处理的蛋白质则较难被消化，需到达回肠后才基本被吸收。

氨基酸的吸收与单糖相似，氨基酸自肠腔进入小肠黏膜上皮细胞的过程也属于继发性主动转运（图 1-6-10）。在小肠黏膜细胞刷状缘，目前已确定有 3 种主要的氨基酸运载系统，分别转运中性、酸性或碱性氨基酸。一般来说，中性氨基酸的转运比酸性或碱性氨基酸速度快。进入上皮细胞的氨基酸也以经载体易化扩散的方式进入组织间液，然后经血液为机体利用，当蛋白质被小肠吸收后，门静脉血液中的氨基酸含量即刻增高。

蛋白质经水解生成的寡肽也能被吸收，小肠黏膜上皮细胞刷状缘膜中还存在二肽和三肽转运系统，许多二肽和三肽可被小肠上皮细胞吸收，进入细胞内的二肽和三肽可被细胞内的二肽酶和三肽酶进一步分解为氨基酸，再进入循环血液。

此外，少量小分子食物蛋白可完整地进入血液，由于吸收量很少，从营养角度看并无多大意义，但可作为抗原引起过敏反应或中毒反应，这对人体是不利的。

（五）脂肪的吸收

在小肠内，脂类的消化产物脂肪酸、单酰甘油、胆固醇等很快与胆汁中的胆盐形成混合微胶粒。由于胆盐的双嗜特性，它能携带脂肪消化产物通过覆盖于小肠黏膜上皮细胞表面的静水层到达上皮细胞表面。在这里，脂肪酸、一酰甘油和胆固醇等从混合胶粒中释出，透过上皮细胞脂质膜而进入细胞。

长链脂肪酸及单酰甘油被吸收后，在肠上皮细胞的内质网中大部分重新合成为三酰甘油，并与细胞中生成的载脂蛋白合成乳糜微粒（chylomicron）。乳糜微粒形成后即进入高尔基复合体中，被质膜结构包裹而形成囊泡。当囊泡移行到细胞底侧膜时便与细胞膜融合，以出胞的方式释出其中的乳糜微粒，进入细胞间液的乳糜微粒再扩散进入淋巴循环（图 1-6-13）。

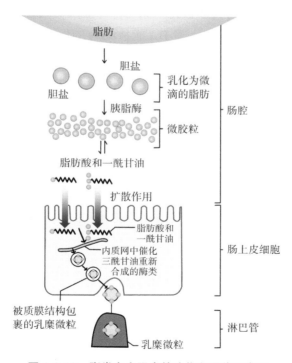

图 1-6-13　脂类在小肠内的消化和吸收示意图

中链、短链三酰甘油水解产生的脂肪酸和一酰甘油，在小肠上皮细胞中不再变化，它们是水溶性的，可直接扩散出细胞的基底膜侧进入血液而不进入淋巴循环。由于膳食中的动、植物油中含有 15 个以上碳原子的长链脂肪酸较多，所以脂肪的吸收以淋巴途径为主。

（六）胆固醇的吸收

进入肠道的胆固醇主要来自食物和由肝脏分泌的胆汁。胆汁中的胆固醇是游离的，而食物中的胆固醇部分是酯化的。酯化的胆固醇须经消化液中胆固醇酯酶的水解成为游离胆固醇后才能被吸收。游离胆固醇通过形成混合微胶粒，在小肠上部被吸收。被吸收的胆固醇大部分在小肠黏膜上皮细胞内又重新酯化，生成胆固醇酯，最后与载脂蛋白一起组成乳糜微粒，经由淋巴系统进入循环血液。

胆固醇的吸收受很多因素的影响。食物中胆固醇含量越高，其吸收也越多，但两者不呈线性关系。食物中的脂肪和脂肪酸可促进胆固醇的吸收，而各种植物固醇（如豆固醇、β- 谷固醇）则通过竞争性抑制妨碍其吸收。胆盐可与胆固醇形成混合微胶粒，有助于胆固醇的吸收。食物中不能被利用的纤维素、果胶、琼脂等易与胆盐结合而形成复合物，可阻碍微胶粒的形成，从而降低胆固醇的吸收。抑制肠黏膜细胞载脂蛋白合成的物质可因妨碍乳糜微粒的形成而减少胆固醇的吸收。

（七）维生素的吸收

大部分维生素在小肠上段被吸收，只有维生素 B_{12} 是在回肠被吸收的。大多数水溶性维生素（如维生素 B_1、B_2、B_6、PP）是通过依赖于 Na^+ 的同向转运体被吸收的（图 1-6-9）。存在于食物中的大多数维生素 B_{12} 与蛋白质结合。胃蛋白酶消化蛋白质的作用和胃内的低 pH 环境，使维生素 B_{12} 能从结合的形式释放出来，游离的维生素 B_{12} 迅速与一种称为 R 蛋白（R protein, transcobalamin, TC）的糖蛋白结合。R 蛋白存在于唾液和胃液中，它能在很大的 pH 范围内与维生素 B_{12} 紧密结合。胃壁细胞分泌的内因子是维生素 B_{12} 结合蛋白，但内因子与维生素 B_{12} 结合的亲和力比 R 蛋白小，因此，胃中大多数维生素 B_{12} 与 R 蛋白结合。胰蛋白酶可在 R 蛋白与维生素 B_{12} 的连接处降解这一复合物，将维生素 B_{12} 释放出来。游离的维生素 B_{12} 随后与内因子结合。其复合物可高度抵抗胰蛋白酶的消化。回肠上皮细胞的顶端膜含有能识别和结合内因子 - 维生素 B_{12} 复合体的受体蛋白，转运维生素 B_{12} 到肠上皮细胞中（图 1-6-14）。脂溶性维生素 A、D、E、K 的吸收与脂类消化产物相同。

Note

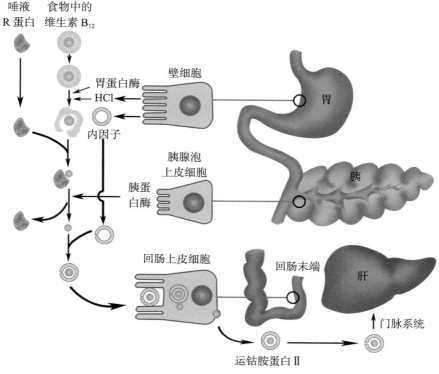

图 1-6-14　小肠黏膜对维生素的 B_{12} 重吸收

（王双连）

参考文献

［1］张朝佑. 人体解剖学（上册）[M]. 3 版. 北京：人民卫生出版社，2009.

［2］丁文龙，刘学政. 系统解剖学 [M]. 9 版. 北京：人民卫生出版社，2018.

［3］Standring Susan. Gray's Anatomy[M]. 42th ed. Amsterdam: Elsevier, 2021.

［4］李继承，曾园山. 组织学与胚胎学 [M]. 9 版. 北京：人民卫生出版社，2018.

［5］李和，李继承. 组织学与胚胎学 [M]. 3 版. 北京：人民卫生出版社，2015.

［6］Mescher AL. Junqueira's Basic Histology Text and Atlas[M]. 14th ed. New York: McGraw-Hill Education, 2018.

［7］Sadler TW. Langman's Medical Embryology[M]. 15th ed. Maryland: Wolters Kluwer Health/Lippincott Williams & Wilkins, 2023.

［8］王庭槐. 生理学 [M]. 9 版. 北京：人民卫生出版社，2018.

［9］Guyton AC, Hall JE. Textbook of Medical Physiology[M]. 14th ed. Philadelphia: Elsevier Saunders, 2021.

［10］Barrett KE, Barman SM, Brooks HL, et al. Ganong's Review of Medical Physiology[M]. 26th ed. New York: McGraw-Hill Education, 2019.

［11］管又飞，朱进霞，罗自强. 医学生理学 [M]. 4 版. 北京：北京大学医学出版社，2018.

第七章 大 肠

- ■ 大肠的解剖和组织学结构
- ■ 大肠的生理功能与排便反射
  - ◎ 大肠液的分泌
  - ◎ 大肠的运动形式
  - ◎ 排便反射
- ■ 肠道的疾病基础
  - ◎ 克罗恩病
  - ◎ 溃疡性结肠炎
  - ◎ 阑尾炎
  - ◎ 结肠腺瘤和息肉
  - ◎ 结直肠癌
  - ◎ 肠伤寒
  - ◎ 细菌性痢疾

第一节　大肠的解剖和组织学结构

　　大肠（large intestine）是由盲肠至肛门之间的一段粗大肠管，长约 1.5 m，全程围绕在小肠祥周围，可以分为盲肠、阑尾、结肠、直肠和肛管 5 部分（图 1-6-1）。

　　除了阑尾、直肠和肛管外，盲肠和结肠形态结构类似，具有三种特征性的结构，即结肠带、结肠袋和肠脂垂（图 1-7-1）。结肠带（colic band）是肠壁纵行肌汇集增厚成大约等距离的 3 条纵带，按附着位置分别称为网膜带、独立带和系膜带，3 条结肠带向下汇集于阑尾根部。结肠袋（haustrum of colon）为结肠带之间的肠壁由横沟隔开并向外膨出的袋状突起，是结肠带短于肠管和环形肌局部收缩所致。肠脂垂（epiploic appendice）是沿着独立带和网膜带两侧分布的许多大小不等的脂肪团，由肠壁浆膜下脂肪组织积聚而成。正常情况下，大肠管径较大，管壁较薄。但鉴别大小肠主要依靠大肠的上述 3 个形态特征。

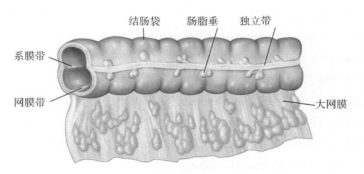

图 1-7-1　结肠的特征性结构（横结肠）

（一）盲肠

盲肠（cecum）是大肠的起始部，呈盲袋状，长约 6 cm，位于回盲口以下，向上（远端）延续为升结肠，下端连有阑尾。盲肠位于右髂窝内，其体表投影在腹股沟韧带外侧半上方。在胚胎发育过程中，盲肠随肠管旋转后是由右上腹逐渐下降到右髂窝内，少数人下降异常时盲肠位置可高至肝下或低至盆腔，甚至出现在左侧腹腔（图 1-7-2）。

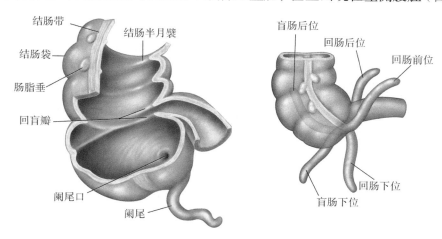

图 1-7-2　盲肠和阑尾

盲肠和结肠的组织学结构也基本相同，由内向外分为黏膜、黏膜下层、肌层和外膜。

1. **黏膜**　与小肠黏膜相比，大肠黏膜表面光滑，无绒毛。上皮为单层柱状，由吸收细胞和杯状细胞组成。固有层内有丰富的单管状大肠腺，无 Paneth 细胞，分泌黏液，有保护黏膜的功能（图 1-7-3）。固有层内可见孤立淋巴小结。黏膜肌层由内环形和外纵行两薄层平滑肌组成。

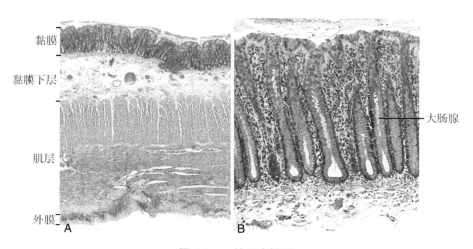

图 1-7-3　结肠光镜图

A. 10×；B. 40×

2. **黏膜下层**　黏膜下层为薄层疏松结缔组织，可见成群脂肪细胞。

3. **肌层**　肌层由内环形和外纵行两层平滑肌组成。内环形肌节段性局部增厚，形成结肠袋；外纵行肌局部增厚形成三条结肠带，带间的纵行肌菲薄，甚至缺如。

4. 外膜　外膜多为浆膜，升结肠与降结肠的后壁、直肠中 1/3 段的后壁、直肠下 1/3 段为纤维膜。

一般情况下，盲肠各面均被覆膜包裹，属于腹膜内位器官，具有一定的活动性。当升结肠系膜保留时，盲肠和升结肠具有较大的活动性，称移动性盲肠，这种情况可导致肠扭转。少数盲肠后壁借结缔组织直接连于髂筋膜。盲肠后壁的腹膜襞在盲肠周围形成隐窝，盲肠后隐窝一般较深，阑尾常位于此隐窝内，小肠管突入窝内可形成盲肠后疝。

盲肠与结肠的结构相似，表面上的 3 条结肠带向阑尾根部汇集并延伸于阑尾的肌层。回肠末端在大肠后内侧壁上的开口称回盲口（ileocecal orifice），多呈扁圆形。回盲口的上、下缘各有一半月形的黏膜皱襞，称回盲瓣（ileocecal valve），其深面有回肠末端突入增厚的环形肌，两者对回盲口具有括约功能，防止食物过快进入大肠，以便食物在小肠内充分消化、吸收，同时也可防止大肠内容物逆流入小肠。在回盲口下方约 2 cm 处有阑尾的开口。

（二）阑尾

阑尾（vermiform appendix）为腹膜内位器官，是一条细长盲管，形似蚯蚓，其根部连于盲肠下端后内侧壁上，阑尾根部在盲肠壁上的开口称阑尾口（orifice of vermiform appendix），多位于回盲口下方 2 cm 处（图 1-7-3）。阑尾口的下缘有一条不明显的半月形黏膜皱襞，称阑尾瓣，具有防止粪块和异物坠入阑尾腔的作用。在阑尾和回肠末端之间有三角形的阑尾系膜，内含阑尾的血管、神经和淋巴管等。阑尾系膜的游离缘有时较短，致使阑尾卷曲呈钩形、"S"形等，是阑尾炎容易发生的形态学基础。

阑尾的大小、形态和位置因人而异。成人的阑尾一般长 5～7 cm，管径 0.5～1 cm，管壁上无绒毛，肠腺短而少。固有层内有极丰富的淋巴组织，大量淋巴小结聚集、突入黏膜下层，致使黏膜肌层不完整。肌层很薄，外覆浆膜（图 1-7-4）。阑尾的长度和管径一般到 3 岁时达到顶峰。幼儿的阑尾基部较宽，尖端较细，呈漏斗形。阑尾的管腔一般随年龄增长而变窄，中年以后可发生部分或完全闭锁。阑尾管腔被粪石阻塞时容易引发阑尾炎。

阑尾的位置一般取决于盲肠的位置（图 1-7-3）。正常情况下阑尾位于右髂窝，少数情况下可见异位阑尾，如高位阑尾（肝下）、低位阑尾（盆腔内）等。阑尾根部的体表投影一般在肚脐和右髂前上棘连线的中、外 1/3 交点处，也称 McBurney 点。虽然阑尾根部和盲肠的位置关系比较固定，但阑尾体和尖游动性较大。所以，阑尾与回盲部的位置关系有多种，我国成人最常见的是盲肠后位和回肠下位，少见的有结肠后位、盲肠下位和外位、回盲前位和后位、腹膜外阑尾等。由于阑尾的位置差异较大，毗邻关系复杂，阑尾炎患者有时会出现不同的症状和体征，这为阑尾炎的正确诊断增加了复杂性。另外，阑尾位置的多变，也为术中寻找阑尾造成了困难，但由于盲肠的三条结肠带都汇集于阑尾根部，沿结肠带向下追踪，是术中寻找阑尾的可靠方法。

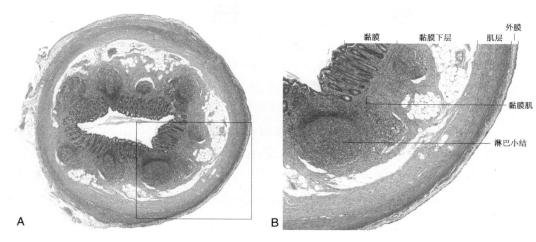

黏膜　　　　黏膜下层　　　肌层　　外膜

黏膜肌

淋巴小结

A　　　　　B

图 1-7-4　阑尾光镜图

（三）结肠

结肠（colon）是介于盲肠和直肠之间的一段大肠，呈"M"形包绕在空、回肠周围，长约 1.5 m，管腔由近及远逐渐变细，平均直径 4.8 cm。按位置和走行，可以分为升结肠、横结肠、降结肠和乙状结肠 4 部分（图 1-6-1）。升结肠和降结肠为腹膜间位器官，借结缔组织附着于腹后壁，较为固定；横结肠和乙状结肠为腹膜内位器官，有较长的系膜，活动幅度较大。

1. 升结肠　升结肠（ascending colon）长 15 ~ 20 cm，在右髂窝内于回盲口平面起自盲肠上端，沿腰方肌和右肾前面上升至肝右叶下方转向左前下，移行为横结肠，移行处的弯曲称结肠右曲（right colic flexure）或肝曲。升结肠属于腹膜间位器官，其后面借疏松结缔组织连于腹后壁，位置较为固定。

2. 横结肠　横结肠（transverse colon）长约 50 cm，起自结肠右曲，先向左前下方走行，然后转向左后上方到达左季肋区，形成一向下的弓形弯曲。左侧端在脾门下方转折向下移行为降结肠，移行处的弯曲称结肠左曲（left colic flexure）或脾曲，其位置比肝曲高。横结肠属于腹膜内位器官，借横结肠系膜连于腹后壁，具有较大的活动性，其中间部分可以下垂到脐或脐平面以下。

3. 降结肠　降结肠（descending colon）长约 25 cm，于左季肋区起自脾曲，沿左肾外侧缘和腰方肌前面下降达髂肌前方，于髂嵴平面转向内移行为乙状结肠。降结肠也属于腹膜间位器官，后面借疏松结缔组织连于腹后壁，位置较为固定。

4. 乙状结肠　乙状结肠（sigmoid colon）长约 40 cm，在左髂嵴处起自降结肠下端，沿左髂窝先向内下达盆腔入口，再沿腰大肌内侧缘转向内上至髂总动脉分叉处，然后急转向下进入盆腔达中线平面，至第 3 骶椎高度移行为直肠，全长呈"乙"字形。乙状结肠为腹膜内位器官，借乙状结肠系膜连于左髂窝和盆腔后壁。乙状结肠系膜中部较宽，远近端较窄，故乙状结肠中部活动性较大，是乙状结肠发生扭转的因素之一。乙状结肠也是憩室和肿瘤的好发部位。

（四）直肠

直肠（rectum）是消化管位于盆腔内的一段，在第 3 骶椎平面起自乙状结肠，沿骶、尾骨前面下行，穿盆膈后移行为肛管，长约 15 cm。直肠并不直，在矢状面有两个明显的前后方向的弯曲，直肠上段沿骶、尾骨前面下降，形成一个凸向后的弯曲，称直肠骶曲（sacral flexure of rectum）。直肠末段绕过尾骨尖，转向后下，形成一个凸向前的弯曲，称直肠会阴曲（perineal flexure of rectum）。在冠状面上，直肠常常也形成 3 个不明显的侧曲，自上而下依次凸向右、左、右，最后回到正中面，其中中间向左的侧曲最明显。临床上进行直肠镜或结肠镜检查时，应注意这些弯曲部位，以防损伤肠壁（图 1-7-5）。

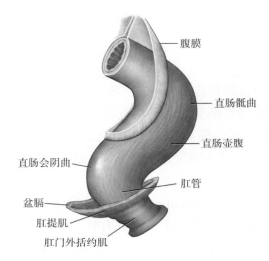

腹膜

直肠骶曲

直肠壶腹

直肠会阴曲

肛管

盆膈

肛提肌

肛门外括约肌

图 1-7-5　直肠与肛管

直肠上 1/3 前面和两侧面均有腹膜覆盖，中 1/3 仅前面有腹膜覆盖，下 1/3 位于腹膜以下。直肠壁的外部形态已失去结肠的特征，结肠带在乙状结肠末端集中成前、后两条，向下移行为包裹整个直肠外层的纵行肌，但直肠壁的组织学结构与结肠基本相同。

直肠上端与乙状结肠移行处管径较细，向下肠腔显著膨大，称直肠壶腹（ampulla of rectum）。直肠内面的黏膜在壶腹部形成 3 条明显的半月形的横皱襞，称直肠横襞（transverse fold of rectum），也称 Houston 瓣，高者达 1 ~ 2 cm，由黏膜和环形肌构成，当直肠扩张时尤为明显，具有阻挡粪便的功能。上直肠横襞靠近乙状结肠和直肠交界处，位于直肠左侧壁或右侧壁上，有时呈环形，距肛门约 11 cm。中直肠横襞位于直肠壶腹稍上方的右前壁上，相当于直肠前壁腹膜反折水平，面积最大也最恒定，距肛门约 7.5 cm。在乙状结肠镜检查中，当确定肿瘤和腹腔位置关系时，常以中直肠横襞作为标志。下直肠横襞位置不恒定，多位于直肠左侧壁上，距肛门约 5 cm。直肠下部的黏膜在空虚时常形成纵行皱襞，充盈扩张时这些纵行皱襞消失。了解上述的直肠横襞的位置，对直肠镜和乙状结肠镜检查具有一定的意义（图 1-7-6）。

Note

（五）肛管

肛管（anal canal）是直肠壶腹下端以下的狭细部分，上端起自直肠，穿盆膈平面，向后下方行止于肛门，长约 4 cm。肛管周围有肛门括约肌包绕，平时处于收缩状态，有控制排便的功能（图 1-7-6）。

肛管上部内面为黏膜，由于肛管变细，黏膜形成 6 ~ 10 条纵行皱襞，称为肛柱（anal column），儿童的肛柱比成人的明显。相邻肛柱下端之间借半月形的黏膜皱襞相连，称肛瓣（anal valve）。肛瓣和肛柱下端共同围成开口向上的隐窝，称肛窦（anal sinus），深 3 ~ 5 mm，窦底有肛腺的开口。肛窦易积存粪屑，感染后形成肛窦炎，严重者可导致肛门周围脓肿或肛瘘。各肛柱上端的连线称肛直肠线（anorectal line），一般认为是直肠和肛管的分界线；各肛柱下端和肛瓣边缘的环形连线称齿状线（dentate line），也称肛皮线（图 1-7-6）。

齿状线下方约 1 cm 宽的幅度，内面为未角化的复层扁平上皮覆盖，环绕肛管下部一周，比较光滑，称肛梳（anal pecten）或痔环，其深部含有静脉丛，故活体痔环呈浅蓝色。沿肛梳下缘有一条不明显的环形线，称白线（white line）或 Hilton 线，为肛门内括约肌和肛门外括约肌皮下部之间的交界处，活体指诊时可触及此线为一环形浅沟。白线以下移行于肛门（anus），呈前后纵行的裂孔。肛门周围皮肤为角化的鳞状上皮，富含色素，并长有肛毛，固有层中出现环肛腺（顶泌汗腺）和丰富的皮脂腺。由于肛门括约肌的收缩，肛门周围皮肤形成许多放射状皱褶。在齿状线处，单层柱状上皮骤变为轻度角化的复层扁平上皮，大肠腺和黏膜肌层消失（图 1-7-7）。

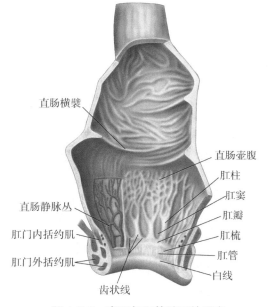

图 1-7-6 直肠与肛管腔面的形态

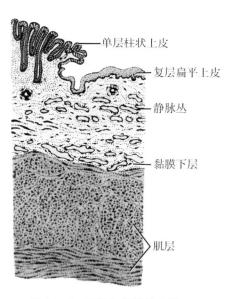

图 1-7-7 直肠齿状线模式图

齿状线上、下不仅组织结构不同，血管供应、淋巴引流和神经分布也不一样（表 1-7-1）。

表 1-7-1 肛管齿状线上、下部结构比较

	齿状线以上	齿状线以下
上皮组织	单层柱状上皮	复层鳞状上皮
动脉供应	直肠上、下动脉	肛动脉
静脉回流	直肠上静脉（至肝门静脉）	肛静脉（至下腔静脉）
淋巴引流	肠系膜下淋巴结、髂内淋巴结	腹股沟浅淋巴结
神经分布	盆丛（内脏神经）	骶丛（躯体神经）

　　肛柱部的黏膜下层和肛梳部的皮下组织内含有丰富的静脉丛，在某些病理情况下这些静脉丛可以淤血扩张形成静脉团，向肛管腔内突出形成痔。发生在齿状线以上的痔称内痔，发生在齿状线以下的痔称外痔，同时跨越齿状线上、下者称混合痔。由于两种痔的神经来源不同，所以，内痔常无感觉，而外痔常感疼痛。

　　肛管壁的肌由内环形和外纵行两层平滑肌组成，其周围还有肛门外括约肌和肛提肌等围绕（图 1-7-5、图 1-7-6）。肛管壁上的环形平滑肌在肛管处增厚形成肛门内括约肌，从肛直肠交界向下延伸到白线。肛门内括约肌能协助排便，但无括约肛门控制排便的作用。肛管壁上的纵行平滑肌向下和外侧的肛提肌一起形成肌性间隔，分割肛门内、外括约肌，下端分散止于肛周皮肤。肛门外括约肌为骨骼肌，是肛门括约肌的主要部分，位于肛管平滑肌之外，包绕整个肛管，按位置可分为皮下部、浅部和深部三部分：皮下部为围绕肛管下端的环形肌纤维，位于白线下方的皮肤深面，居浅部和肛门内括约肌的下方；浅部为环绕肛管及肛门内括约肌下部的椭圆形肌束，居皮下部上方，前方附着于会阴体，后方附着于尾骨尖；深部为环绕肛门内括约肌上部的肌束，居浅部上方，部分与耻骨直肠肌融合。

　　肛门外括约肌的浅部和深部、肛门内括约肌、直肠下份纵行肌和肛提肌等，共同围绕肛管形成一个复杂的肌环，称为肛直肠环，它们受不同的神经支配，对肛管起重要的括约作用，若手术损伤将导致大便失禁。

（六）大肠的血管、淋巴和神经

　　1. 大肠的血管　大肠的血液供应来自肠系膜上动脉、肠系膜下动脉及髂内动脉。分布于盲肠、阑尾、升结肠和横结肠的动脉由肠系膜上动脉的分支，即回结肠动脉、右结肠动脉、中结肠动脉供应；分布至降结肠、乙状结肠和直肠上部的动脉来自肠系膜下动脉的分支，即左结肠动脉、乙状结肠动脉、直肠上动脉；分布至直肠下部和肛管的动脉来自髂内动脉的分支，即直肠下动脉和肛动脉。邻近的各结肠支在近结肠边缘处均分支相互吻合成动脉弓，称边缘动脉，后者发出直动脉，经系膜带处进入肠壁。边缘动脉在中结肠动脉左支和左结肠动脉升支之间的吻合部位往往较差，甚至缺如。因此，中结肠动脉左支受损，可以引起横结肠左侧部缺血坏死。这种吻合较差的情况也可见于乙状结肠动脉和直肠上动脉的吻合部。

　　大肠的静脉基本上与动脉伴行，结肠左曲以上的静脉血分别经回结肠静脉、右结肠静脉和中结肠静脉汇入肠系膜上静脉。结肠左曲以下的静脉血分别经左结肠静脉、乙状结肠静脉、直肠上静脉汇入肠系膜下静脉。肠系膜上、下静脉最终汇入肝门静脉。

直肠下段和肛管的静脉血经直肠下静脉和肛静脉汇入髂内静脉，最终汇入下腔静脉。因此，直肠是肝门静脉和下腔静脉吻合的一个重要部位，在门静脉高压时，直肠静脉丛可以扩张，容易损伤引起便血。

2. 大肠的淋巴 结肠的淋巴管出结肠壁后沿相应的动脉走行，行程中依次经过结肠壁淋巴结、结肠旁淋巴结、中间淋巴结和肠系膜上、下淋巴结。结肠左曲以上的淋巴大多汇入肠系膜上淋巴结，结肠左曲以下的淋巴大多汇入肠系膜下淋巴结，两者的输出管与腹腔淋巴结的输出管一起构成肠干。直肠下部和肛管齿状线以上部分的淋巴管注入髂内淋巴结。肛管齿状线以下部分的淋巴管汇入腹股沟浅淋巴结。

3. 大肠的神经 大肠的神经比较复杂，包括肠神经系统、内脏运动神经（交感和副交感）以及内脏感觉神经。大肠的交感神经的纤维来自脊髓第 5 ~ 12 胸髓节和第 1 ~ 3 腰髓节的中间外侧核，节前纤维分别经内脏大、小神经和腰内脏神经到腹腔神经节、肠系膜上神经节和肠系膜下神经节，节后纤维随肠系膜上动脉和肠系膜下动脉分支至肠壁，抑制肠壁蠕动和腺体分泌，并引起回盲括约肌和肛门内括约肌收缩。结肠左曲以上大肠的副交感神经来自迷走神经，经腹腔丛和肠系膜上丛分布。结肠左曲以下大肠的副交感神经来自盆内脏神经，其神经元位于脊髓第 2 ~ 4 骶髓节的骶副交感核，节前纤维经盆内脏神经进入盆腔内的下腹下丛，部分纤维经下腹下丛直接到达直肠及盆腔内其他脏器，部分纤维离开下腹下丛向上经腹下神经到达上腹下丛，然后随肠系膜下动脉分支到达肠壁。迷走神经和盆内脏神经的副交感神经节前纤维和肠壁内的节后神经元形成突触，节后纤维促进肠蠕动和腺体分泌，并抑制括约肌收缩。

大肠的感觉神经随交感神经和副交感神经走行，神经元位于迷走神经的下神经节和腰骶神经的脊神经节，主要传导肠管的膨胀和收缩感觉，在直肠可以产生便意并反射性地引起排便活动。

（郭雨霁　丁兆习）

第二节　大肠的生理功能与排便反射

人类的大肠没有重要的消化活动。大肠的主要功能在于吸收水分和无机盐，同时还为消化吸收后的食物残渣提供暂时储存场所，并将食物残渣转变为粪便。

一、大肠液的分泌

大肠液是由肠黏膜表面的柱状上皮细胞及杯状细胞分泌的。大肠的分泌物富含黏液和 HCO_3^-，其 pH 为 8.3 ~ 8.4。大肠液的主要作用在于其中的黏液蛋白，它能保护肠黏膜和润滑粪便。

Note

二、大肠的运动形式

大肠的运动少而慢，对刺激的反应也较迟缓，这些特点与大肠作为粪便的暂时储存场所相适应。

（一）袋状往返运动

这是在空腹和安静时最常见的一种运动形式，由环形肌无规律地收缩而引起，它使结肠出现一串结肠袋，结肠内压力升高，结肠袋内容物向前、后两个方向做短距离的位移，但并不向前推进。这种运动有助于促进水的吸收。

（二）分节推进和多袋推进运动

分节推进运动是指环形肌有规律地收缩，将一个结肠袋内容物推移到邻近肠段，收缩结束后，肠内容物不返回原处；如果一段结肠上同时发生多个结肠袋的收缩，并且其内容物被推移到下一段，则称为多袋推进运动。进食后或副交感神经兴奋时可见这种运动。

（三）蠕动

大肠的蠕动由一些稳定向前的收缩波所组成。收缩波前方的肌肉舒张，往往充有气体；收缩波后方的肌肉则保持在收缩状态，使这段肠管闭合并排空。

在大肠还有一种进行很快且前进很远的蠕动，称为集团蠕动（mass peristalsis）。它通常始于横结肠，可将一部分肠内容物推送至降结肠或乙状结肠。集团蠕动常见于进食后，最常发生在早餐后 60 分钟内，可能是胃内食糜进入十二指肠，由十二指肠 - 结肠反射引起。这一反射主要是通过内在神经丛的传递实现的。

三、排便反射

食物残渣在结肠内停留的时间较长，一般在 10 余小时。在这一过程中，食物残渣中的一部分水分被结肠黏膜吸收，剩余部分经结肠内细菌的发酵和腐败作用后形成粪便。粪便中除食物残渣外，还包括脱落的肠上皮细胞和大量的细菌。此外，机体的某些代谢产物，包括由肝排出的胆色素衍生物，以及由血液通过肠壁排至肠腔中的某些金属（如钙、镁、汞等）的盐类，也随粪便排出体外。

正常人的直肠内通常没有粪便。当肠蠕动将粪便推入直肠时，可扩张刺激直肠壁内的感受器，冲动沿盆神经和腹下神经传至腰、骶段脊髓的初级排便中枢，同时上传到大脑皮质引起便意。若条件许可，即可发生排便反射（defecation reflex）。这时冲动由盆神经传出，使降结肠、乙状结肠和直肠收缩，肛门内括约肌舒张。同时阴部神经的传出冲动减少，使肛门外括约肌舒张，于是粪便被排出体外（图 1-7-8）。在排便过程中，支配腹肌和膈肌的神经也兴奋，因而腹肌和膈肌收缩、腹内压增加，有助于粪便的排出。正常人的直肠对粪便的机械性扩张刺激具有一定的感觉阈，当达到此感觉阈时即可产生便意。但若粪便刺激直肠，环境和条件不适宜排便，便意可受大脑皮质的抑制。人们若对便意经常予以制止，将使直肠对粪便刺激逐渐失去正常的敏感性，

Note

即感觉阈升高,加之粪便在结肠内停留过久,水分吸收过多而变得干硬,引起排便困难,可导致功能性便秘。

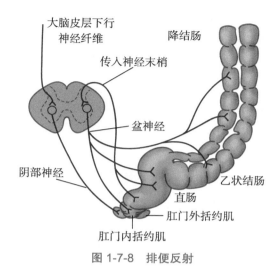

图 1-7-8　排便反射

第三节　肠道的疾病基础

一、克罗恩病

炎性肠病(inflammatory bowel disease, IBD)是一种肠道慢性炎症性疾病,其发病慢,病程长并可反复发作,且与肠癌发生相关,主要包括克罗恩病(Crohn's disease, CD)和溃疡性结肠炎(ulcerative colitis, UC)。CD 是一种病因不明的慢性、反复发作、可缓解的慢性肉芽肿性炎症性疾病,常呈多灶性分布,可累及消化道任何部位,但以末端回肠及其邻近结肠为主,呈节段性或跳跃式分布,具有透壁性炎症和反复发作的特点(病例 7-1)。

(一)CD 的病因

CD 的病因尚未完全明确,普遍的观点认为是外界环境作为始动因素导致易感人群对肠腔内微生物产生过度的炎症反应,与遗传、环境、微生物及免疫等因素有关。

(二)CD 的病理变化及临床病理联系

CD 上消化道单独累及少见,多伴有末端回肠或结肠病变,且以回结肠同时累及者最多,主要在回肠,以末端回肠为主,结肠单独累及次之。另外,也有部分发生于小肠。

1.病理大体表现

1)病变呈节段性或跳跃性:病变浆膜侧可见充血或炎性渗出物,病程长者可发生粘连。

2）肠壁增厚和肠腔狭窄：狭窄段管腔弥漫性增厚，单个或多发，长短不一。

3）黏膜溃疡：早期 CD 呈阿弗他样溃疡（aphthous ulcer），是在黏膜淋巴小结上形成的小溃疡，逐渐进展融合为与肠管长轴平行的线性溃疡，此外有大小不等、不连续的匐匐性溃疡，病灶之间的肠管正常。CD 的早晚期病灶可在同一段肠管中同时存在。

4）铺路石样外观：约 25% 的病灶可以出现典型的铺路石样外观，这是由黏膜裂隙和裂缝之间的黏膜下层充血水肿而使黏膜隆起导致的。

5）肠系膜脂肪包绕：由于肠管全程炎症累及浆膜，小肠 CD 易在系膜对侧出现脂肪缠绕。

6）肿块形成：CD 的肠系膜和浆膜面都有炎症和纤维组织增生，常引起肠袢之间和邻近脏器粘连，增厚的肠袢因粘连扭曲形成肿块，特别是回盲部好发。

2. **组织学改变**

1）节段性、透壁性炎症：肠壁全层特别是黏膜下层与浆膜层有大量的淋巴细胞和浆细胞聚集（图 1-7-9 A），淋巴细胞增生可形成结节并有生发中心，形似串珠样改变。

2）隐窝结构异常：长期的患者，隐窝结构和腺体显著变形，上皮增生，变形的腺体结构特征为部分腺体不规则和分支（图 1-7-9 B），个别伴隐窝脓肿，黏液分泌减少不明显，可见幽门腺化生或潘氏细胞化生。

3）黏膜下层高度增厚：黏膜下层水肿、淋巴管扩张和神经纤维及纤维组织增生等使黏膜下层高度增厚，晚期黏膜下层增宽或出现黏膜与肌层融合，其厚度可数倍于正常者。

4）裂隙状溃疡：为刀切样狭窄深在的裂隙，深达肌层甚至浆膜层，这是 CD 常并发肠瘘的病理基础，溃疡有时可呈分支状，内壁为炎性渗出物和肉芽组织，横切面表现为壁内脓肿。裂隙状溃疡对 CD 有诊断价值；活动期有深入肠壁的裂隙状溃疡，周围重度活动性炎。

5）非干酪样坏死性肉芽肿：即结节样肉芽肿（图 1-7-9 C），是诊断 CD 的要点，也是区别 CD 和 UC 的可靠组织学表现，见于黏膜内、黏膜下、肌层甚至肠系膜淋巴结，肉芽肿的巨细胞胞质内可见 Schaumann 小体；小肠和大肠的肉芽肿少见，而直肠肛门的肉芽肿多见；病程长及迟发性者肉芽肿少见。

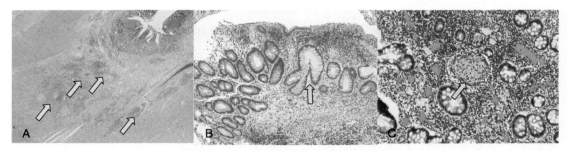

图 1-7-9　克罗恩病组织学改变

A. 黏膜下层和固有肌层内淋巴细胞浸润及淋巴滤泡形成（黄色箭头）；
B. 隐窝分支（黄色箭头）；C. 黏膜内微小肉芽肿（黄色箭头）

6）肠道神经系统的异常：黏膜下神经纤维增生和神经节炎，肌间神经纤维增生。

7）相对比较正常的上皮-黏液分泌：杯状细胞通常正常。

在结肠内镜活检标本上，局灶性慢性炎症、局灶性隐窝结构异常和非干酪样肉芽肿是公认的诊断 CD 最重要的病理学特点，诊断 CD 通常要求观察到 3 种以上特征性表现（无肉芽肿时）或观察到非干酪样肉芽肿和另一种特征性组织学表现，同时需要排除肠结核等。

病例 7-1　克罗恩病

患者，男，17 岁，主诉其正忍受腹痛、腹泻、体重减轻的折磨并感到十分疲乏。医生检查后发现其腹胀，疼痛部位位于中部偏右下方。医生怀疑急性阑尾炎发作，将患者收住入院并安排了腹部手术治疗。外科手术观察发现阑尾并未发炎，但回肠末端有一部分区域出现红肿、增厚及水肿，这些特征提示回肠末端区域患有克罗恩病，手术就此中止。术后，进一步取血液与粪便标本进行分析。患者经过几天的休养后出院，根据医嘱服用可待因止痛、服用地芬诺酯止泻以及服用口服类固醇抗炎，并保证营养饮食。尽管急性炎症被消除，但在随后的几年里该少年饱受多次复发的痛苦。他需要补充铁离子并肌内注射维生素 B_{12}，同时已经出现脂肪泻（steatorrhea）。

最终该患者出现肠梗阻，尽管通过静脉肠外营养治疗 2 周后炎症逐渐消失，然而一旦恢复正常的营养摄入，炎症就会复发。接着该患者接受了一次急诊手术，切除受影响的回肠区域（引发肠梗阻的区域）。

术后患者恢复良好，可进行正常饮食，体重逐渐恢复。之后的生活中，该患者患有胆结石并需行胆囊切除术。

结合病例请思考以下问题：

（1）什么原因可导致克罗恩病？该病好发部位是哪里？

（2）如何诊断克罗恩病？血液和粪便检查如何辅助诊断？

（3）患者出现体重下降以及疲乏的原因是什么？

（4）患者哪些营养物质会吸收不良？

（5）为何出现脂肪泻和腹泻？

（6）患者为什么需要补充铁剂？为何需要注射维生素 B_{12}？

（7）为什么患者需要进行肠外营养治疗？静脉输液的可能成分是什么？

（8）诱发肠梗阻的原因是什么？

（9）该患者后期出现胆结石的可能原因是什么？

二、溃疡性结肠炎

溃疡性结肠炎（ulcerative colitis, UC）又称慢性非特异性结肠炎，是一种病变主要局限于大肠黏膜和黏膜下层为特征的慢性非特异性肠道炎症性疾病。临床上以急性加重和缓解间断性便血为主要表现。

（一）UC 的病因与发病机制

UC 的病因与发病机制迄今尚未明确，目前认为可能为遗传、免疫、微生物和环境等多种因素的综合作用所致。

（二）UC 的临床表现与分型

UC 起病多缓慢，少数急性起病。病程可为持续性，或者呈发作期和缓解期交替的慢性过程。饮食失调、劳累、精神刺激、感染、外科手术、精神创伤及甲状腺功能亢进等常为发病或病情加重的诱发因素。本病临床表现为持续或反复发作的腹泻、黏液脓血便、腹痛和里急后重等。可发生在任何年龄，多见于青壮年，性别无明显差异。临床表现与病变范围、临床分型及病期等有关。

UC 可按照其病程、程度、范围及病期进行综合分型。

1. 临床类型

1）初发型：指无类似病史而首次发作者；

2）慢性复发型：临床上最多见，发作期与缓解期交替。

2. 临床严重程度（改良 Truelove 和 Witts 疾病严重程度分型标准）分型

1）轻型：腹泻少于 4 次 / 天，发热、脉速，贫血和便血轻或无，血沉正常；

2）中型：介于轻重型之间，腹泻多于 4 次 / 天，仅伴轻微全身症状；

3）重型：腹泻多于 6 次 / 天，多为肉眼脓血便，体温高于 37.8℃，脉搏大于 90 次 / 分，血红蛋白小于 100 g/L，血沉大于 30 mm/h。

3. 根据病变范围分型（蒙特利尔分型）

本病可分为直肠炎、左半结肠炎（结肠脾曲以远）及全结肠炎（病变扩展至结肠脾曲以近或全结肠）。

4. 根据病情分期

本病可分为活动期和缓解期。

（三）溃疡性结肠炎的病理变化及临床病理联系

病变位于大肠，呈连续性非节段性分布。主要病变在直肠和乙状结肠，其次为左半结肠，全结肠受累者相对少见。

1. 大体形态

1）黏膜充血水肿：活动期肠管内含大量血性内容物，病变从直肠开始弥漫分布，肉眼可见黏膜弥漫性充血、水肿，表面呈细颗粒状，脆性增加，糜烂及溃疡。很多表浅溃疡沿结肠带分布或呈斑块状分布。

2）炎性息肉：黏膜面可出现许多炎性息肉，是由于黏膜全层溃疡后其周围黏膜隆起并突入肠腔所致（图 1-7-10）。时间较长时可出现纤细指状的炎性息肉，导致炎性息肉大小形态各异，并可相互粘连成黏膜桥。重症时可出现大片黏膜缺失。

3）肠管缩短及肠腔狭窄：静止期黏膜可愈合、平坦，黏膜皱襞消失。长期病例结肠长度缩短。肠管缩短以远段结肠和直肠明显，直肠缩短可造成骶骨 - 直肠间距增宽，这是 UC 重要的影像学依据。

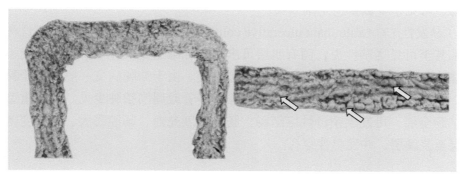

图 1-7-10　炎性息肉的病理大体表现（黄色箭头）

2. 组织学形态

1）混合炎细胞浸润：固有层内弥漫性淋巴细胞、浆细胞、单核细胞等细胞浸润是 UC 的基本病变（图 1-7-11A），活动期出现大量中性粒细胞和嗜酸性粒细胞浸润（图 1-7-11B）。

2）隐窝脓肿形成：中性粒细胞是上皮活动性炎症的标志，大量中性粒细胞浸润发生在固有层、隐窝上皮（隐窝炎）、隐窝腔内（隐窝脓肿）（图 1-7-11C）及表面上皮。当隐窝脓肿融合溃破时，黏膜出现广泛的小溃疡，并可逐渐融合成大片溃疡。

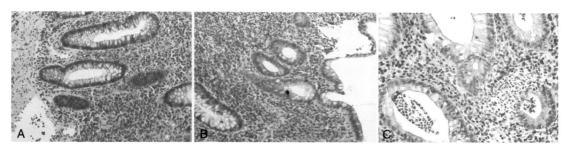

图 1-7-11　溃疡性结肠炎的组织学改变

A. 混合炎细胞浸润；B. 中性粒细胞和嗜酸性粒细胞浸润；C. 隐窝腔内中性粒细胞浸润（隐窝脓肿）

3）黏膜下层水肿和纤维化。

4）隐窝结构变形及上皮化生：隐窝结构变形是由于原有的黏膜破坏，再生的黏膜隐窝修复不全所致，导致隐窝数量减少、缩短、分支、变形和隐窝再生。结肠脾曲远端的结直肠（降结肠、乙状结肠和直肠）黏膜隐窝底部出现潘氏（Paneth）细胞化生。

5）静止期：静止期溃疡愈合，黏膜萎缩，隐窝底与黏膜肌层之间有一层空隙，黏膜肌层增厚，杯状细胞的数目也逐渐恢复正常。

6）特殊形态：

（1）直肠豁免。内镜和显微镜下均无直肠炎症的表现，多见于儿童和成年治疗后病例，成年病例灌肠治疗后，直肠炎症可消失，或由弥漫性炎症变为斑片状炎症。

（2）盲肠斑块（caecal patch）。左半结肠型 UC 同时伴阑尾口周围炎，其间结肠正常，形成不连续的炎症，表现为直肠豁免或盲肠斑块的新发结肠炎病例。

（3）倒灌性回肠炎（backwash ileitis）。即 UC 出现末段回肠炎症，组织学表现为肠管弥漫性充血、糜烂、溃疡，肠黏膜绒毛和固有层呈急性炎症，绒毛增粗、缩短，浅表溃疡，可见于少数重度全结肠炎。

（4）暴发性 UC（fulminant ulcerative colitis）。常为全结肠炎，黏膜广泛深溃疡，溃疡底部甚至可见透壁性炎，固有肌层可出现肌纤维退变及坏死。透壁性炎不会出现于远离溃疡部位，也不会出现肠壁纤维化等改变。由于结肠病变一般局限于黏膜与黏膜下层，很少深入肌层，所以并发结肠穿孔、瘘管或周围脓肿少见。少数重型患者病变涉及结肠全层，可发生中毒性巨结肠，肠壁重度充血、肠腔膨大、肠壁变薄，溃疡累及肌层至浆膜层，并发急性穿孔。

三、阑尾炎

阑尾炎是消化系统常见疾病，根据病程分为急性和慢性两类。

（一）病因与发病机制

阑尾腔的阻塞和细菌感染是阑尾炎发病的两个主要因素。

1. 阑尾腔梗阻

阑尾腔的机械梗阻是诱发急性阑尾炎的最基本原因。当细小、狭长的阑尾腔梗阻时，阑尾分泌的黏液不断堆积，引起腔内压力逐渐升高，导致阑尾血运障碍，最终可造成阑尾的坏死和穿孔。引起阑尾腔梗阻的常见原因有肠石阻塞、阑尾腔炎性狭窄及盲肠和回盲部病变。

2. 细菌感染

正常阑尾腔中有各种肠道细菌，一旦黏膜破损，细菌可侵入阑尾壁引起发病，最终演变为急性化脓性阑尾炎。另外，身体其他部位（如扁桃体）化脓性感染时，细菌可经血液循环到达阑尾壁定植，在身体抵抗力下降时发展成化脓性感染。

（二）病理变化

1. 急性阑尾炎　根据其病理变化特征，可以分为 3 种类型。

1）急性单纯性阑尾炎：属于轻型阑尾炎或急性阑尾炎的初期改变。表现为阑尾轻度肿胀、浆膜充血，常因附有少量纤维素样渗出物而失去光泽。镜下可见阑尾壁各层组织水肿和中性粒细胞浸润，黏膜糜烂或形成小溃疡，阑尾腔内可有少量渗出液。

2）急性化脓性阑尾炎：又称蜂窝织炎性阑尾炎，常由单纯性阑尾炎发展而来。阑尾显著肿胀、增粗，浆膜高度充血、水肿，表面常有较多纤维素性脓性渗出物附着（图 1-7-12）。镜下可见阑尾各层有大量中性粒细胞浸润，常有小脓肿形成，浆膜面可见大量纤维素性脓性渗出物（图 1-7-13）。

3）坏疽性及穿孔性阑尾炎：属于重型阑尾炎。常由化脓性阑尾炎继续发展而来。由于系膜炎症使阑尾静脉血栓形成，引起阑尾管壁局部坏死或广泛坏死，阑尾管壁呈暗紫红色或发黑，腔内充满血性脓液。阑尾各层广泛坏死和炎细胞浸润，严重者可引起穿孔，进一步导致急性弥漫性腹膜炎或阑尾周围脓肿。

2. 慢性阑尾炎　由急性阑尾炎发展而来，亦可一开始就是慢性炎症。主要病变是

阑尾各层不同程度的纤维化和淋巴细胞、浆细胞浸润。

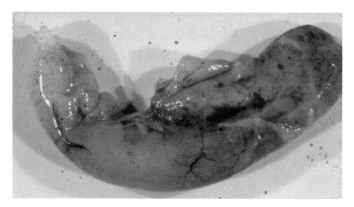

图 1-7-12　阑尾炎病理大体表现

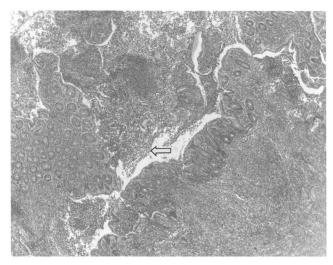

图 1-7-13　阑尾壁大量中性粒细胞浸润，腔内可见炎性渗出（黄色箭头）

（三）临床病理联系

急性阑尾炎通过抗感染治疗后，炎症可以逐渐消退，也可由于反复发作形成慢性阑尾炎，最后阑尾管腔闭塞、管壁广泛纤维化使阑尾腔梗阻或扭曲。阑尾化脓及坏疽时易发生阑尾穿孔，易导致急性弥漫性腹膜炎或阑尾周围脓肿。个别病例脓肿穿破邻近器官，如子宫、肠袢、膀胱、腹壁形成各种内瘘、窦道等慢性感染性病变。严重者还可发展为化脓性门静脉炎、感染性休克等。

四、结肠腺瘤和息肉

（一）腺瘤

腺瘤是大肠最常见的良性肿瘤，可分为管状腺瘤、绒毛状腺瘤及管状绒毛状腺瘤等 3 种亚型。组织学特点是腺上皮呈现不同程度的异型增生。

管状腺瘤最常见，常为圆形或椭圆形，表面光滑或有分叶，多有蒂，大多直径小于 2 cm，色暗红，易出血（图 1-7-14、图 1-7-15）。绒毛状腺瘤常为单发，广基底，体积较大，表面粗糙，呈绒毛状或小结节状。肿瘤边界不如管状腺瘤清晰，手术不易切净，因此容易复发。管状绒毛状腺瘤为同时具有上述两种结构的腺瘤。

腺瘤体积大、伴高级别异型增生者易发生癌变，绒毛状腺瘤更易癌变。

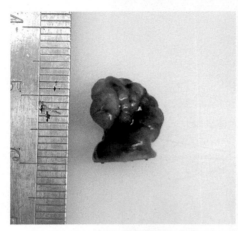

图 1-7-14　管状腺瘤病理大体表现

图示为单发，广基，长径约 0.8 cm。

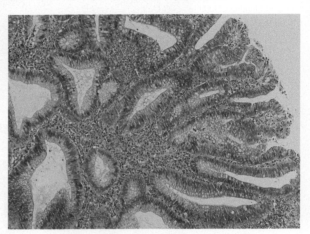

图 1-7-15　管状腺瘤组织学改变

腺体排列紧密，细胞核拉长且具有异型性。

（二）锯齿状病变

锯齿状病变是形态上具有锯齿状结构的一组异质性上皮病变，包括增生性息肉、广基锯齿状腺瘤（sessile serrated adenoma, SSA）和传统锯齿状腺瘤（traditional serrated adenoma, TSA）。

1. **增生性息肉**　增生性息肉以远端结肠和直肠多见，直径很少超过 1 cm。表面光滑，基底较宽。镜下肠隐窝拉长，腔面可见锯齿状结构，隐窝基底变窄，腺体一般形态规则，无明显分支；细胞核排列规则，核分裂象少见。一般不会恶变。

2. **广基锯齿状腺瘤**　广基锯齿状腺瘤（sessile serrated adenoma, SSA）多见于近端结肠，平坦、无蒂，表面光滑，组织学表现为隐窝拉长、扩张，锯齿状结构可至隐窝基底，隐窝基底扩张，形态不规则，形成"L"形或倒"T"形。

3. **传统锯齿状腺瘤**　传统锯齿状腺瘤（traditional serrated adenoma, TSA）多见于远端结肠，组织学表现包括整体复杂的绒毛、锯齿状结构、细胞有狭长的核和嗜酸性胞质。广基锯齿状腺瘤及传统锯齿状腺瘤均易癌变。

（三）幼年性息肉

本病是由固有层和扩张的囊性腺体组成的错构瘤性病变，大部分发生于 10 岁以下儿童。外观为圆球形或卵圆形，表面光滑，约 25% 为多发性。镜下为分化好而大小不规则的腺体，伴大量炎症细胞浸润，有时表面有溃疡形成。

（四）家族性腺瘤性息肉病

本病是一种常染色体显性遗传性疾病，约 1/3 的患者无家族史。家族性腺瘤性息肉病患者的结直肠存在大量大小不等、形态不一腺瘤性息肉（图 1-7-16），息肉数量可为 300 ～ 3000 个或者更多。结肠外病变包括表皮样囊肿、骨瘤、硬纤维瘤。家族性腺瘤性息肉病非常容易发生癌变，患者常在 10 ～ 20 岁即发生腺瘤，40 岁前癌变率几乎为 100%。

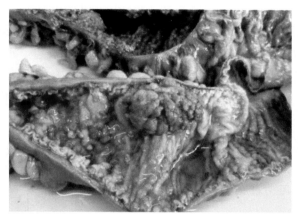

图 1-7-16　家族性腺瘤性息肉病

（五）与腺瘤或息肉有关的综合征

1. Peutz-Jeghers 综合征（Peutz-Jeghers syndrome, PJS）　本病又称作色素沉着息肉综合征，为常染色体显性遗传综合征，具有以下特征：①多发性胃肠道错构瘤性息肉；②特定部位的皮肤及黏膜黑色素斑点；③遗传性。

Peutz-Jeghers 息肉最常发生于小肠，也可发生于胃和大肠，息肉无蒂或有短而宽的蒂，大小不一，多数 1 ～ 4 cm。镜下观察 Peutz-Jeghers 息肉中心的平滑肌组织呈树枝状分布，被覆固有的黏膜组织，形成绒毛状结构。

2. Cardner 综合征　本病是一种伴有骨和软组织肿瘤的肠息肉病，包括家族性腺瘤性息肉病、多发性骨瘤、多发性上皮样囊肿、软组织肿瘤等。一般认为由常染色体显性遗传病引起，其息肉性质和分布与家族性腺瘤性息肉相似，但数目较少（一般＜ 100个），体积较大。

3. Cronkhite-Canada 综合征　本病又称作息肉 – 色素沉着 – 脱发 – 甲营养不良综合征，特征是胃肠息肉病伴外胚层改变，如脱发、指甲营养不良、皮肤色素沉着、指甲萎缩、腹泻、吸收不良、大量蛋白质由肠道丢失和电解质紊乱等，是一种非遗传性广泛性息肉病。

五、结直肠癌

结直肠癌是胃肠道常见的恶性肿瘤。近几十年来，随着人民生活水平的提高及饮食结构的改变，结直肠癌的发病率明显上升，尤其是结肠癌。

（一）病因

结直肠癌的病因尚未明确，现有的流行病学、分子生物学研究结果认为其发病过程是内部因素（遗传易感性）与外部因素（环境、饮食、生活习惯等）交互作用的过程，主要与以下高危因素相关。

1. 遗传因素 遗传易感性在结肠癌的发病中具有重要地位。基于分子遗传学改变，结直肠癌可分为遗传性（家族性）和非遗传性（散发性）两类。遗传性大肠癌典型代表包括两类：①家族性腺瘤性息肉病（familial adenomatous polyposis, FAP），其发生是由于 APC 基因的突变。②遗传性非息肉病性结直肠癌（hereditary nonpolyposis colorectal cancer, HNPCC），其发生是由于错配修复基因的突变，如 *hMSH2*、*hMLH1* 等。

2. 结直肠良性病变 结直肠良性病变能够造成肠黏膜增生的慢性疾病，如溃疡性结肠炎、血吸虫病、腺瘤等，由于肠黏膜反复破坏，容易造成黏膜上皮过度增生而进展为癌。

3. 饮食习惯 高营养而少纤维的饮食与结直肠癌发生有关，这可能由于低纤维饮食不利于规律排便，使得肠黏膜与食物中可能存在的致癌物质接触时间过长。有研究认为，维生素的摄入与结直肠癌发病率的降低相关。

（二）病理变化

结直肠癌是结直肠黏膜上皮和腺体发生的恶性肿瘤。根据 WHO 对结直肠癌的定义，肿瘤组织只有穿透黏膜肌层到达黏膜下层才称为癌。只要不超过黏膜肌层，就不称为癌，而称为上皮内瘤变。无论形态如何，如不超过黏膜肌层均不转移。上皮重度异型增生和原位癌都归入高级别上皮内瘤变（high grade intraepithelial neoplasia, HGIN）。

1. 大体分型 根据肿瘤的大体形态，可分为 4 型。

1）隆起型：肿瘤呈息肉状或盘状向肠腔突出，有蒂或广基底，多见于右半结肠，多为腺癌。

2）溃疡型：最常见，肿瘤表面形成较深溃疡或呈火山口状，多见于直肠和乙状结肠（图 1-7-17）。

3）浸润型：癌组织向肠壁深层弥漫浸润，常伴有肿瘤间质组织明显增生，累及肠管全周，导致局部肠壁增厚、变硬，使局部肠管周径明显缩小，形成环状狭窄，也多见于直肠和乙状结肠。

4）胶样型：肿瘤表面及切面均呈半透明、胶冻状，此型肿瘤预后较差，多见于右半结肠和直肠。

2. 组织学分类 光镜下，结直肠癌可分为以下几种类型。

1）管状腺癌：癌细胞排列成腺管状或腺泡状，依据分化程度分为高分化、中分化和低分化

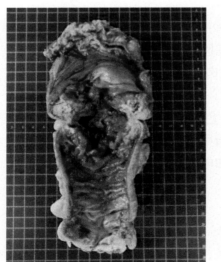

图 1-7-17　结肠癌溃疡型

（图 1-7-18）。

2）乳头状腺癌：癌细胞呈粗细不等的乳头状结构，乳头间质有少量血管。

3）黏液腺癌或印戒细胞癌：以形成大片黏液湖或伴有印戒细胞为特点。

4）未分化癌：癌细胞呈巢状、条索状，缺乏分化特征。

5）腺鳞癌：癌组织既有鳞状细胞癌的特点，又有腺癌的特点，分开或者混合存在。

6）鳞状细胞癌：少见，多发生在直肠下段和肛门附近。

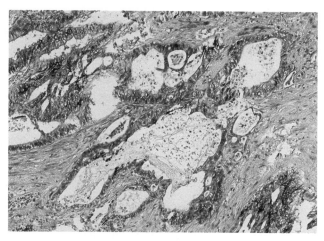

图 1-7-18　结肠管状腺癌组织学改变

（三）扩散和转移

1）直接浸润：结直肠癌可向三个方向浸润扩散，即肠壁深层、环状浸润和沿纵轴浸润。直接浸润可穿透浆膜层侵及邻近脏器，如肝、肾、子宫、膀胱等。下段直肠癌由于缺乏浆膜层的屏障作用，易向四周浸润，侵及附近脏器，如前列腺、精囊、阴道、输尿管等。

2）淋巴转移：癌组织一旦穿透肌层，则淋巴转移率明显增加，一般先转移至癌所在部位的局部淋巴结，再沿淋巴引流方向到达远隔淋巴结，偶尔可侵入胸导管到达锁骨上淋巴结。

3）血行转移：癌细胞侵入静脉后可转移至肝，也可转移至肺、骨和脑等。

4）种植性转移：癌组织穿破肠壁浆膜后，癌细胞可脱落播散到腹腔，形成种植性转移。

（四）临床病理联系

结直肠癌早期可无症状或缺乏特异性的症状。排便习惯与大便性状改变常为最早出现的症状，多表现为排便次数增加、腹泻、便秘、粪便中带血或黏液等。低位直肠癌常有便意频繁、肛门下坠感、里急后重、排便不尽感等直肠刺激的症状。肿瘤引起的肠套叠会出现急性肠梗阻表现。随着结直肠癌的进展，患者往往会有贫血、消瘦、乏力、发热、恶病质等慢性消耗性表现。若结直肠癌局部进展严重，可出现肿瘤压迫或浸润局部脏器的临床表现。肿瘤出现转移后，可出现相应转移部位的临床表现。

六、肠伤寒

肠伤寒是由伤寒沙门氏菌感染所致的急性感染性疾病。

（一）病因及发病机制

伤寒沙门氏菌是革兰氏阴性菌，通过污染的食物或水源经粪－口途径传播，人类是已知的唯一宿主。伤寒沙门氏菌进入消化道后，大部分被胃酸杀死，未被杀死的细菌到达回肠下段，侵犯、穿透肠黏膜上皮屏障，被单核巨噬细胞吞噬、繁殖以后进入血液循环，形成菌血症。伤寒沙门氏菌可以侵犯许多种细胞，并在其中存活和繁殖。质粒编码毒性因子，涉及黏附、侵犯和在上皮内的生长，黏附至 M 细胞和肠上皮细胞的表面，引起肠黏膜几乎完全破坏。当 2 个或 2 个以上细胞被破坏时产生黏膜缺陷，容易造成深部感染。

沙门菌属可感染胃肠道的任何部分，但以回肠、阑尾和右半结肠最容易受累。

（二）病理变化

1. **大体特征**　病变主要累及集合淋巴结和孤立淋巴结，以回肠末端淋巴组织的病变最为突出。病变分为四期：髓样肿胀期、坏死期、溃疡期和愈合期，每期持续时间为 1 周，在溃疡期形成肠溃疡，常呈长椭圆形，与肠管长轴平行。坏死期和溃疡期是穿孔易发生的阶段。

2. **镜下特征**　①髓样肿胀期：小肠绒毛短缩，隐窝增生，但排列整齐。上皮细胞不同程度变性，间质血管充血，可见巨噬细胞、淋巴细胞和浆细胞浸润。巨噬细胞大量增生，大量细胞碎片、红细胞和淋巴细胞，这种巨噬细胞称为"伤寒细胞"，伤寒细胞聚集成团形成的结节，称为"伤寒肉芽肿"或"伤寒小结"，该肉芽肿境界模糊，是伤寒的特征性病变，具有病理诊断价值；②坏死期：髓样肿胀的淋巴组织中心及局部黏膜发生坏死；③溃疡期：坏死组织脱落形成边缘隆起、底部不平、常深达黏膜下层的溃疡，坏死严重者可达浆膜甚至发生穿孔；④愈合期：肉芽组织增生填补溃疡性缺损，周边上皮再生覆盖。黏膜内和黏膜下层小血管内可有微血栓形成，并引起急性缺血性改变，相应引流区域的淋巴结内可呈坏死性淋巴结炎改变。

（三）临床病理联系

伤寒属于系统性感染性疾病，通常感染后经过 2～3 周的潜伏期，之后出现发热、头痛、腹痛、皮疹、肝脾大和白细胞减少等症状和体征，腹泻多为水样便，也可呈血性，可并发出血、穿孔和麻痹性肠梗阻，死亡患者中约 1/4 由穿孔导致。恢复期通常需要数月，恢复期的患者排菌可持续 2～6 周，少数患者排菌可达 1 年以上，是本病主要的传染源。患者血培养见伤寒杆菌生长可确诊。用已知伤寒菌的 H（鞭毛）和 O（菌体）以及甲型（A）与乙型（B）副伤寒沙门氏菌的标准液与患者血清做凝集试验（肥达反应），可用于伤寒、副伤寒的辅助诊断。少数无症状携带者细菌长期寄居在胆囊内，可增加胆囊癌的发生风险。

七、细菌性痢疾

细菌性痢疾（bacillary dysentery）简称菌痢，是由痢疾杆菌引起的一种假膜性肠炎。病变多局限于结肠，以大量纤维素渗出形成假膜为特征，假膜脱落伴有不规则浅表溃疡形成。临床主要表现为腹痛、腹泻、里急后重、黏液脓血便。

（一）病因与发病机制

痢疾杆菌是革兰氏阴性短杆菌。按抗原结构和生化反应可分4群，即福氏、宋内、鲍氏和志贺菌。4群均能产生内毒素，志贺菌尚可产生强烈外毒素。在我国，引起菌痢的病原菌主要为福氏和宋内痢疾杆菌。患者和带菌者是本病的传染源，痢疾杆菌从粪便中排出后可直接或间接（苍蝇为媒介）经口传染给健康人。食物和饮水的污染有时可引起菌痢的暴发流行。菌痢全年均可发病，但以夏秋季多见。好发于儿童，其次是青壮年。

经口入胃的痢疾杆菌大部分被胃酸杀死，仅少部分进入肠道。细菌在结肠内繁殖，直接侵入肠黏膜，并在黏膜固有层内增殖，随之释放内毒素，破坏肠黏膜上皮细胞，形成溃疡。菌体内毒素吸收入血，引起全身毒血症。志贺杆菌释放的外毒素，是导致水样腹泻的主要因素。

（二）病理变化与临床病理联系

菌痢的病理变化主要发生于大肠，尤以乙状结肠和直肠为重。病变严重者可波及整个结肠甚至回肠下段。根据肠道病变特征、全身变化及临床经过的不同，菌痢分为以下3种。

1. 急性细菌性痢疾 典型病变过程为初期的急性卡他性炎，随后的特征性假膜性炎和溃疡形成，最后愈合。病变初期为肠黏膜的急性卡他性炎，表现为黏液分泌亢进，黏膜充血、水肿、中性粒细胞和巨噬细胞浸润，可见点状出血。病变进一步发展形成特征性的假膜性炎，表现为黏膜坏死、脱落，并有大量纤维素的渗出物。坏死组织与渗出的纤维素、中性粒细胞、红细胞及细菌一起形成假膜。假膜首先出现于黏膜皱襞的顶部，呈糠皮状，随着病变的扩大可融合成片。假膜一般呈灰白色，如出血明显则呈暗红色，如被胆色素浸染则呈灰绿色。发病一周左右，假膜开始脱落，形成大小不等，形状不一的"地图状"溃疡，溃疡多较表浅。经适当治疗或病变趋向愈合时，渗出物和坏死组织逐渐被吸收、排出，组织的缺损经再生而修复。

与肠道的病变相对应，临床上最初为水样便和黏液便，后因假膜溶解、脱落，小血管损伤引起出血转为黏液脓血便。由于炎症刺激直肠壁内的神经末梢及肛门括约肌，导致出现里急后重、腹痛、腹泻等症状。细菌毒素被吸收后，患者出现头痛、发热、乏力等全身中毒症状。急性菌痢的病程一般1～2周，经适当治疗大多痊愈。很少发生肠出血、肠穿孔等并发症，少数病例可转为慢性。

2. 慢性细菌性痢疾 菌痢病程超过2个月以上称为慢性菌痢。大部由急性菌痢转变而来，福氏菌感染者居多，有的病程可长达数月或数年。肠道病变常此起彼伏，原有溃疡尚未愈合，新的溃疡又形成，因此新旧病灶同时存在。慢性溃疡边缘黏膜常过度增生而形成息肉。肠壁各层可见慢性炎症细胞浸润和纤维组织增生，乃至瘢痕形成，导致肠壁不规则增厚、变硬，严重者可致肠腔狭窄。临床可有腹痛、腹胀、腹泻等肠道症状。少数菌痢患者没有明显症状和体征，但大便培养持续阳性，成为慢性带菌者及传染源。

3. 中毒性细菌性痢疾　该型病原菌常为毒力较低的福氏或宋内痢疾杆菌。病变特征为起病急骤、全身中毒症状严重，但肠道病变和症状轻微。肠道病变一般为卡他性炎，有时肠壁集合和孤立淋巴小结滤泡增生肿大，呈滤泡性肠炎改变。多见于儿童。发病后数小时即可出现中毒性休克或呼吸衰竭，造成患者死亡。

（于　宁　李加美）

参考文献

［1］张朝佑. 人体解剖学（上册）[M]. 3 版. 北京：人民卫生出版社，2009.

［2］丁文龙，刘学政. 系统解剖学 [M]. 9 版. 北京：人民卫生出版社，2018.

［3］Standring Susan. Gray's Anatomy[M]. 42th ed. Amsterdam: Elsevier，2021.

［4］李继承，曾园山. 组织学与胚胎学 [M]. 9 版. 北京：人民卫生出版社，2018.

［5］李和，李继承. 组织学与胚胎学 [M]. 3 版. 北京：人民卫生出版社，2015.

［6］Mescher AL. Junqueira's Basic Histology Text and Atlas[M]. 15th ed. New York: McGraw-Hill Education, 2018.

［7］Sadler TW. Langman's Medical Embryology[M]. 15th ed. Maryland: Wolters Kluwer Health/Lippincott Williams & Wilkins, 2023.

［8］王庭槐. 生理学 [M]. 9 版. 北京：人民卫生出版社，2018.

［9］Guyton AC, Hall JE. Textbook of Medical Physiology[M]. 14th ed. Philadelphia: Elsevier Saunders, 2021.

［10］Barrett KE, Barman SM, Brooks HL, et al. Ganong's Review of Medical Physiology[M]. 26th ed. New York: McGraw-Hill Education, 2019.

［11］管又飞，朱进霞，罗自强. 医学生理学 [M]. 4 版. 北京：北京大学医学出版社，2018.

［12］Smith ME, MortonDG. The Digestive System[M]. 2th ed. Singapore: Elsevier (Singapore) Pte Ltd, 2011.

［13］步宏，李一雷. 病理学 [M]. 9 版. 北京：人民卫生出版社，2018.

［14］吕毅，董卫国，兰平，等. 消化系统与疾病 [M]. 2 版. 北京：人民卫生出版社，2021.

［15］中华医学会消化病学分会炎症性肠病学组病理分组. 中国炎症性肠病病理诊断专家指导意见 [J]. 中华炎性肠病杂志，2021,5(1)：5-20.

［16］刘志昌，余稳稳，周海存，等. 与炎症性肠病相关的环境因素的研究进展 [J]. 中华

炎性肠病杂志, 2021, 5(4): 360-363.

[17] 中华医学会消化病学分会炎症性肠病学组病理分组. 炎症性肠病病理诊断专家建议 [J]. 中华消化杂志, 2020, 40 (3): 180-185.

[18] Barnaba Durairaj MV, Jaleel R, Pulimood AB. Granulomatous inflammation is less common in delayed-onset Crohn's disease[J]. Trop Doct, 2022, 29:494755221104645.

[19] Liu JZ, Anderson CA. Genetic studies of Crohn's disease: past, present and future[J]. Best Pract Res Clin Gastroenterol, 2014, 28:373-386.

[20] Khanna S, Raffals LE. The Microbiome in Crohn's Disease: Role in Pathogenesis and Role of Microbiome Replacement Therapies[J]. Gastroenterol Clin North Am, 2017, 46:481-492.

[21] Shafieyoun A, Moraveji S, Bashashati M, et al. Discs Large Homolog 5 (DLG5) Gene Polymorphism and Crohn's Disease: A Meta-Analysis of the Published Studies[J]. Acta Med Iran, 2016, 54:289-295.

[22] Tadesse R, Ewnte B, Tesfaye K. Perforated ileum as the initial presentation of Crohn's disease, a case report[J]. Int J Surg Case Rep, 2022, 97:107305.

[23] 刘彤华. 刘彤华诊断病理学 [M]. 4 版. 北京: 人民卫生出版社, 2018.

[24] ［美］史黛丝·E. 米尔斯. 病理医师实用组织学 [M]. 4 版. 薛德彬, 主译. 北京: 科学技术出版社, 2017.

第八章　腹膜

腹膜

一、腹膜和腹膜腔

　　腹膜（peritoneum）是人体内最大的浆膜，覆盖于腹、盆腔各壁内面和脏器表面，由单层扁平细胞和少量结缔组织构成，薄而光滑，呈半透明状（图 1-8-1）。衬贴于腹、盆腔壁内面的腹膜称为壁腹膜（parietal peritoneum）或腹膜壁层，覆盖于腹、盆腔脏器表面的腹膜称为脏腹膜（visceral peritoneum）或腹膜脏层。壁腹膜和脏腹膜互相延续、移行，共同围成一个不规则的潜在性腔隙，称为腹膜腔（peritoneal cavity）。男性腹

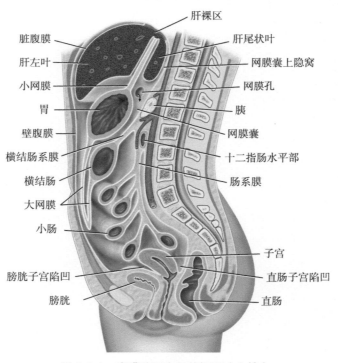

图 1-8-1　腹膜腔正中矢状切面（女性）

膜腔为一密闭的腔隙；女性腹膜腔借输卵管腹腔口，经输卵管、子宫、阴道与外界相通。壁腹膜较厚，与腹、盆腔壁之间有一层疏松结缔组织，称为腹膜外组织（extraperitoneal tissue）。脏腹膜紧贴脏器表面，从组织结构和功能方面都可视为脏器的一部分，如胃和脾的脏腹膜即为该器官的外膜。

腹膜腔和腹腔在解剖学上是两个不同而又相关的概念。腹腔（abdominal cavity）是指膈以下、小骨盆上口以上，由腹壁围成的腔；而腹膜腔（peritoneal cavity）则指脏腹膜和壁腹膜之间的潜在性腔隙，套在腹、盆腔内，腔内仅含有少量的浆液。腹、盆腔脏器均位于腹、盆腔之内，腹膜腔之外。临床应用时，对腹膜腔和腹腔的区分常常并不严格，但有的手术（如肾和膀胱的手术）可以在腹膜外进行，并不需要通过腹膜腔。因此，手术者应对腹膜腔和腹腔有明确的概念。

腹膜具有分泌、吸收、固定、保护和修复等功能。腹膜从腹壁移行至脏器时，可将脏器连接和固定于腹壁上。腹膜能分泌少量浆液，可润滑腹膜和脏器，减少摩擦。腹膜能吸收腹膜腔内的液体和空气等，其中上腹部特别是膈下区的腹膜吸收能力较强，因为该部的腹膜面积较大、腹膜外组织少而微血管较丰富、受呼吸运动的影响较明显，有利于吸收。所以腹膜炎或腹盆腔手术后的患者多采取半卧位，使有害液体流至下腹部，以减缓腹膜对渗出液的吸收。腹膜和腹膜腔内浆液中含有大量的巨噬细胞，可吞噬细菌和有害物质，维持腹膜腔正常形态。腹膜有较强的修复和再生能力，所分泌的浆液中含有纤维素，其粘连作用可促进伤口的愈合和炎症的局限化。但若手术操作粗暴，或腹膜在空气中暴露时间过久，也可因此作用而造成肠袢纤维性粘连等后遗症。

二、腹膜与腹盆腔脏器的关系

根据脏器被腹膜覆盖的范围大小，可将腹、盆腔脏器分为 3 类，即腹膜内位、间位和外位器官（图 1-8-2）。

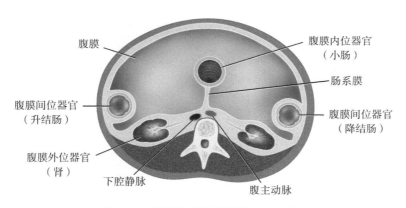

图 1-8-2　腹膜与腹腔脏器关系示意图

（一）腹膜内位器官

表面几乎全部被腹膜所覆盖的器官称为腹膜内位器官，如胃、十二指肠上部、空肠、回肠、盲肠、阑尾、横结肠、乙状结肠、脾、卵巢和输卵管。

（二）腹膜间位器官

表面大部分被腹膜覆盖的器官称为腹膜间位器官，如肝、胆囊、升结肠、降结肠、子宫、充盈的膀胱和直肠上段。

（三）腹膜外位器官

仅一面被腹膜覆盖的器官为腹膜外位器官，如肾、肾上腺、输尿管、空虚的膀胱、十二指肠降部、十二指肠水平部、直肠下段和胰。这些器官大多位于腹膜后间隙，临床上也称腹膜后位器官。

了解脏器与腹膜的关系，对临床手术入路有重要的指导意义，如腹膜内位器官的手术必须通过腹膜腔，而腹膜外位或腹膜间位器官则不打开腹膜腔便可进行手术，从而避免腹膜腔的感染和术后粘连。

三、腹膜形成的结构

壁腹膜与脏腹膜之间，或脏腹膜与脏腹膜之间互相返折移行处，形成许多结构，包括网膜、系膜、韧带、皱襞等。这些结构不仅对器官起着连接和固定的作用，也是血管、神经等进入该器官的途径。

（一）网膜

网膜（omentum）是与胃小弯和胃大弯相连的腹膜结构，包括小网膜和大网膜（图1-8-1、图1-8-3）。

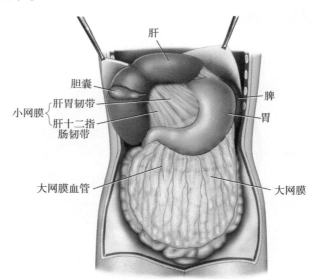

图1-8-3　小网膜和大网膜

1. 小网膜

小网膜（lesser omentum）是肝门与食管腹段、胃小弯、十二指肠上部之间的双层腹膜结构。连于肝门与胃小弯之间的双层腹膜部分称肝胃韧带（hepatogastric ligament），连于肝门和十二指肠上部之间的双层腹膜部分称肝十二指肠韧带（hepatoduodenal ligament）。肝胃韧带两层在近小弯侧分开覆盖胃前、后壁，其内含有胃的血管、胃上淋巴结及迷走神经分支等。肝十二指肠韧带右缘游离、增厚，其内含有进出肝门的重要结构，其中胆总管位于右前方，肝固有动脉位于左前方，两者之后为肝门静脉，另外还有伴行的淋巴管、淋巴结和神经丛等。肝十二指肠韧带后方为网膜孔，经此孔可进入网膜囊。

2. 大网膜

大网膜（greater omentum）是自胃大弯侧向下悬垂并反折覆盖于空、回肠和横结肠前方的双片腹膜结构，每一片含有两层腹膜，其左侧缘与胃脾韧带相连续，为最大的腹膜皱襞。小网膜的两层腹膜向下分别覆盖胃和十二指肠上部的前、后两面，至胃大弯侧互相愈合，形成大网膜的前片，后者降至脐平面稍下方，然后急剧向后向上返折，形成大网膜的后片，经横结肠和横结肠系膜前方连于腹后壁，其与横结肠前面的腹膜及其系膜常黏着不易分离。大网膜前、后两片反折形成的潜在性腔隙构成网膜囊的下隐窝。随着年龄的增长，大网膜前、后两片常粘连愈合，网膜囊下隐窝则消失，此时，大网膜前两片则直接连于胃大弯和横结肠之间，形成胃结肠韧带（gastrocolic ligament）。

大网膜具有分泌、吸收、防御、保护等功能。大网膜中含有丰富的血管、脂肪、巨噬细胞和淋巴细胞，后者有重要的防御功能。大网膜具有较大的游动性，可以粘附、包裹在炎性脏器或腹腔异物周围，以防止炎症扩散蔓延，并利于炎症消散，故有腹腔卫士之称。小儿的大网膜较短，一般在脐平面以上，因此当阑尾炎或其他下腹部器官炎症时，病灶区不易被大网膜包裹和局限化，容易导致弥漫性腹膜炎。大网膜的血管来自近大弯侧的胃网膜左、右血管，其分支丰富，常用作心冠状动脉搭桥术中的供体血管，带血管蒂或游离的大网膜片则可用以填充或铺盖创面。

3. 网膜囊和网膜孔

网膜囊（omental bursa）是小网膜、胃后壁与腹后壁的腹膜之间的一个不规则的扁窄间隙（图 1-8-1、图 1-8-4），又称小腹膜腔，与腹膜腔的其余部分借网膜孔相通。网膜囊有前、后 2 壁和上、下、左、右 4 缘。前壁自上而下依次为小网膜后层、胃后壁和十二指肠上部后面的腹膜、大网膜前片的后层腹膜；后壁下份为大网膜后片的前层腹膜，其越过横结肠及其系膜，延续为腹后壁上的腹膜，自下而上依次覆盖在胰、左肾、左肾上腺等处前面，这些结构构成"胃床"，构成网膜囊后壁上份；上界为肝尾状叶和膈下方的腹膜；下界为大网膜前、后片的愈合处；网膜囊的左侧界为脾、胃脾韧带和脾肾韧带；右侧界为网膜孔。借此，网膜囊可以分为网膜囊前庭、网膜囊上隐窝、网膜囊下隐窝和脾隐窝几个部分。

网膜囊是胚胎发育时胃向右侧扭转，其背侧系膜向左下塌陷形成的一个盲囊，位置较深、周围毗邻复杂。急性胰腺炎、外伤或胃后壁穿孔时液体可积聚在网膜囊内，给诊断造成困难。积液也可因体位变化经网膜孔流到腹膜腔其他地方，引起炎症扩散。

网膜孔（omental foramen, Winslow 孔）是网膜囊向右侧的开口，经该孔通向腹膜腔其他部分，约在第 12 胸椎至第 2 腰椎体的前方，为一纵行裂孔，上下径约 3 cm。

其前界为肝十二指肠韧带，后界为覆盖在下腔静脉表面的腹膜，上界为肝尾状叶，下界为十二指肠上部。肝外伤和手术时，将示指伸入孔内，拇指在小网膜游离缘前方加压，可以快速止血。

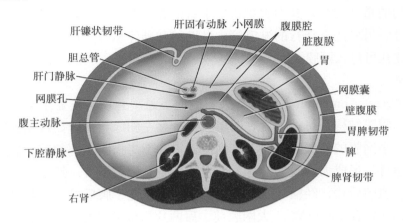

图 1-8-4　网膜囊和网膜孔

（二）系膜

脏、壁腹膜移行时，在器官和腹、盆壁之间形成的双层腹膜结构称为系膜，对该器官具有固定作用，其内有分布至该器官的血管、神经及淋巴管、淋巴结等。主要的系膜有肠系膜、阑尾系膜、横结肠系膜和乙状结肠系膜等（图 1-8-5）。

1. 肠系膜

肠系膜（mesentery）是将空肠和回肠系连、固定于腹后壁的双层腹膜结构，面积较大，整体呈折扇形。肠系膜连于空、回肠的一侧称肠缘，长达 5 ~ 7 m。肠系膜附着于腹后壁的一侧称肠系膜根（root of mesentery），长约 15 cm，在第 2 腰椎左侧起自十二指肠空肠曲，斜向右下跨过脊柱及其前方结构，终于右骶髂关节前方。肠系膜由肠系膜根至肠缘的幅度在中部最宽，约达 20 cm。由于肠系膜根和肠缘的长度相差悬殊，其肠缘呈折叠状，活动异常时易发生肠扭转、肠套叠等急腹症。肠系膜的两层腹膜间含有肠系膜上血管及其分支、淋巴管、淋巴结、神经丛和脂肪等。肠系膜内的脂肪含量及分布不均，一般系膜根侧多于肠缘侧，回肠部多于空肠部，后者可以作为辨别空回肠的标志之一。

2. 阑尾系膜

阑尾系膜（mesoappendix）位于回肠末端后面和阑尾之间的三角形双层腹膜，向上连于肠系膜下方。阑尾系膜的游离缘内含有阑尾的血管，故阑尾切除时，应在系膜游离缘处结扎、切断阑尾的血管。

3. 横结肠系膜

横结肠系膜（transverse mesocolon）是将横结肠系连于腹后壁的双层腹膜结构，呈横位，将横结肠悬挂于腹腔内。横结肠系膜的上层与大网膜后片腹膜的后层延续并愈着。横结肠的系膜根起自结肠右曲，向左上跨过右肾中部、十二指肠降部、胰头等器官的前方，沿胰前缘达到左肾上极前方，止于结肠左曲。横结肠系膜内含有中结肠血管及其分支、淋巴管、淋巴结和神经丛等。以横结肠系膜为标志，可以将腹膜腔划分为结肠上区和结肠下区。

4. 乙状结肠系膜

乙状结肠系膜（sigmoid mesocolon）是将乙状结肠系连于左下腹的双层腹膜结构，其根部附着于左髂窝和骨盆左后壁，呈倒置的"V"形。系膜内含有乙状结肠血管、直肠上血管、淋巴管、淋巴结和神经丛等。该系膜较长，故乙状结肠活动度较大，易发生肠扭转。

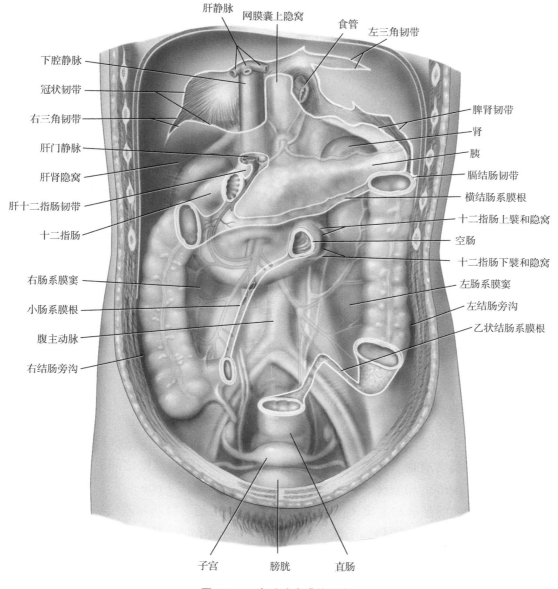

肝静脉　　网膜囊上隐窝　　食管　　左三角韧带

下腔静脉
冠状韧带
右三角韧带
肝门静脉
肝肾隐窝
肝十二指肠韧带
十二指肠
右肠系膜窦
小肠系膜根
腹主动脉
右结肠旁沟

脾肾韧带
肾
胰
膈结肠韧带
横结肠系膜根
十二指肠上襞和隐窝
空肠
十二指肠下襞和隐窝
左肠系膜窦
左结肠旁沟
乙状结肠系膜根

子宫　　膀胱　　直肠

图 1-8-5　腹后壁腹膜的配布

（三）韧带

腹膜形成的韧带是指连接腹、盆壁与脏器之间或连接相邻脏器之间的腹膜结构，多数为双层，少数为单层腹膜，对脏器有固定作用。有的韧带内含有血管和神经等。

1. **肝的韧带**　肝的上面有镰状韧带、冠状韧带和左、右三角韧带。肝的脏面有肝胃韧带、肝十二指肠韧带等。

镰状韧带（falciform ligament of liver）是肝上面连至腹前壁和膈下面的双层腹膜结构，呈矢状位，居前正中线稍右侧，侧面观形似镰刀。在肝上面中部，镰状韧带双层腹膜呈额状位展开，移行为左、右冠状韧带。镰状韧带下缘游离、肥厚，由脐连至肝下面的肝圆韧带裂，内含肝圆韧带（ligamentum teres hepatis），后者是胚胎时期脐静脉闭锁后的遗迹。

冠状韧带（coronary ligament）是膈下面的腹膜返折至肝膈面所形成的双层腹膜结构，呈冠状位。前、后两层之间无腹膜覆盖的肝表面称为肝裸区（bare area of liver）。在肝的两端，冠状韧带前、后两层逐渐靠近、融合，形成左、右三角韧带（left and right triangular ligaments）。

2. **脾的韧带**　包括胃脾韧带、脾肾韧带、膈脾韧带。

胃脾韧带（gastrosplenic ligament）是胃大弯左侧部与脾门之间的双层腹膜结构，向下与大网膜左侧部相延续。胃脾韧带内含胃短血管和胃网膜左血管及淋巴管、淋巴结等。

脾肾韧带（splenorenal ligament）是脾门与左肾前面之间的双层腹膜结构，内含胰尾、脾血管，以及淋巴结、神经等。

膈脾韧带（phrenicosplenic ligament）是脾上极与膈之间的双层腹膜结构，向下连脾肾韧带。

3. **胃的韧带**　包括肝胃韧带、胃脾韧带、胃结肠韧带和胃膈韧带，前三者已如前述。

胃膈韧带（gastrophrenic ligament）是胃贲门左侧和食管腹段连于膈下面的腹膜皱襞。

此外，在膈与结肠左曲之间还有膈结肠韧带（phrenicocolic ligament），固定结肠左曲、承托脾。

（四）腹膜皱襞、腹膜隐窝和陷凹

腹、盆壁与脏器之间或脏器与脏器之间腹膜形成的皱襞称腹膜皱襞（peritoneal folds），其深面常有血管走行。腹膜皱襞之间或腹膜皱襞与腹、盆壁之间形成的腹膜凹陷称腹膜隐窝（peritoneal recesses），较大的腹膜隐窝称陷凹（pouch）。

1. **腹后壁的腹膜皱襞和隐窝（图 1-8-5）**　在十二指肠、盲肠和乙状结肠周围有较多的腹膜皱襞和隐窝。①十二指肠上襞（superior duodenal fold）：位于十二指肠升部上份左侧，呈半月形，下缘游离。②十二指肠上隐窝（superior duodenal recess）（国人出现率50%）：位于十二指肠上襞深面，开口朝下，其左侧腹膜后方有肠系膜下静脉上行。③十二指肠下襞（inferior duodenal fold）：位于十二指肠升部下份左侧，呈三角形，上缘游离。④十二指肠下隐窝（inferior duodenal recess）（国人出现率75%）：位于十二指肠下襞深面，开口朝上，与十二指肠上隐窝相对。⑤盲肠后隐窝（retrocecal recess）：位于盲肠后面与腹后壁之间的间隙，盲肠后位阑尾常在其内。⑥乙状结肠间隐窝（intersigmoid recess）：位于乙状结肠系膜根下方，乙状结肠系膜与腹后壁之间，其后壁内有左输尿管经过。⑦肝肾隐窝（hepatorenal recess）：位于肝右叶与右肾之间，仰卧位时，是腹膜腔的最低部位。

隐窝的大小、深浅和形态，个体间差异交大。隐窝很深时，小肠可突入其中形成内疝。

2. 腹前壁的腹膜襞和隐窝（图 1-8-6） 腹前壁下部内面有 5 条腹膜襞。脐正中襞（median umbilical fold）：脐与膀胱尖之间的腹膜襞，内含脐尿管闭锁后形成的脐正中韧带。脐内侧襞（medial umbilical fold）：位于脐正中襞的两侧，左右各一，内含脐动脉闭锁后形成的脐内侧韧带。脐外侧襞（lateral umbilical fold）：又称腹壁动脉襞，位于脐内侧襞的外侧，左右各一，内含腹壁下动脉和静脉，临床手术中可作为鉴别腹股沟斜疝和直疝的标志。在腹股沟韧带上方，上述 5 条腹膜襞之间形成 3 对浅凹，由中线向外侧依次为膀胱上窝（supravesical fossa）、腹股沟内侧窝（medial inguinal fossa）和腹股沟外侧窝（lateral inguinal fossa）。腹股沟内侧窝和外侧窝分别与腹股沟管浅环和深环的位置相对应。在腹股沟韧带内侧端下方有一浅凹，称为股凹（femoral fossa），与股管上口（股环）相对应，是股疝的好发部位。

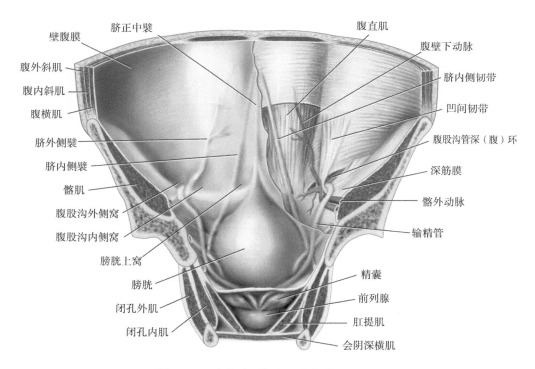

图 1-8-6 腹前壁下部内面的腹膜襞和隐窝

3. 腹膜陷凹 主要的腹膜陷凹位于盆腔内，为腹膜在盆腔脏器之间移行返折形成（图 1-8-1）。在男性，膀胱与直肠之间有直肠膀胱陷凹（rectovesical pouch），凹底距肛门约 7.5 cm。在女性，膀胱与子宫前面之间有膀胱子宫陷凹（vesicouterine pouch），凹底约在子宫峡的水平。子宫后面与直肠前面之间有较深的直肠子宫陷凹（rectouterine pouch），又称 Douglas 腔，凹底距肛门约 3.5 cm，与阴道后穹之间仅隔以阴道后壁和腹膜。站立或坐位时，男性的直肠膀胱陷凹和女性的直肠子宫陷凹是腹膜腔的最低部位，故腹膜腔内的积液多聚积于此。临床上可通过直肠和阴道后穹做腹膜腔穿刺以进行诊断和治疗。

四、腹膜腔的分区和间隙

腹膜腔可借横结肠及其系膜分为结肠上区和结肠下区。

（一）结肠上区

结肠上区（supramesocolic compartment）为膈与横结肠及其系膜之间的区域，又称膈下间隙（subphrenic space）。结肠上区以肝为界又分为肝上间隙和肝下间隙（图 1-8-5、1-8-7）。

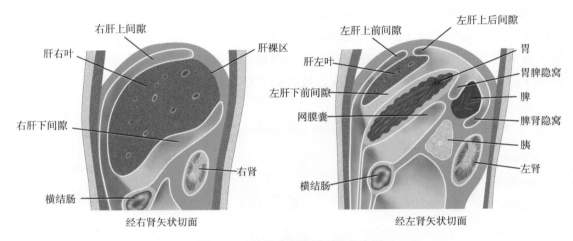

图 1-8-7　结肠上区腹膜间隙示意图

1. **肝上间隙（suprahepatic space）**　位于膈与肝上面之间。此间隙借镰状韧带分为左肝上间隙和右肝上间隙。左肝上间隙借冠状韧带分为其前方的左肝上前间隙和后方的左肝上后间隙。右肝上间隙位于镰状韧带右侧和冠状韧带前叶前方，其后方为冠状韧带前、后层之间的无腹膜覆盖的肝裸区（腹膜外间隙）。

2. **肝下间隙（subhepatic space）**　位于肝下面与横结肠及其系膜之间，借镰状韧带和肝圆韧带分为左肝下间隙和右肝下间隙。左肝下间隙以小网膜和胃为界分为前方的左肝下前间隙和后方的左肝下后间隙，后者即网膜囊。右肝下间隙即肝肾隐窝（hepatorenal pouch），位于肝右叶下面、右肾和右肾上腺表面的腹膜之间，上界为右冠状韧带后叶，右侧向下和右结肠旁沟延续，向左经网膜孔通网膜囊。在人体仰卧时，右肝下间隙是腹膜腔的最低部位，腹膜腔有病变时，该隐窝容易形成积液、积脓，应避免这种体位。

上述间隙或隐窝有脓肿积聚时，均称为膈下脓肿。

（二）结肠下区

结肠下区（inframesocolic compartment）为横结肠及其系膜与盆底上面之间的区域。

以肠系膜根和升、降结肠为标志，结肠下区常分为左、右结肠旁沟和左、右肠系膜窦（图 1-8-5）。

1. **结肠旁沟**（paracolic sulcus）　位于升、降结肠的外侧。右结肠旁沟为升结肠与右腹侧壁之间的间隙，因右膈结肠韧带发育差，向上可通肝肾隐窝，向下经右髂窝通盆腔。当胃后壁穿孔时，胃内容物可经网膜囊、网膜孔、肝肾隐窝、右结肠旁沟到达右髂窝，甚至盆腔；反之，仰卧时，右髂窝处阑尾穿孔等的脓液可经右结肠旁沟到达肝肾隐窝，甚至形成膈下脓肿。左结肠旁沟为降结肠与左腹侧壁之间的间隙，由于左膈结肠韧带的限制，向上不与结肠上区（膈下间隙）相通，但向下经左髂窝可通盆腔。

2. **肠系膜窦**（mesenteric sinus）　位于肠系膜根与升、降结肠之间。右肠系膜窦为肠系膜根与升结肠之间的三角形间隙，下方有回肠末端相隔，故间隙内的炎性渗出物常积存于局部。左肠系膜窦为肠系膜根与降结肠之间的斜方形间隙，向下可通盆腔，如有积液可沿乙状结肠向下流入盆腔。

（丁兆习）

参考文献

［1］张朝佑. 人体解剖学（上册）[M]. 3 版. 北京：人民卫生出版社，2009.

［2］丁文龙，刘学政. 系统解剖学 [M]. 9 版. 北京：人民卫生出版社，2018.

［3］Standring, Susan. Gray's Anatomy[M]. 42th ed. Amsterdam: Elsevier, 2020.

第九章 与消化系统疾病相关的体格检查

- ■ **一般情况、头颈部、胸部与四肢检查**
- ■ **腹部检查**
  - ◎ 腹部视诊
  - ◎ 腹部听诊
  - ◎ 腹部叩诊
- ◎ 腹部触诊
- ■ **肛门、直肠检查**
  - ◎ 体位
  - ◎ 视诊
  - ◎ 触诊

体格检查是诊断消化系统疾病的重要手段。通过体格检查可发现与消化系统疾病密切相关的异常体征，不但可以为疾病诊断和鉴别诊断提供重要证据，也可为进一步选择其他辅助检查提供依据。与消化系统疾病相关的体格检查主要包括一般情况、头颈部、胸部与四肢、腹部检查和肛门、直肠检查。

第一节　一般情况、头颈部、胸部与四肢检查

消化系统疾病患者的体格检查，需要注意一般情况的变化。如急性消化系统感染可引起发热，患者可出现面色潮红、呼吸急促等表现；消化道出血可导致皮肤苍白，甚至失血性休克等表现；腹膜炎患者可出现希氏面容和屈曲体位；肝病可导致黄疸等症状；胆汁淤积性疾病除引起黄疸外，还可导致皮肤瘙痒；而消化道肿瘤患者可出现消瘦、肌肉萎缩等恶病质表现。

消化系统疾病患者也可出现某些头颈部、胸部或四肢等部位的特征性表现：如黄疸患者可出现巩膜黄染；Wilson病可出现角膜外周的特征性褐色环（K-F环）；胃癌、食管癌等上消化道肿瘤患者可出现锁骨上淋巴结肿大；肝硬化患者可出现面部或颈部的蜘蛛痣、肝掌及男性乳房发育等表现。

第二节　腹部检查

腹部检查是全身体格检查的重要组成部分，也是消化系统疾病不可或缺的体格检

查。主要由视诊、触诊、叩诊和听诊组成，其中触诊最为重要。由于触诊可能导致受检者胃肠蠕动或肠鸣音发生改变，所以腹部检查的顺序宜调整为先行视诊、听诊和叩诊，最后再行触诊检查，但检查结果记录仍按视、触、叩、听诊的顺序进行。

一、腹部视诊

进行腹部视诊前，受检者需排空膀胱，取平卧位，双手平放于躯干两侧。暴露全腹，上至剑突，下至腹股沟部 - 耻骨联合。检查者应注意帮助受检者遮盖躯体其他部分，注意保暖，保证室内光线明亮。检查者立于受检者右侧，按照自上而下的顺序仔细全面地观察。腹部视诊检查内容主要有腹部外形、腹壁皮肤及腹壁静脉、胃肠型、蠕动波、呼吸运动及突出腹壁的肿块等。

（一）腹部外形

检查者屈膝，视线与患者的腹部侧缘平齐，以两侧肋缘与耻骨联合所在平面作为参照平面，自剑突经脐部至耻骨联合处，观察腹部外形是否对称，有无异常隆起或凹陷。

健康成年人平卧时，前腹壁与参照平面在同一平面，称为腹部平坦。小儿、孕妇、习惯静坐者或肥胖者腹部外形较饱满，前腹壁稍高于参照平面，称为腹部饱满；老年人、瘦型人等腹部下陷，前腹壁稍低于参照平面，称为腹部低平；以上均属于正常腹部外形。若出现明显膨隆或凹陷，则视为异常。

1.腹部膨隆　受检者平卧位时前腹壁高于肋缘与耻骨联合所在平面，外观呈凸起状，称之为腹部膨隆（abdominal protuberance），常分为全腹膨隆和局部膨隆。

1）全腹膨隆：腹部弥漫性膨隆，呈球形或椭圆形。全腹膨隆时，为动态观察病情进展，应注意定期测量腹围：嘱受检者排尿后平卧，用软尺经脐绕腹一周测其周长，以厘米为单位，即为腹围，也称之为脐周腹围；同时也应测量腹部最大周长，称之为最大腹围。全腹膨隆常见于以下症状。

（1）肥胖。皮下脂肪过多可致全腹弥漫性膨隆，脐部凹陷明显。

（2）腹腔积液。又称为腹水（ascites）。腹部外形随积液量和体位改变而变化。平卧时，腹水下沉于腹腔两侧，腹部扁而宽，呈蛙状腹（frog belly）。坐位或立位时，腹水下沉，下腹部膨隆，并可导致脐部突出。多见于肝硬化门静脉高压症、肝静脉 - 下腔静脉阻塞综合征（Budd-Chiari syndrome）、恶性肿瘤（胃癌、肝癌、胰腺癌等）腹膜转移等疾病。

（3）腹膜炎。结核性腹膜炎、胰腺炎等腹腔积液较多且合并腹膜炎症，可腹部隆起呈尖凸状，称为尖腹（apical belly）。

（4）腹内积气。胃肠内大量积气可表现为全腹膨隆，两侧腰部膨出不明显，腹部外形不随体位变化而改变，见于各种类型的肠梗阻、肠麻痹。

2）局部膨隆：腹腔局部肿大的脏器、胃肠胀气、肿瘤、炎性肿块、腹壁上的肿块（皮下脂肪瘤、结核性脓肿、神经纤维瘤等）或疝等可使腹部局限性膨隆（表1-9-1）。在鉴别时可嘱患者抬头或抬腿使腹壁紧张，若肿块更加明显，说明病变在腹壁上；若肿块变得不明显或消失，说明在腹腔内。但位于腹肌深层的腹壁病变也可能变得模糊不清。

表 1-9-1 腹部局部膨隆的常见消化系统疾病

	右	中	左
上	肝大、胆囊肿大、结肠肝曲肿瘤	胃扩张、胃癌、肝左叶肿大、胰腺肿物（肿瘤或囊肿）等	脾大、巨结肠、结肠脾曲肿瘤
中		脐疝、腹部炎症性肿块	
下	回盲部结核或肿瘤、克罗恩病、阑尾周围脓肿	胃下垂（立位时）	降结肠及乙状结肠肿瘤或积存粪块嵌塞

2. 腹部凹陷　受检者平卧位时前腹壁明显低于肋缘与耻骨联合所在平面称为腹部凹陷（abdominal retraction）。严重消瘦、脱水、慢性结核病、恶性肿瘤等患者常表现为全腹凹陷。严重时前腹明显低凹，周边肋弓、髂嵴和耻骨联合更显凸出，呈舟状，称舟状腹（scaphoid abdomen）。若只在吸气时出现全腹凹陷，常考虑膈肌麻痹，除消化系统疾病外，也可见于上呼吸道梗阻患者。

（二）腹壁皮肤等情况

消化系统疾病患者可表现出腹壁皮肤的明显改变。有些疾病可导致腹部皮肤出现色素沉着（pigmentation），如急性坏死性胰腺炎患者因胰酶、坏死组织及血液沿腹膜间隙、肌层进入腹壁皮下组织引起毛细血管出血，可出现腰部皮肤蓝色瘀斑（Grey-Turner 征）；溃疡穿孔、腹腔肿瘤破裂、腹主动脉瘤破裂等导致的腹腔内或腹膜后大出血患者可出现脐周或下腹部蓝色瘀斑（Cullen 征）；腹部肥胖的受检者，真皮层的结缔组织因张力增高而断裂，可在下腹部产生腹纹（striae）。当然腹纹也常见于经产妇和皮质醇增多症患者，后者的腹纹呈紫色皮纹。

正常情况下，脐稍凹陷于腹部。大量腹水或肿瘤致腹内压增加可使脐明显突出外翻。脐分泌物呈浆液性或脓性伴臭味，提示有炎症；若伴有脐部溃烂，可能为化脓性或结核性炎症。

当腹腔组织内容物经腹腔、腹壁或骨盆壁等组织间隙或薄弱部分突出，可形成腹疝（hernia）。腹疝分为腹内疝和腹外疝。腹内疝少见，如食管裂孔疝等。腹外疝常见于婴幼儿、经产妇和大量腹水等腹内压增高患者；手术后瘢痕组织愈合不良可引起切口疝（incisional hernia）。平卧时，某些疝可缩小、消失，亦可回纳，直立位或用力咳嗽时腹压增加，可使腹疝更明显。腹疝若发生嵌顿可出现急性腹痛。

（三）腹壁静脉

正常人腹部静脉并不明显。皮肤白皙、消瘦者及皮肤薄而松弛的老年人可较为明显，但并不迂曲，属于正常情况。若腹壁静脉粗大、隆起、迂曲，称为腹壁静脉曲张（varices of abdominal wall）（图 1-9-1），常见于门静脉高压和上、下腔静脉阻塞引起侧支循环形成。

测定腹壁曲张静脉的血流方向，有助于判断静脉阻塞的部位。检查方法为选择一段无分支的曲张静脉，用两手指并拢紧压在静脉上，一指沿静脉向外滑动 7.5 ～ 10 cm 将静脉中的血液挤出，然后抬起，另一指仍紧压静脉（图 1-9-2）。如果排空的静脉很快充盈，说明血流方向是从放松手指流向紧压手指一端；否则，相反。门静脉阻塞时，曲张静脉血流方向与正常人相同，即以脐为中心流向四周，形似水母头，称为水母头征（caput medusae sign）。下腔静脉阻塞时，血流方向皆自下而上；上腔静脉阻塞时，血流方向均自上而下（图 1-9-1）。

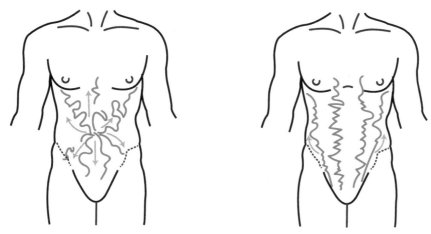

图 1-9-1　腹部浅静脉血流分布

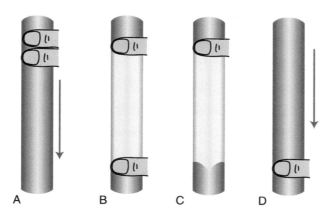

图 1-9-2　腹壁曲张静脉血流方向的判断

（四）胃肠型和蠕动波

正常情况下，腹部看不到胃肠轮廓和蠕动。极度消瘦、腹壁较薄或老年人，有时可见到微弱的蠕动波。胃肠道梗阻时，梗阻近端的胃肠因胀气而膨隆，可在腹部看到胃肠轮廓，称为胃型或肠型（gastric or intestinal pattern），常伴有胃肠蠕动增强，可在腹壁看到蠕动波（peristaltic wave）。

幽门梗阻时，可以看到较大的胃蠕动波自左肋缘下开始，缓慢向右推进至右腹直肌下（幽门区）消失，随后又可见到自右向左的逆蠕动波，有时随蠕动波还可观察到胃型；肠梗阻时，在腹壁上亦可以看到肠蠕动波及肠型。小肠梗阻的蠕动波多见于脐部。结肠远端梗阻时肠型多位于腹部周边。

（五）呼吸运动

腹壁随呼吸运动而上下起伏，称为腹式呼吸运动。正常情况下，男性和儿童以腹式呼吸为主，呼吸时腹壁起伏明显；女性以胸式呼吸为主，呼吸时腹壁起伏不明显。腹式呼吸减弱常见于腹腔积液、胀气、腹痛、腹腔内巨大肿物等情况，胃肠穿孔等所致急性腹膜炎可使腹式呼吸消失。腹式呼吸增强不多见，癔症患者过度通气或胸腔大量积液可使腹式呼吸增强。

二、腹部听诊

某些消化系统疾病可能引起肠鸣音改变及血管杂音、摩擦音等异常，可通过腹部听诊辅助诊断。

（一）肠鸣音

肠蠕动时，肠管内气体和液体流动，产生一种气过水声（断断续续的咕噜声），称为肠鸣音（bowel sound），正常情况下，4 ~ 5 次 / 分。通过肠鸣音的听诊，可以了解肠蠕动情况。

急性胃肠炎、胃肠道大出血患者及服用泻药后可出现肠鸣音增强，每分钟可达 10 次以上，其音量大，但音调不高，称之为肠鸣音活跃（active bowel sound）；机械性肠梗阻表现为肠鸣音次数多、音量大、音调高，呈"叮叮"的金属音，称之肠鸣音亢进（hyperactive bowel sound）。急性腹膜炎、低血钾、久病的老年人等胃肠动力低下状态和肠梗阻后期，肠壁蠕动减弱或失去蠕动能力，表现为肠鸣音次数减少或数分钟才闻及一次，称为肠鸣音减弱（hypoactive bowel sound）；若持续听诊 2 分钟以上未闻及肠鸣音，用手指轻叩或搔弹腹壁仍未闻及肠鸣音，称之为肠鸣音消失（absent bowel sound），常见于急性弥漫性腹膜炎、急性重症胰腺炎、腹部手术反射性抑制引起的麻痹性肠梗阻、缺血性肠病、药物或毒物中毒等。

（二）血管杂音

腹部血管杂音对诊断某些消化系统疾病有一定作用，应引起足够重视。门静脉高压有侧支循环形成，尤其是腹壁静脉曲张时，可闻及脐周或上腹部出现连续嗡鸣样静脉性杂音。肝癌压迫肝动脉或者腹主动脉使，可在包块部位闻及吹风样杂音。

（三）摩擦音

脾梗死致脾周围炎、肝周围炎或胆囊炎累及局部腹膜等情况下，可于深呼吸时在相应部位闻及腹膜摩擦音。

三、腹部叩诊

腹部叩诊可用于检查肝脏、脾脏等脏器的大小和有无叩痛，也用于检查胃肠道充气情况、判断腹腔内有无积气、积液和肿块等。

正常腹部大部分区域为鼓音，只有脾、增大的膀胱和子宫占据的部位以及两侧腹部近腰肌处叩诊为浊音。当肝、脾等脏器严重肿大、腹腔内肿瘤或大量腹水时，病变部位可出现浊音或实音。胃肠胀气、胃肠穿孔致气腹时，鼓音范围增大。

（一）肝脏叩诊

肝脏叩诊主要用于确定肝上、下界，从而确定肝脏大小。

肝上界叩诊法：分别沿右锁骨中线、右腋中线和右肩胛线，由肺区向下叩，当由清音转为浊音时，即为肝上界。此处是被肺覆盖的肝顶部，又称肝相对浊音界。再向下叩，若浊音变为实音，即为肝绝对浊音界，实为肺下界。

肝下界叩诊法：由腹部鼓音区沿右锁骨中线或正中线由下向上叩诊，当鼓音变为浊音时即为肝下界。因肠腔内气体覆盖肝脏，叩出的肝下界可能高于实际或触诊的肝下界 1 ~ 2 cm（图 1-9-3、表 1-9-2）。

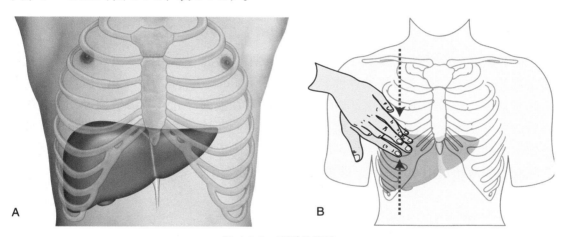

图 1-9-3　肝脏的叩诊

表 1-9-2　正常肝上、下界

位置	肝上界	肝下界
右锁骨中线	第 5 肋间	右季肋下缘
右腋中线	第 7 肋间	第 10 肋间
右肩胛线	第 10 肋间	不易叩出

肝上、下界两者之间的距离为肝上下径，正常为 9 ~ 11 cm，瘦长型者肝上下界均可低一个肋间，矮胖型者则可高 1 个肋间。

肝浊音界扩大：肝癌、肝脓肿、肝炎、肝瘀血和多囊肝等导致的。

肝浊音界缩小：急性肝坏死、肝硬化和胃肠胀气等。

肝浊音界消失代之以鼓音者，是急性胃肠穿孔导致气腹的一个重要征象。

正常肝区无叩击痛，肝区叩击痛提示可能存在病毒性肝炎、肝脓肿或肝癌。胆囊炎患者可出现胆囊区叩击痛。

（二）脾脏叩诊

嘱受检者取右侧卧位或仰卧位，沿左腋中线进行叩诊。正常脾脏叩诊浊音区位于左腋中线第 9 ~ 11 肋，其长度为 4 ~ 7 cm，前方不超过腋前线。脾浊音区扩大常见于门静脉高压等疾病引起的脾大，脾浊音区缩小见于胃扩张、肠胀气及左侧气胸等情况。

（三）胃泡鼓音区叩诊

胃泡鼓音区由含气的胃底穹隆部构成，其上界为横膈及左肺下缘（左第 6 肋水平），下界为左肋弓，左界为脾（左腋前线），右界为肝左缘。胃泡鼓音区与胃泡含气量的多少和胃内容充盈状态有关，也受周边器官病变的影响，空腹时增大，饱餐后缩小或消失。如果禁食 2 小时以上或空腹状态下，胃泡鼓音区明显缩小或消失，则提示可能有中重度脾大、肝大等，也可见于胃扩张患者。

（四）腹腔积液

正常腹部大部分区域为鼓音，而腹腔积液叩诊为浊音。当叩诊浊音区随体位变动而出现相应改变，称之为移动性浊音（shifting dullness）（图 1-9-4）。检查方法为先嘱患者仰卧，积液下沉，腹中部由于含气的肠管在液面浮起，叩诊呈鼓音，两侧腹部因腹腔积液积聚呈浊音。医生自脐开始向患者左侧叩诊，发现浊音时，记录位置或板指固定不动，嘱患者右侧卧，再次叩诊，如此时该位置由浊音改为鼓音，表明浊音移动。当腹腔内积液超过 1000 ml 时，即可查出移动性浊音阳性。

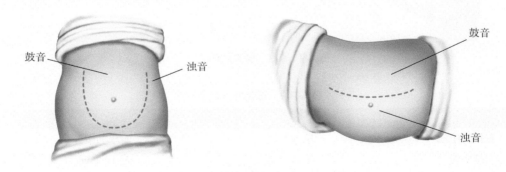

鼓音　　浊音　　鼓音　　浊音

图 1-9-4　移动性浊音

在进行移动性浊音检查时，还应与以下情况相鉴别。

（1）肠梗阻致肠管内大量液体潴留时，也可在改变体位时出现移动性浊音，但腹腔积液所导致的移动性浊音不伴有肠梗阻征象。

（2）巨大卵巢囊肿也可在腹部叩诊时发现大面积浊音，但浊音区位于腹中部，鼓音区位于腹部两侧，而且该浊音不随体位改变而移动。

四、腹部触诊

腹部触诊是腹部检查最重要的部分，与视诊、听诊、叩诊检查结果相互呼应，更有助于消化系统疾病的诊断。检查时，嘱受检者排空膀胱后，取低枕仰卧位，两手自然置于身体两侧，两腿屈起并稍分开，使腹肌尽量松弛，做缓慢腹式呼吸。检查肝脏时，可结合左侧卧位；检查脾脏时，可选择右侧卧位；检查腹部深部肿块时，可结合肘膝位。

检查者位于受检者右侧，温暖双手，剪短指甲。询问受检者是否有腹痛及疼痛的部位。首先将全手掌置于腹壁，检查腹壁紧张度，然后从左下腹开始以逆时针方向触至右下腹，然后是脐部。如果有腹痛等症状，则按照先健康区域后病变区域的原则进行触诊。边触诊边询问患者的感受，并观察患者的反应和表情。

腹部触诊检查内容主要包括腹壁紧张度、压痛及反跳痛、脏器（肝脏、脾脏、胆囊、胰腺等）触诊、腹部包块、液波震颤、振水音等。

（一）腹壁紧张度

正常人腹壁稍有阻力，但触之柔软，较易压陷，称为腹壁柔软。病理情况下可出现腹壁紧张度增加或减弱。检查时应注意分辨是否为受检者不习惯或怕痒等原因而导致的自主性腹肌紧张，可采用分散注意力等方式消除紧张。

1. 全腹壁紧张

（1）肠胀气、气腹、腹腔积液等可使腹壁张力增加，但无肌痉挛，也无压痛。腹水量过大，反而可能使腹壁紧张度减弱。

（2）结核性腹膜炎、肿瘤腹膜转移等病变进展缓慢，对腹膜的刺激较为柔和，但可导致腹膜增厚、肠管及肠系膜粘连，腹壁紧张度中等增加，触之有柔韧、有抵抗力，不易压陷，称为揉面感（dough kneading sensation）。

（3）急性胃（肠）穿孔等所致急性弥漫性腹膜炎，可因腹膜受刺激而引起腹壁紧张度增加，此时常伴有肌痉挛，腹壁强直硬如木板，称为板状腹（board-like abdomen）。

2. 局限性腹壁紧张　　腹内脏器炎症累及局部腹膜可导致局部腹壁紧张。常见引起局限性腹部紧张的疾病及部位见表 1-9-3。

表 1-9-3　常见引起局限性腹部紧张的疾病及部位

疾病	腹壁局限性紧张部位
急性胰腺炎	上腹正中或左上腹
急性胆囊炎	右上腹
急性阑尾炎	右下腹
胃肠穿孔	右下腹多见

3. 腹壁紧张度减低　　触诊时发现腹壁松软无力，缺乏弹性，称为腹壁紧张度减低，主要见于年老体弱、肌力不足及脱水等患者。

（二）压痛、反跳痛

1. 压痛　　正常情况下，腹部深部触诊不会引起疼痛。深压腹部引起病变部位疼痛，称之为压痛（tenderness）。

1）压痛部位：压痛部位的确定对于相关疾病的诊断有重要的意义。常见腹部压痛部位见表 1-9-4 和图 1-9-5。

表 1-9-4　腹壁常见压痛部位对应消化系统疾病

压痛部位	对应疾病
右上腹	肝脏、胆囊疾病等
上腹	胰腺炎、消化性溃疡等
左上腹	胃炎、胃溃疡等
脐部	肠道炎症、肠梗阻等
左腰部	胰腺体部或尾部的炎症或肿瘤等
右下腹	盲肠、阑尾等疾病

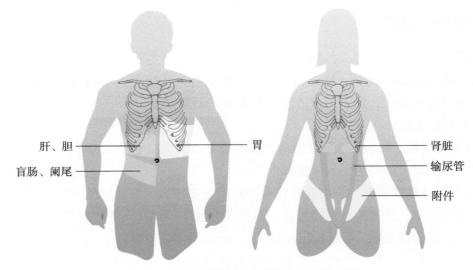

图 1-9-5　消化系统疾病的常见腹部压痛部位

2）压痛点：除压痛部位以外，某些疾病可产生特异性的压痛点，对诊断疾病有重要的提示作用。如右锁骨中线与肋缘交界处的胆囊点，采用钩指触诊时有压痛伴因触痛而短暂屏气或有痛苦表情，称为 Murphy 征阳性；脐与右髂前上棘连线的中外 1/3 处为阑尾点（McBurney point），若有压痛，提示阑尾炎。

2. **反跳痛**　当触诊腹部发现压痛时，将示、中、环三指并拢在原处不动，使压痛感趋于稳定，然后迅速抬手。若受检者感觉腹痛突然加剧，并伴有痛苦表情剧烈反应，即为反跳痛（rebound pain），是腹腔炎症累及壁层腹膜的指征。腹壁紧张度增加、腹部压痛与反跳痛三联征合称为腹膜刺激征（peritoneal irritation sign），提示局部或弥漫性腹膜炎。

（三）肝脏触诊

肝脏触诊主要检查肝脏大小、质地、表面、边缘等，可用单手、双手、钩指等触诊法进行检查。

1. **常用肝脏触诊方法**

1）单手触诊法：医生将右手 4 指并拢，掌指关节伸直，与肋缘大致平行地放在右上腹部（或脐右侧）触诊确定肝下缘的下方（图 1-9-6）。嘱受检者做深腹式呼吸。呼气时，手指压向腹壁深部；吸气时，手指缓慢朝肋缘向上迎触下移的肝缘，如此反

Note

复进行，手指逐渐向肋缘移动，直到触到肝缘或肋缘为止。需在右锁骨中线及前正中线上分别触诊肝缘，并测量其与肋缘或剑突根部的距离，以厘米表示。

2）双手触诊法：检查者右手同单手触诊法，左手托住受检者右侧腰部，拇指张开置于肋部。触诊时，左手向上推，使肝下缘更贴近腹壁，吸气时右手更容易触及到肝下缘（图1-9-7）。

3）冲击触诊法：腹水患者肝脏触诊困难，可采用冲击触诊法，即用并拢3个手指垂直在肝缘附近冲击式连续按压数次，待排开腹腔积液后脏器浮起时可触及肝脏，此法在脾脏和腹部肿块触诊时亦可应用。

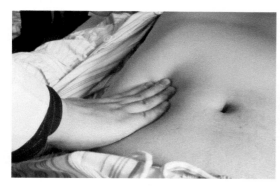

图1-9-6　肝脏单手触诊法

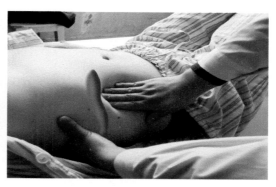

图1-9-7　肝脏双手触诊法

4）钩指触诊法：适合于儿童、腹壁松软或肝边缘不清者，检查者位于受检者头侧右肩旁，面向其足侧。将右手掌搭在受检者右前胸下部，第2～5指屈曲呈钩状，嘱其做腹式深呼吸，检查者在其腹部锁骨中线上进一步屈曲指关节，用指腹来感知肝下缘（图1-9-8）。

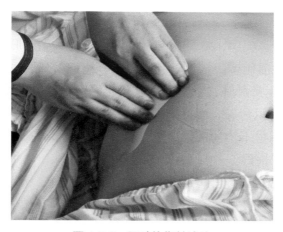

图1-9-8　肝脏钩指触诊法

2. 触诊内容

1）大小：正常成人肝下缘一般无法触及，少数腹壁松软的瘦长体型者，在深吸气时于肋弓下缘可触及肝下缘，但在1 cm以内；剑突下（以剑突根部而非剑突尖部为起点）也可触及肝下缘，不超过3 cm；瘦高者，剑突根部可达5 cm，但是未超过剑突根部至脐距离的上1/3水平。若超出以上指标，可结合叩诊结果对肝上下界进行综合判断。

Note

肝下界下移伴上下界正常，提示内脏器官下垂或膈肌下降引起的肝脏位置下移；肝下界下移伴肝上界正常或升高，提示肝肿大（图1-9-9）。病毒性肝炎、肝瘀血、脂肪肝、肝硬化早期、Budd-Chiai 综合征等可表现为肝弥漫性肿大；肝肿瘤、肝脓肿、肝囊肿等可引起局限性肝肿大。而肝硬化晚期、急性亚急性肝坏死可表现为肝脏体积减小。

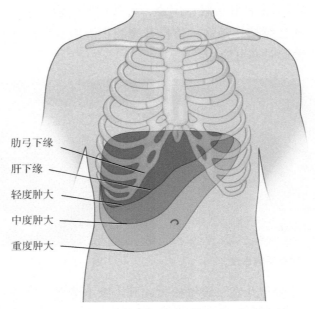

肋弓下缘
肝下缘
轻度肿大
中度肿大
重度肿大

图 1-9-9　根据肝脏的上、下界变化判断肝肿大

2）质地：肝脏质地可分为质软、质韧和质硬三度。

Ⅰ度：质软，为正常肝脏质地，触之如口唇感。急性肝炎早期，也可无明显肝脏质地改变。

Ⅱ度：质韧，如触鼻尖感，常见于慢性病毒性肝炎、脂肪肝、肝瘀血等。

Ⅲ度：质硬，如触前额感，常见于肝硬化、肝癌。

3）表面和边缘：正常肝脏边缘整齐、表面光滑。若肝边缘变厚、圆钝，提示脂肪肝或肝瘀血；若肝边缘锐利、表面可扪及细小结节，提示肝硬化；若检查发现肝边缘不规则，表面不光滑，呈不均匀的结节状，则提示肝癌、多囊肝和肝棘球蚴病；表面分叶状如香蕉，提示肝梅毒。

4）压痛：正常肝脏无压痛。病毒性肝炎、肝瘀血等病变导致肝大、包膜受到牵拉，可有轻度压痛。表浅的肝脓肿可在右侧肋间隙发现局限性剧烈压痛。若肝瘀血因右心衰竭所致，可用手压迫肿大的肝脏，观察颈静脉是否有怒张，如果怒张明显，称为肝颈静脉回流征（hepatojugular reflux sign）阳性，借此可有助于鉴别诊断。

5）肝区摩擦感：检查者右手掌面轻贴于肝区，嘱受检者进行深度腹式呼吸。正常时无摩擦感。肝脏周围或者邻近腹膜炎症可因少量渗出物而变得粗糙，可出现肝区摩擦感。也可在听诊时，在肝区听到摩擦音。

6）常见肝病触诊特点：

（1）急性病毒性肝炎。肝轻度大、边缘钝、表面光滑、质软或稍韧、有压痛。

（2）脂肪肝。肝轻度大或中度大、边缘钝、表面光滑、质软或稍韧、无压痛。

（3）肝硬化。早期肝大晚期缩小，酒精性肝硬化、瘀血性肝硬化、胆汁性肝硬化等疾病肝可能长期大，质较硬、边缘锐利、表面有小结节、一般无压痛。

（4）肝癌。进行性肝界增大、表面凹凸不平、大小不等结节、边缘不规整、质地坚硬如石且压痛和叩痛明显。

（5）肝瘀血。肝明显大（大小与瘀血的程度呈正相关）、边缘钝、表面光滑、质韧、压痛、肝颈静脉回流征阳性。

（四）脾脏触诊

脾脏触诊可采用平卧位，也可以采用右侧卧位，常采用双手触诊法。

1. 平卧位　受检者平卧，双腿屈曲稍分开，检查者左手第 2 ～ 5 指掌面绕过受检者腹上方，置于左胸背部即左第 9 ～ 11 肋处，并向上推，右手掌面平放于脐部，与左肋弓基本垂直，从脐平线或其以下左锁骨中线上开始，在其做腹式深呼吸的吸气时迎向脾的边缘，逐步移行直到脾脏边缘（图 1-9-10）。

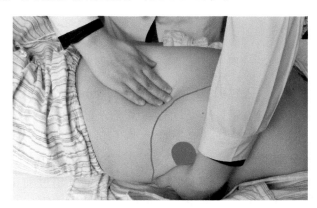

图 1-9-10　脾脏触诊（平卧位）

2. 右侧卧位　若上述方法未触及脾，嘱受检者取右侧卧位，双下肢屈曲，检查者从脐平线或以下起始，垂直受检者左肋弓方向，逐步配合吸 - 呼动作进行触诊，感知脾下缘（图 1-9-11）。

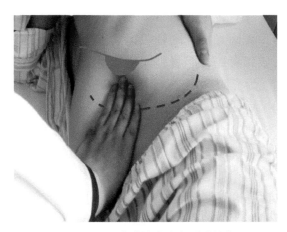

图 1-9-11　脾脏触诊（右侧卧位）

正常情况下脾脏不能触及。膈肌下降可使脾脏向下移位。除此以外，能触到脾脏则提示脾大。脾大分为轻度、中度、重度三度，不同疾病可导致不同程度的脾大（图1-9-12）：

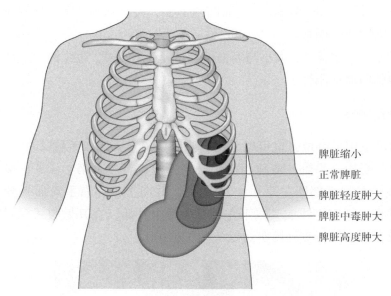

脾脏缩小
正常脾脏
脾脏轻度肿大
脾脏中毒肿大
脾脏高度肿大

图 1-9-12 脾脏触诊判断脾大

1）轻度：脾缘可在肋下触及，但不超过肋缘 2 cm，常见于急慢性病毒性肝炎、伤寒、急性疟疾及结核、败血症、感染性心内膜炎等感染性疾病。

2）中度：肋下 2 ~ 7 cm，但局限于脐水平线以上，常见于肝硬化、门静脉高压以及淋巴瘤、慢性淋巴细胞白血病等疾病。

3）重度：超过肋下 7 cm，至脐水平线以下，甚至可超过前正中线。常见于慢性疟疾、慢性粒细胞白血病、骨髓纤维化、血吸虫病、黑热病等。

脾脏触诊时，需与肿大的肝左叶、结肠脾区、胰尾囊肿及左肾肿大相鉴别。

（五）胆囊触诊

胆囊触诊可用单手滑行触诊法或钩指触诊法。正常情况下胆囊无法触及。当胆囊肿大超过肝下缘及肋弓下缘时，在右肋弓下腹直肌外缘（胆囊点）可触及。肿大的胆囊一般呈卵圆形或梨形，表面光滑，随呼吸运动上下移动，常有触痛。如胆囊肿大呈实性，常见于胆囊结石或胆囊癌；胆囊肿大呈囊性感，且伴有明显压痛，常见于急性胆囊炎；如无压痛，可能为壶腹周围癌、胰头癌。

胆囊炎，也可无肿大或肿大不明显，但可通过特殊检查手法发现胆囊触痛（图1-9-13）。检查方法为检查者以左手掌平放于受检者右胸下部，以拇指的指腹勾压于胆囊点，嘱受检者缓慢深吸气，在吸气过程中病变胆囊下移时碰到勾压的拇指，可引起疼痛，称为胆囊触痛；如患者因疼痛而中止吸气，称为墨菲征（Murphy sign）阳性。胰头癌压迫胆总管可检查到胆囊显著肿大，同时伴有阻塞性黄疸且进行性加深，但无压痛，称为库瓦西耶征（Courvoisier sign）。

Note

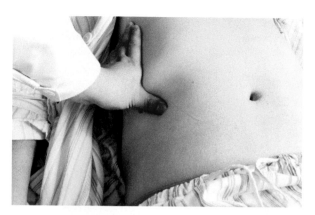

图 1-9-13　胆囊触诊

（六）胰腺触诊

胰腺位于腹膜后，正常情况下无法触及。

胰腺炎患者，可在上腹中部或左上腹有横行呈带状压痛，伴有腹壁紧张度增加；如起病急，且有腰部、季肋部和下腹部皮下瘀血，则提示重症急性胰腺炎。如在上腹部触及质硬而无移动性横行条索状的肿物，应考虑为慢性胰腺炎。如呈坚硬块状，表面不光滑似有结节，则可能为胰腺癌。

（七）腹腔内肿块触诊

除脏器外，腹部触诊还可触及腹腔内肿块，包括肿大或移位的脏器、炎性肿块、囊肿、肿大淋巴结、恶性肿瘤、肠内粪块等，检查时应注意肿块的位置、大小、形态、质地、压痛及移动度。

（八）液波震颤

腹腔内有大量游离液体时，如用手触击腹部，可感到液波震颤（fluid thrills），或称波动感。检查方法为嘱患者平卧，检查者用一手掌贴于患者一侧腹壁，另一手 4 指并拢，以指端叩击对侧腹壁，如腹腔内有中等量以上的游离腹腔积液，则贴于腹壁的手掌就有波动冲击的感觉。为了防止腹壁脂肪层震动而引起的波动感，可请第三者将一手尺侧缘放在患者腹壁正中线，即可阻止腹壁脂肪层震动的传导（图 1-9-14）。腹腔积液 3000 ~ 4000 ml 可呈液波震颤阳性，不如移动性浊音敏感。肥胖者可出现假阳性，应结合其他临床特征加以鉴别。

（九）振水音

胃内有大量液体及气体存留时，以冲击触诊法振动胃部，可闻及气液撞击的声音，称为振水音（succussion splash）。检查时医生以一耳凑近上腹部，亦可将听诊器膜置于上腹部进行听诊。正常人在餐后或饮大量液体时可有上腹振水音，但若在清晨空腹或餐后 6 ~ 8 h 以上仍有此音，则提示幽门梗阻或胃扩张。

Note

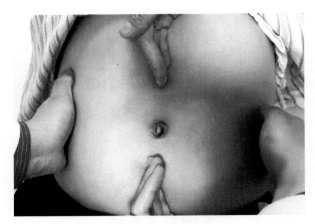

图 1-9-14　液波震颤

第三节　肛门、直肠检查

肛门和直肠检查方法简单易行，对肛门和直肠相关疾病有特殊的诊断价值。检查时，受检者常有不适、恐惧等抵触情绪，应向受检者充分解释检查的必要性，努力解除受检者心理压力，获得受检者配合，达到最好的检查效果。

一、体位

肛门、直肠检查常根据病情需要采用左侧卧位、肘膝位、截石位或蹲位等特殊检查体位。

1.**左侧卧位**　患者向左侧卧位，左下肢略屈，右髋、膝各屈曲 90°，臀部靠近床边。此体位适用于病重、年老体弱或女性患者，是直肠指诊和结肠镜检查常用的体位。

2.**肘膝位**　患者双膝关节屈曲，稍分开跪在床上，肘关节及前胸着床，头偏向一侧，臀部抬高，大腿与床垂直，是检查直肠和肛管的常用体位，肛门部显露清楚，但不宜用于年老体弱患者。

3.**截石位**　患者仰卧于专门的检查床上，双下肢抬高，分开外展，搁在支腿架上，臀部移到手术床边缘。此体位显露肛门清楚，是直肠肛管手术的常用体位。

4.**蹲位**　患者取下蹲姿势，以增加腹压，用于检查脱出肛门的直肠病变，如直肠脱垂、直肠下端带蒂息肉等。蹲位时直肠肛管承受压力最大，可使直肠下降 1 ~ 2 cm，因而可见到内痔和脱肛最严重的情况，这是其他体位所不能见到的。用此体位做直肠指诊，较其他体位扪及的距离高约 2 cm。

5.**弯腰前俯位**　双下肢略分开站立，身体前倾，双手扶于支撑物上；是肛门视诊常用的体位。

Note

二、视诊

肛门视诊应注意观察肛门及周围皮肤颜色及褶皱，检查是否有炎症、皮肤脱垂、皲裂、瘢痕、肿瘤或出血等。

肛裂患者的肛门可见裂口，触诊有明显压痛感，患者排便时疼痛，粪便周围常附有少量鲜血。肛门直肠瘘时，可在肛门周围皮肤看到瘘管开口，有时伴脓性分泌物。外痔可见暗紫色的圆形结节，与周围分界清楚；肛门失禁及直肠脱垂可见黏液及粪渣。采取蹲位嘱患者增加腹压，如排便样，可使内痔、直肠下端息肉或直肠脱垂向外脱出更加明显。

三、触诊

肛门和直肠触诊，又称为肛诊或直肠指诊（图 1-9-15）。

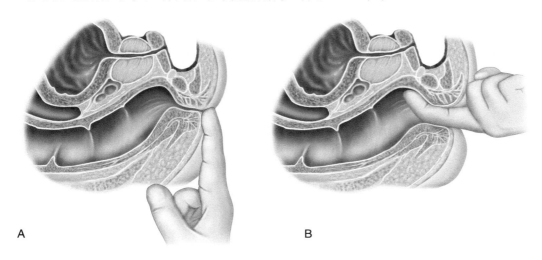

A　　　　　　　　　　　　　　　　　B

图 1-9-15　直肠指诊

检查方法：检查前告知患者检查中可能出现的肛门坠胀不适等，以便患者配合。检查者戴好手套，液状石蜡涂至示指根部。首先进行肛门周围指诊，检查肛周有无压痛、肿块、疣状物及外痔等、有无感染或其他异常情况。然后用手指轻轻按摩肛缘，再将示指慢慢伸入直肠。检查肛管直肠壁有无触痛、黏膜是否光滑、有无肿块、狭窄或凹陷。如触及肿块，需确定其大小、形状、位置、硬度、活动度及直肠狭窄程度。

直肠指诊常可发现如下异常：

（1）剧烈疼痛，常因肛裂及感染引起。

（2）触痛伴有波动感，见于肛门、直肠周围脓肿。

（3）触及柔软、光滑而有弹性的包块常为直肠息肉（proctopolypus）。

（4）触及坚硬、表面凹凸不平的包块，应考虑直肠癌。

（5）指诊后指套表面有黏液、脓液或血液，表明有炎症或伴有组织破坏，应取其涂片镜检或做细菌学检查，必要时应配合纤维结肠镜检查，以助诊断。

（陆　楠）

参考文献

［1］万学红，卢雪峰．诊断学 [M]. 9 版，北京：人民卫生出版社，2018.

［2］王欣，康熙雄．诊断学 [M].北京：北京大学医学出版社，2018.

［3］潘祥林，王鸿利．实用诊断学 [M]. 2 版，北京，人民卫生出版社，2017.

［4］Bickley LS, Szilagyi PG, et al. Bates Guide To Physical Examination and History Taking[M]. 13th ed. Philadelphia, Wolters Kluwer, 2023.

［5］Richard F. LeBlond, Donald D. Brown, et al. DeGowin's Diagnostic Examination[M]. 11th ed. New York: McGraw-Hill Education, 2020.

Note

第十章 消化系统疾病的常见症状

- **■ 恶心、呕吐**
  - ◎ 常见疾病及临床特点
  - ◎ 伴随症状
- **■ 吞咽困难**
  - ◎ 分类及常见疾病
  - ◎ 临床表现
  - ◎ 伴随症状
- **■ 腹 痛**
  - ◎ 分类及常见疾病
  - ◎ 临床表现
  - ◎ 伴随症状
- **■ 腹 泻**
  - ◎ 常见分类及病因
  - ◎ 临床表现
  - ◎ 伴随症状
- **■ 便 秘**
  - ◎ 分类及常见疾病
  - ◎ 临床表现
  - ◎ 伴随症状
- **■ 呕血、便血**
  - ◎ 常见病因
  - ◎ 临床表现
  - ◎ 伴随症状
- **■ 黄 疸**
  - ◎ 分类及常见疾病
  - ◎ 临床表现
  - ◎ 伴随症状

消化系统疾病常表现出恶心、呕吐、腹痛、黄疸等常见症状，同时也可能表现出发热等全身性或属于其他系统的症状。同时，许多其他系统疾病也可能表现出上述症状。在诊断时，应在认真收集临床资料的同时，进行全面、综合的分析和判断。

第一节 恶心、呕吐

恶心（nausea）、呕吐是消化系统疾病的常见症状。恶心为上腹部不适、干呕、欲吐的感觉，可伴有头晕、食欲下降及皮肤苍白、出汗流涎、血压降低及心动过缓等迷走神经兴奋的症状。呕吐是通过胃的强烈收缩迫使胃或部分小肠内容物经食管、口腔而排出体外的现象。恶心与呕吐可伴发，也可单独出现。按发生机制可将呕吐分为反射性呕吐和中枢性呕吐，消化系统疾病引起的常为反射性呕吐。根据恶心、呕吐的临床表现特点及伴随症状，可对相关疾病进行初步的判断。

一、常见疾病及临床特点

常见发生恶心、呕吐的消化系统疾病及特点如下：

Note

1. **食管疾病** 食管疾病包括食管贲门失弛缓症、反流性食管炎、食管癌、食管贲门黏膜撕裂综合征等。反流性食管炎等因胃内容物反流引起的恶心、呕吐，常与体位有关，特别是餐后卧位、弯腰时，易引起呕吐，呕吐物含有大量酸性物甚至胆汁；食管贲门失弛缓症的呕吐物一般无酸味。

2. **胃、十二指肠疾病** 胃、十二指肠疾病包括急慢性胃炎、消化性溃疡、急性胃扩张、幽门梗阻、幽门溃疡等。十二指肠溃疡患者的呕吐物可有胆汁；幽门梗阻患者多伴有上腹痛，呕吐物为腐臭的隔日食物，呕吐后疼痛减轻；幽门溃疡患者常表现为进餐后很快发生呕吐，吐后腹痛减轻；若呕吐物为咖啡样食物残渣，提示有上消化道出血，主要见于消化性溃疡、胃癌患者。

3. **肠道疾病** 肠道疾病包括急性阑尾炎、肠梗阻、出血性坏死性肠炎、腹型过敏性紫癜。低位肠梗阻的呕吐物常伴有粪臭味。

4. **肝、胆、胰疾病** 肝、胆、胰疾病包括急性肝炎、肝硬化、肝瘀血、胆囊炎、胰腺炎。肝病患者常表现为食欲减退、恶心、干呕，若肝硬化伴有食管胃底静脉曲张破裂出血，则可能发生大量呕血；胆道疾病引起的呕吐，呕吐物常含大量胆汁，提示胆汁反流。

5. **腹膜疾病** 腹膜疾病如急性腹膜炎等。

6. **食物中毒** 食物中毒常表现为餐后呕吐，而且常为一定范围内群体发病。

7. **精神性疾病** 精神性疾病包括胃神经症、神经性厌食、癔症等，常表现为中枢性呕吐。胃神经症患者常在进食过程中或进食后不久后即发生呕吐，恶心不明显，吐后可继续进食，长期反复发作，但营养状态不受影响。

二、伴随症状

1. **伴剑突下烧灼感或疼痛** 提示反流性食管炎、贲门失弛缓症、贲门黏膜撕裂综合征等。

2. **伴中上腹痛** 提示消化性溃疡、胃炎、胰腺炎、胃黏膜脱垂、胃癌及胰腺癌等。

3. **伴右上腹痛** 提示胆囊炎、胆总管结石及盲肠后位阑尾炎等。

4. **伴右下腹痛** 提示阑尾炎及 Meckel 憩室等。

5. **伴腹泻、发热** 提示食物中毒、急性胃肠炎、菌痢和霍乱等。

6. **伴阵发性腹痛、腹胀** 提示肠梗阻等。

第二节　吞咽困难

吞咽困难（dysphagia）是指食物由口腔经食管、贲门进入胃的运送过程中受阻而产生咽部、胸骨后或剑突部位的梗阻停滞感觉，可伴有胸骨后疼痛。吞咽是由多组肌肉和神经协调运动完成的复杂过程，无论食管本身，还是食管外病变引起的结构异常或全身疾病引起的动力异常均可以引起吞咽困难。

一、分类及常见疾病

吞咽困难常分为机械性吞咽困难和动力性吞咽困难。

（一）机械性吞咽困难

1. **炎性水肿**　如反流性食管炎、腐蚀性食管炎、放射性食管损伤、食管溃疡等。
2. **良恶性占位**　如 Barrett 食管、食管平滑肌瘤、食管壁内囊肿、食管血管瘤、食管脂肪瘤、食管乳头状瘤、先天性贲门畸形、食管癌、贲门癌等。
3. **食管异物**　如鱼刺、枣核等。
4. **相邻器官肿大外压致食管狭窄**　如纵隔肿瘤、主动脉瘤等。

（二）动力性吞咽困难

1. **食管原发性动力障碍**　如食管贲门失弛缓症、弥漫性食管痉挛、非特异性食管运动功能障碍等。
2. **食管继发性动力障碍**　如脑血管病、脊髓灰质炎、运动神经元病变等中枢神经系统疾病、周围神经病变或全身感染（如破伤风、狂犬病等）引起的肌肉功能障碍，也可见于萎缩性肌强直综合征、重症肌无力等肌肉疾病。

（三）假性吞咽困难

假性吞咽困难见于抑郁症、焦虑症等患者。

二、临床表现

不同原因引起的吞咽困难常具有不同的临床表现特征：

（一）机械性吞咽困难

1. **食管癌**　进行性吞咽困难是食管癌最常见的症状之一，病程较短，呈进行性加重，一般在半年内从进干食困难到半流质、流质亦难以下咽。
2. **食管良性肿瘤**　症状较轻，或仅为一种阻挡感。
3. **反流性食管炎**　症状较轻，多伴有反流、胃灼热、胸痛等反流症状。
4. **贲门失弛缓症**　病程较长，反复发作，发病多与精神因素有关，进食时需大量饮水以助食物下咽，后期有反流症状。

（二）动力性吞咽困难

动力性吞咽困难不会因进食液体或固体食物而有区别。

（三）假性吞咽困难

常有咽颈部或胸骨后的团块样梗阻感，但无食管器质性改变，患者常不能明确描述梗阻的部位，且进食流质食物、固体食物无困难。

患者陈述的梗阻部位一般与食管病变的解剖部位基本吻合，有定位诊断的参考意义。在胸骨切迹处有食物停滞感、进食过程受阻，病变多在食管上段或中段；症状局限在胸骨下部或上腹部，病变多在食管下段。

三、伴随症状

1. **伴声音嘶哑** 见于食管癌纵隔浸润、主动脉瘤、淋巴结肿大及肿瘤压迫喉返神经。

2. **伴呛咳** 见于中枢神经系统疾病、食管憩室、食管贲门失弛缓症、食管癌致食管支气管瘘、重症肌无力等。

3. **伴反流** 进食后较长时间发生反流提示食管梗阻近段有扩张或食管憩室内有滞留。若反流量较多，并含有宿食，有发酵臭味，常提示可能为食管贲门失弛缓症。若反流物为血性黏液，则多见于晚期食管癌。

4. **伴呃逆** 提示病变位于食管下端，如食管癌、贲门失弛缓症、食管裂孔疝等。

5. **伴疼痛** 若疼痛部位在胸前、胸后、胸骨上窝及颈部，多见于食管炎、食管溃疡、食管异物、晚期食管癌、纵隔炎等。

6. **伴胸骨后疼痛和反酸、灼热** 见于胃食管反流病，是反流性食管炎、食管消化性溃疡和食管良性狭窄的主要临床表现。

7. **伴哮喘和呼吸困难** 见于纵隔肿物、大量心包积液压迫食管及大气管等。

8. **伴异物阻塞感** 在不进食时也感到在咽部或胸骨上凹部位有上下移动的物体堵塞，常提示癔症。多见于年轻女性，病程迁延，症状时轻时重，但营养状况良好，无进行性加重现象。X 线和胃镜等检查无异常，发病常与精神因素有关。

第三节　腹痛

腹痛（abdominal pain）是临床上最为常见的症状之一，多数由消化系统疾病引起，但腹腔内其他脏器、腹腔外疾病，甚至全身疾病均可引起腹痛。腹痛的病因很多，机制复杂，需要根据病史及其他临床资料进行综合分析。

一、分类及常见疾病

一般按起病急缓与病程长短将腹痛分为急性腹痛和慢性腹痛。

（一）急性腹痛

急性腹痛起病急，病情重，变化快。急腹症一般指不超过 24 小时的腹痛。

1. **消化系统急性炎症** 如急性胃炎、肠炎、胆囊炎、胰腺炎、急性梗阻性化脓性胆管炎、急性出血坏死性肠炎、急性阑尾炎等。

2. **消化道阻塞或扩张** 如急性胃扩张、肠梗阻、肠套叠、胆道结石、胆道蛔虫病、

Note

疝气等。

3. **急性腹腔脏器扭转** 如肠扭转、胃扭转、胆囊扭转、肠系膜或大网膜扭转等。

4. **胃肠穿孔** 如胃十二指肠溃疡穿孔、胃癌穿孔、中毒性巨结肠、克罗恩病、肠伤寒引起的肠穿孔等。

5. **脏器破裂出血** 如脾破裂、肝破裂等。

6. **腹腔内血管病变** 如缺血性肠病、门静脉血栓形成、夹层主动脉瘤、脾梗死等。

7. **腹膜炎** 多由胃、肠穿孔引起急性腹膜炎症，少部分为自发性腹膜炎。

8. **消化系统外其他疾病** 如腹壁挫伤、血肿、脓肿、带状疱疹等腹壁疾病；心绞痛、胸膜炎等邻近脏器疾病引起的牵涉性痛；糖尿病酮症酸中毒、急性溶血等全身性疾病等。

（二）慢性腹痛

慢性腹痛起病缓慢，病程长，可急性发作或反复发作。

1. **消化性溃疡** 如胃溃疡、十二指肠溃疡等。

2. **慢性炎症** 如反流性食管炎、慢性胃炎、十二指肠球炎、慢性胆囊炎、胆石症、慢性胰腺炎、结核性腹膜炎、溃疡性结肠炎、克罗恩病、慢性盆腔炎等。

3. **空腔脏器的张力变化** 如慢性胃扩张、Oddi 括约肌痉挛等。

4. **胃肠神经功能紊乱** 如功能性消化不良、肠易激综合征等。

5. **腹腔脏器的扭转或梗阻** 如慢性胃扭转、慢性肠梗阻等。

6. **腹膜或脏器包膜的牵张** 如肝炎、肝癌、胃癌、大量腹腔积液、腹膜粘连肥厚等。

7. **肿瘤压迫及浸润** 以恶性肿瘤居多，如肝癌、胃癌、结肠癌、胰腺癌等。

8. **内脏供血异常** 如肠系膜动脉粥样硬化、肠系膜慢性血栓形成、肝静脉血栓形成等。

9. **其他** 如铅中毒、血卟啉病、尿毒症等中毒与代谢障碍；各类慢性中毒、变态反应、结缔组织病等全身性疾病。

二、临床表现

（一）发病时间与诱因

腹痛前饮酒、饱餐、进食高脂餐等常为急慢性胆囊炎、急慢性胰腺炎、急性胃肠炎等疾患的诱发因素；进食后腹痛加重者多见于胃溃疡、胰腺炎、肠梗阻；进食后腹痛减轻者见于十二指肠溃疡；呕吐后腹痛缓解者见于急性胃炎、幽门梗阻；排便后腹痛缓解者见于结肠、直肠病变。

（二）腹痛的部位

腹痛的部位包括腹痛的起点和转移部位。腹痛的起点对大多数病变可起到定位作用。胃、十二指肠、胰腺疾病多位于中上腹部，肝胆疾病多位于右上腹，小肠疾病多位于脐周，结肠病变所致疼痛多位于左右下腹部。

转移性腹痛是指最初疼痛的部位与病变部位不同，或随着病情发作，腹痛部位发生了改变。如急性阑尾炎的腹痛起点为中上腹或脐周，后转移至右下腹。此外，某些疾病腹痛部位常不清楚，如弥漫性腹膜炎、肠梗阻和肠系膜血管栓塞等。

（三）腹痛的性质

隐痛或钝痛多为内脏性疼痛，多因张力增加或轻度炎症而引起，胀痛多为实质脏器包膜牵拉所致，剧烈疼痛常提示急性病变。如慢性胃炎或消化性溃疡多表现为中上腹持续性隐痛；胃、十二指肠溃疡穿孔常表现为突发的中上腹剧烈刀割样痛或烧灼样痛，并迅速波及全腹；急性胰腺炎表现为上腹部持续性刀割样疼痛，并呈阵发性加剧；急性弥漫性腹膜炎可出现持续性广泛性剧烈疼痛，伴腹壁紧张度增加或板状腹；持续性疼痛的基础上阵发性加重，多见于肠梗阻；绞痛多见于空腔脏器梗阻，如胆绞痛、肾绞痛；阵发性钻顶样疼痛见于胆道、胰管、阑尾的蛔虫梗阻；痉挛性或周期性疼痛见于肠系膜血管血栓形成和血供障碍、血卟啉病、铅中毒等。

（四）腹痛的程度

腹痛的程度往往可在一定程度上反映病情的轻重和病变的性质。腹痛强度可分为轻度、中度、重度、极重度：轻度腹痛常见于慢性胃炎等；中度腹痛常见于消化性溃疡等；重度腹痛见于胆囊炎、阑尾炎、腹膜炎等；极重度腹痛见于急性胰腺炎、溃疡穿孔、胆囊结石、胆管结石、尿路结石、缺血性肠病等。

（五）腹痛的放射

右上腹痛放射至右肩或肩胛下，常因胆道疾病引起；上腹痛放射至后腰背部，常为胰腺炎引起；直肠痛常放射至腰骶部等。

（六）与体位的关系

某些体位可使腹痛加剧和减轻。如反流性食管炎在前屈位时明显，直立时减轻；胃黏膜脱垂患者左侧卧位疼痛可减轻；胰腺癌患者仰卧位时疼痛明显，前倾或俯卧位时减轻。

三、伴随症状

1.**伴发热、寒战**　见于急性胆囊炎、胆道感染、肝脓肿、腹膜脓肿等，也见于腹膜外感染性疾病、结缔组织病、恶性肿瘤等。

2.**伴休克**　见于消化道穿孔、急性重症胰腺炎、急性肠梗阻等，也见于卵巢囊肿扭转或破裂、异位妊娠破裂出血等引起的腹腔内大出血，伴有贫血。心肌梗死和大叶性肺炎，也可有腹痛伴休克，需特别警惕。

3.**伴黄疸**　见于肝、胆、胰腺疾病，急慢性溶血也可伴发腹痛和黄疸。

4.**伴恶心、呕吐**　见于腹腔脏器炎症、消化道梗阻、胆道及泌尿系结石等。

5.**伴呕血**　见于消化道溃疡、食管癌、胃癌、急性胃溃疡、胆道出血等。

6. **伴便血**　见于炎症性肠病、肿瘤、痢疾、肠套叠、绞窄性肠梗阻、过敏性紫癜、肠系膜动脉血栓等。

7. **伴腹泻**　见于胃肠炎症、食物中毒、慢性肝胆胰腺疾病等。

8. **伴便秘**　见于肠梗阻、便秘型肠易激综合征等。

9. **伴腹胀**　见于肠梗阻、幽门梗阻、急性胃扩张等。

10. **伴腹部包块**　见于肿瘤、脏器扭转、炎症性包块和蛔虫病等。

11. **伴消瘦**　主要见于恶性肿瘤。

第四节　腹泻

腹泻（diarrhea）是指排便次数增多（＞3次/天），粪便量增加（＞200 g/d），粪质稀薄（含水量＞85%），或带有黏液、脓血或未消化的食物。若只有排便次数增加，粪便性状未发生改变，不称之为腹泻。常伴有排便紧迫感、肛门不适、失禁等症状。

一、常见分类及病因

腹泻可分为急性与慢性两种，超过2个月者为慢性腹泻。

（一）急性腹泻

1. **肠道感染**　如轮状病毒、肠腺病毒、诺瓦克病毒等病毒感染；大肠埃希菌、沙门菌、志贺菌、霍乱弧菌等细菌感染；寄生虫、真菌感染，如阿米巴、隐孢子虫、念珠菌、曲霉等所引起的肠炎及急性出血坏死性肠炎等。

2. **急性炎症**　克罗恩病或溃疡性结肠炎急性发作、急性缺血性肠炎等。

3. **急性食物中毒**　化学毒素或动植物毒素（鱼胆、河豚、毒蕈）等引起的腹泻。同餐者的发病情况有助于诊断。

4. **全身性感染**　如败血症、伤寒或副伤寒、钩端螺旋体病等。

（二）慢性腹泻

1. **胃部疾病**　如慢性萎缩性胃炎、晚期胃癌均可致胃酸缺乏，迷走神经切断术、胃大部切除术等均可使胃内容物输入肠道过快，引起腹泻。

2. **肠道感染性疾病**　如肠结核、慢性细菌性痢疾、慢性阿米巴痢疾、血吸虫病等。

3. **肠道非感染性疾病**　如肠易激综合征、溃疡性结肠炎、克罗恩病、结肠息肉、吸收不良综合征、肠道肿瘤等。

4. **胰腺疾病**　如慢性胰腺炎、胰腺癌、胰腺囊性纤维化等。

5. **肝病**　如肝炎、肝硬化、门静脉高压性胃肠病引起胃肠黏膜瘀血、水肿。

6. **胆道疾病**　如肝内胆汁淤积、肝外胆道梗阻、慢性胆囊炎等，使胆汁排出受阻，肠内脂肪消化不良出现脂肪泻等。

7. 消化道肿瘤 如结肠癌、小肠恶性淋巴瘤、类癌等。

8. 全身性疾病 肾上腺皮质功能减退、糖尿病等内分泌疾病可引起一定程度的腹泻；某些抗癌药物和抗生素也可导致慢性腹泻。

二、临床表现

腹泻临床表现为排便次数的增加和粪便性状的改变，不同疾病导致的腹泻具有不同的临床特征。

（一）年龄、性别

功能性腹泻、溃疡型肠结核和炎性肠病多见于青壮年，而结肠癌多见于男性老年人。

（二）发病季节

小儿秋季腹泻，轮状病毒感染可能性大；5—6 月的成人腹泻，也需考虑轮状病毒肠炎；夏季腹泻以大肠埃希菌肠炎多见。

（三）起病、病程

急性腹泻起病急，多于进食后 24 h 内发病，病程较短，多为感染或食物中毒所致；慢性腹泻起病缓慢，病程常超过 2 个月，多见于炎症性肠病、肠易激综合征、吸收不良、消化功能障碍、肠道肿瘤等。

（四）排便次数及粪便性状

急性感染性腹泻次数较多，每天排便数次甚至数十次，粪便多呈稀糊样便、水样便，甚至脓血便。慢性腹泻每天排便次数增多，每天可达数次，粪便多为稀便、可带黏液、脓血。

病变位于直肠和（或）乙状结肠者多有便意频繁和里急后重，粪便量少、颜色深，多呈胶冻状，可混有血液，如痢疾、直肠炎及结肠、直肠癌等。病变位于小肠常无里急后重，粪便量较多，稀烂，呈液状，颜色较淡，常含未消化的食物残渣，伴有恶臭，如小肠吸收不良、甲状腺功能亢进等。阿米巴痢疾粪便呈暗红色或果酱色；炎性肠病患者每天腹泻次数可从几次到十几次，可有黏液便、脓血便。

（五）腹泻时间

肠易激综合征常在清晨或就餐后发生腹泻，夜间腹泻常考虑糖尿病腹泻，慢性腹泻的常见病，如克罗恩病及慢性溃疡性结肠炎，常因蠕动干扰睡眠。

三、伴随症状

1. 伴发热 如细菌性痢疾、溃疡性结肠炎、克罗恩病、肠结核、阿米巴肠病、肠道恶性淋巴瘤等。

2.**伴频繁便意、里急后重** 以结肠、直肠病变为主,如痢疾、直肠炎、直肠肿瘤等。

3.**伴明显消瘦** 常见于胃肠道恶性肿瘤、肠结核、炎性肠病、甲状腺功能亢进及吸收不良综合征。

4.**伴腹部包块** 如胃肠恶性肿瘤、肠结核、克罗恩病等。

5.**伴重度失水** 如霍乱、细菌性食物中毒等。

6.**伴皮疹或皮下出血** 如伤寒或副伤寒、麻疹、败血症、过敏性紫癜等。

7.**伴关节痛或关节肿胀** 如炎性肠病、系统性红斑狼疮、肠结核、Whipple 病等。

8.**伴腹水** 见于肝硬化、结核性腹膜炎、腹膜转移癌。

9.**伴肛周病变或直肠指诊异常** 见于克罗恩病、直肠肿瘤。

第五节 便秘

便秘(constipation)是指大便次数减少,每周少于 3 次,伴排便困难、粪便干结。便秘是消化系统疾病常见症状,多长期持续存在,病因多样,以肠道疾病最为常见,但诊断时应慎重排除其他病因。

一、分类及常见疾病

(一)功能性便秘

(1)进食量少、食物缺乏纤维素或水分不足,对结肠运动的刺激减少。

(2)因精神因素等干扰了正常的排便习惯。

(3)肠道运动功能紊乱,常见于肠易激综合征,可表现为便秘与腹泻交替。

(4)腹肌及盆腔肌张力差,排便推动力不足,影响粪便排出。

(5)滥用泻药,形成药物依赖性便秘;老年体弱,活动过少,肠痉挛致排便困难。

(二)器质性便秘

1.**直肠肛门疾病** 痔疮、肛裂、肛周脓肿、肛周溃疡、直肠炎等引起排便疼痛等造成便秘。

2.**结肠疾病** 结肠良恶性肿瘤、克罗恩病、先天性巨结肠症;各种原因引起的肠粘连、肠扭转、肠套叠、肠梗阻等。

3.**肠外病变挤压造成的肠腔狭窄。**

4.**其他疾病导致肠肌松弛、排便无力** 如肌营养不良、尿毒症、糖尿病、甲状腺功能减退、脑血管意外、截瘫、皮肌炎等。此外,血卟啉病及铅中毒引起肠肌痉挛,亦可导致便秘。

5. 药物因素　应用吗啡类药、抗胆碱药、钙拮抗剂、神经阻滞药、镇静剂、抗抑郁药以及含钙、铝的制酸剂等使肠肌松弛，引起便秘。

二、临床表现

急性便秘患者多有腹痛、腹胀，甚至恶心、呕吐，多见于各种原因的肠梗阻。慢性便秘多无特殊表现，部分患者表现出食欲减退、腹胀、下腹不适等症状，但一般不重。慢性习惯性便秘多发生于中老年人，尤其是经产女性，可能与肠肌、腹肌与盆底肌的张力降低有关。

便秘时可发现腹部胀气，左下腹可触到存留在乙状结肠的粪块，须与结肠肿瘤相鉴别。直肠指检对便秘原因的诊断非常重要，如肛门狭窄、内痔、肛裂、直肠癌等。

三、伴随症状

1. 伴呕吐、腹胀、肠绞痛　提示各种原因引起的肠梗阻。
2. 伴肠鸣音改变　肠鸣音亢进，常提示器质性肠梗阻；肠鸣音低下，常提示肠动力减弱，如低钾血症、药物性原因等。
3. 伴腹部包块　可考虑结肠肿瘤、肠结核及克罗恩病等。
4. 伴腹痛、便血　可考虑痔疮、肛裂、肛周脓肿、溃疡、直肠炎、直肠癌等。
5. 伴消瘦　如营养不良、恶性肿瘤等。
6. 便秘与腹泻交替　肠结核、溃疡性结肠炎、肠易激综合征。
7. 伴生活环境改变、精神紧张　多为功能性便秘。

第六节　呕血、便血

呕血（hematemesis）和便血（hematochezia）是消化道出血的常见症状。血液经口腔呕出称为呕血，随粪便经肛门排出称为便血。

一、常见病因

（一）呕血

1. 食管疾病　食管炎、食管溃疡、食管癌、食管异物、放射性损伤、强酸或强碱引起的化学性损伤等，门静脉高压导致的食管静脉曲张破裂和食管贲门黏膜撕裂综合征（又称 Mallory-Weiss 综合征）可造成大量呕血，可导致休克。
2. 胃及十二指肠疾病　消化性溃疡最为常见，其次有急性糜烂性出血性胃炎、胃癌、胃泌素瘤（Zollinger-Ellison）、吻合口溃疡、十二指肠憩室，以及非甾体抗炎药等药物引起的胃十二指肠黏膜损伤、应激性胃黏膜损伤等。

3. 胆道疾病 胆管炎、胆道结石、胆道肿瘤等引起的胆道出血经十二指肠从口排出。肝癌、肝脓肿或肝血管瘤破裂出血入胆道。

4. 胰腺疾病 如胰腺癌、急性胰腺炎等。

5. 全身性疾病 血小板减少性紫癜、白血病、血友病等血液系统疾病患者可出现呕血；流行性出血热、败血症等急性传染性疾病也可因导致上消化道出血而发生呕血。

（二）便血

1. 上消化道出血 主要表现为呕血，粪便颜色可为黑便。

2. 小肠疾病 如肠结核、肠伤寒、急性出血性坏死性肠炎、钩虫病、克罗恩病、小肠肿瘤、小肠血管瘤、空肠憩室炎或溃疡、Meckel 憩室炎或溃疡、肠套叠等。

3. 结肠疾病 如急性细菌性疾病、阿米巴病、血吸虫病、溃疡性结肠炎、结肠憩室炎、结肠息肉、结肠癌等。

4. 直肠肛管疾病 如直肠肛管损伤、非特异性直肠炎、放射性直肠炎、直肠息肉、直肠癌、痔、肛裂、肛瘘等。

5. 其他疾病 消化道血管病变或全身性疾病也可导致便血。

二、临床表现

1. 呕血 胃内储积血量超过 250 ml，即可引起呕血。呕血的颜色取决于出血量的多少和血液在胃内停留的时间长短。出血量多、在胃内停留的时间短，则呕出的血为鲜红色或暗红色；若出血量少，在胃内停留的时间长，则可呈咖啡色或黑褐色。

2. 便血 便血可表现为急性大出血、慢性少量出血及间歇性出血。便血颜色可因出血部位不同、出血量的多少以及血液在肠腔内停留时间的长短而异。如出血量多、速度快则呈鲜红色；若出血量少、速度慢，血便在肠道内停留时间较长，可为暗红色。上消化道出血或小肠出血超过 50 ml 可引起黑便；便血为鲜红色，附于粪便表面且不与粪便混合，排便前后滴血或喷血者，提示肛门直肠疾病，如痔、肛裂、直肠肿瘤等；细菌性痢疾的血便为黏液脓血便；阿米巴痢疾的血便为暗红色果酱样脓血便；急性出血坏死性肠炎患者排出洗肉水样便。

3. 隐血便 消化道出血在 5 ~ 10 ml/ 天，须借助于隐血试验才能加以证实的粪便带血，称为隐血便。

三、伴随症状

1. 伴腹痛 呕血和血便常伴有腹痛。慢性反复性上腹痛，呈周期性与节律性发作，出血后腹痛减轻，提示消化性溃疡；急性持续性上腹痛伴腹部瘀斑见于急性重症胰腺炎；上腹绞痛伴黄疸应考虑胆道出血；腹痛时排血便或脓血便，便后腹痛减轻，见于细菌性痢疾、阿米巴痢疾或溃疡性结肠炎；发作性腹痛伴便血见于缺血性肠病；中老年人慢性无规律性腹痛、食欲缺乏、消瘦、贫血、粪便隐血试验阳性者应警惕胃肠恶性肿瘤。

2. 伴发热 急性出血性坏死性肠炎、感染性肠道疾病、白血病等呕血或血便患者常伴有不同程度的发热。

3.**伴脾大等肝硬化症状**　食管胃底静脉曲张是仅次于消化性溃疡的第二大常见上消化道出血，常见于肝硬化患者，常伴有脾大、蜘蛛痣、肝大、腹壁静脉曲张、腹水等症状。

4.**伴黄疸**　若呕血者伴有黄疸、发热、寒战、右上腹交通，应考虑胆道疾病；若伴黄疸、发热及全身皮肤黏膜出血倾向，应考虑感染性疾病、败血症等。

5.**伴腹部肿块**　便血伴腹部肿块，提示恶性肿瘤、克罗恩病、肠套叠等。

6.**伴失血症状**　消化道出血常伴有不同程度的失血症状。少量出血，可无特异性症状，也可有轻微头晕、乏力；失血量达循环血量的10%～20%，则出现头晕、心慌、乏力等现象；出血量超过20%，常伴有面色苍白、心率增快、冷汗等急性失血症状；若出血量超过循环血量的30%，可出现血压下降等周围循环衰竭的症状，甚至出现休克和意识障碍。

7.**伴全身出血症状**　因全身疾病导致的呕血和血便，可伴有皮肤黏膜出血、鼻出血、血尿、女性阴道出血等症状。

第七节　黄疸

黄疸（jaundice）是高胆红素血症的临床表现，是血清胆红素水平增高使巩膜、皮肤、黏膜等出现黄染的症状和体征（图1-10-1）。

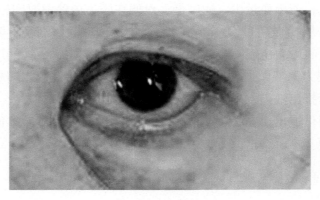

图1-10-1　黄疸

一、分类及常见疾病

（一）溶血性黄疸

因红细胞大量破坏而导致的黄疸，见于各类溶血性疾病。

1. 红细胞自身异常

1) 红细胞膜异常：如遗传性球形红细胞增多症、遗传性椭圆形红细胞增多症等。

2) 红细胞酶缺乏：如葡萄糖-6-磷酸脱氢酶（G6PD）缺乏症、丙酮酸激酶缺乏症等。

3) 珠蛋白生成障碍：如不稳定血红蛋白病等。

4) 血红素异常：如血卟啉病、铅中毒等。

2. 红细胞外部异常

1) 免疫因素：如自身免疫性溶血性贫血、新生儿溶血、输血引起的溶血等。

2) 血管因素：如 DIC、行军性血红蛋白尿。

3) 物理因素：如大面积烧伤等。

4) 化学药物因素：如苯肼、亚硝酸盐等。

（二）肝细胞性黄疸

因肝细胞受损，对胆红素的摄取、合成及排泄功能都受到影响而导致的黄疸，见于各种感染性及非感染性肝炎、肝硬化等。

（三）胆汁淤积性黄疸

1. 肝内胆汁淤积　如原发性硬化性胆管炎、原发性胆汁性肝硬化、华支睾吸虫病等。

2. 肝外胆汁淤积　如胆总管结石、急性梗阻性化脓性胆管炎、胆管癌、胰头癌等。

（四）先天性非溶血性黄疸

1. Gilbert 综合征　肝细胞摄取非结合胆红素（UCB）障碍且肝内葡萄糖醛酸转移酶不足，引起以 UCB 升高为主的黄疸。

2. Crigler-Najjar 综合征　由于肝细胞缺乏葡糖醛酸转移酶，不能形成结合胆红素，以 UCB 升高为主的黄疸，可并发核黄疸，预后差。

3. Roter 综合征　由于肝细胞摄取游离胆红素和排泄结合胆红素均有先天性缺陷而引起的黄疸。

4. Dubin-Johnson 综合征　因肝细胞对结合胆红素（CB）及其他有机阴离子（对比剂等）向毛细胆管排泄障碍，引起以 CB 升高为主的黄疸。肝组织活检可见肝细胞有棕褐色色素颗粒。

（五）生理性黄疸

新生儿正常发育过程中产生的一过性血清胆红素增高的现象，称为生理性黄疸。生理性黄疸的主要原因为：①新生儿出生后，血氧分压升高，红细胞破坏增多，使得胆红素明显升高；②新生儿肝酶活性较低，摄取、合成及排泄胆红素的能力不足；③肝肠循环尚不健全。

（六）假性黄疸

某些特殊情况，可产生假性黄疸，但血清胆红素水平正常。常见于：

（1）过量进食含胡萝卜素的食物而导致的胡萝卜素血症，可引起皮肤变黄，但黏膜、巩膜无黄染。

（2）老年人球结膜微黄色脂肪板块，使巩膜呈现不均匀的黄色，以内眦最为明显，但皮肤无黄染。

（3）药物导致皮肤黄染。

二、临床表现

（一）溶血性黄疸

（1）皮肤、巩膜黄染，颜色较浅，呈浅柠檬色。

（2）急性溶血常伴有发热、寒战、呕吐、腰背酸痛、血红蛋白尿。

（3）严重者可导致急性肾功能损伤。

（二）肝细胞黄疸

（1）皮肤、巩膜黄染，呈浅黄至深黄色。

（2）可伴有轻度皮肤瘙痒。

（3）急性病毒性肝炎常伴有发热、寒战等全身症状，也可出现恶心、厌食、呕吐等症状。

（4）肝硬化除黄疸外，有蜘蛛痣、肝掌、男性乳房发育等典型症状。

（三）胆汁淤积性黄疸

（1）皮肤、巩膜呈暗黄色、黄褐色。

（2）有明显厌油、恶心等症状。

（3）伴有较为严重的皮肤瘙痒。

（4）粪便颜色呈白陶土样。

（四）先天性非溶血性黄疸

（1）多发于儿童期、青春期。

（2）有家族史。

（3）黄疸呈波动性或间歇性。

（4）大多预后良好。

（五）生理性黄疸

大多出现于出生后 2 ~ 3 天，4 ~ 5 天最为严重，7 ~ 10 天消退。早产儿的黄疸消退可能延长。黄疸出现过早、时间过长、胆红素水平过高，均为异常现象。

三、伴随症状

1. 伴发热 黄疸相关疾病大多伴有发热，见于病毒性肝炎、急性胆管炎、钩端螺旋体病、传染性单核细胞增多症、急性胆管炎、急性溶血。

2. 伴上腹痛 常见于胆石症、胆道蛔虫病、肝癌、胰头癌。右上腹剧痛、寒战高热、黄疸称为急性胆管炎、胆道结石的特征性 Charcot 三联征。

3. 伴皮肤瘙痒 提示胆汁淤积性黄疸，肝细胞性黄疸可有轻度瘙痒。

4. 伴尿、粪颜色改变 胆汁淤积性黄疸时尿色如浓茶色，粪色浅灰或白陶土色，肝细胞性黄疸时尿色加深，急性溶血性黄疸发作时可出现酱油色血红蛋白尿。

5. 伴消化道出血 见于重症肝炎、肝硬化、壶腹周围癌等。

6. 伴肝大 充血性、胆汁淤积性和酒精性肝病常有肝大伴黄疸，急性肝炎时肝轻至中度大、质软而压痛。肝硬化肝质硬，肝癌时肝明显增大、质硬而有结节感和压痛。急性重型肝炎时，因肝坏死，肝浊音界缩小。

7. 伴脾大 肝硬化伴门静脉高压时，脾脏呈中度大。急性肝炎可有轻度脾大，慢性溶血常伴有脾大。

（陆　楠）

参考文献

［1］万学红，卢雪峰. 诊断学 [M]. 9 版，北京：人民卫生出版社，2018.

［2］王欣，康熙雄. 诊断学 [M]. 北京：北京大学医学出版社，2018.

［3］潘祥林，王鸿利. 实用诊断学 [M]. 2 版，北京，人民卫生出版社，2017.

［4］Bickley LS, Szilagyi PG, et al. Bates Guide To Physical Examination and History Taking[M]. 13th ed. Philadelphia, Wolters Kluwer, 2023.

［5］Richard F. LeBlond, Donald D. Brown, et al. DeGowin's Diagnostic Examination[M]. 11th ed. New York: McGraw-Hill Education, 2020.

［6］Kathleen Deska Pagana, Timothy J. Pagana, Theresa Noel Pagana. Mosby's Manual of Diagnostic and Laboratory Tests 6th Edition[M]. 7th ed. Elsevier Science Publishing Company, 2021.

第二篇 能量代谢与体温调节

机体各种功能活动所需要的能量来源于食物中糖类、脂肪和蛋白质分子结构中蕴藏的化学能。这些营养物质进行化学反应的同时伴有能量的转换，其产生的大部分能量最终转换为热能。热能部分用于维持体温，部分通过散热途径释放到体外。人体在正常情况下可以通过能量调节维持体温的相对稳定。

第十一章 能量代谢

■ **机体能量的来源和利用**
　◎ 糖类、脂肪和蛋白质是机体能量的主要来源
　◎ 三磷酸腺苷是机体能够直接利用的能量载体
　◎ 机体利用 ATP 提供的能量完成各种功能活动并维持体温恒定
　◎ 能量平衡

■ **能量代谢的测定**
　◎ 能量代谢的测定原理
　◎ 能量代谢的测定方法
■ **影响能量代谢的主要因素及其调节**
　◎ 影响能量代谢的主要因素
　◎ 调控能量代谢的神经和体液因素
■ **基础代谢**

新陈代谢（metabolism）是生命的基本特征之一。新陈代谢包括物质代谢和能量代谢。物质代谢（material metabolism）包括合成代谢（anabolism）和分解代谢（catebolism），前者是指机体不断地从外界摄取营养物质来构筑和更新自身组织，并储存能量的过程；后者是指机体分解摄入的营养物质及体内自身的组成成分，释放能量的过程，用于各种功能性活动和维持体温，如躯体运动、心脏射血、细胞的生物电活动和生物活性物质的合成等。物质代谢与能量代谢是相伴随发生的。通常将生物体内物质代谢过程中伴随发生的能量的释放、转移、储存和利用称为能量代谢（energy metabolism）。

第一节 机体能量的来源和利用

一、糖类、脂肪和蛋白质是机体能量的主要来源

当营养物质糖类、脂肪和蛋白质被氧化分解时，分子结构中的碳氢键断裂，释放

Note

出所蕴藏的化学能供机体利用以完成各种生理活动。

（一）糖类是体内主要的供能物质

糖类的主要生理功能是供给机体生命活动所需要的能量。一般情况下，人体所需能量的 50% ~ 70% 是由糖类物质的氧化分解提供的。食物中的糖经过消化被分解为单糖，主要是葡萄糖，通常所说的血糖是指血液中的葡萄糖。体内的糖代谢途径可因供氧情况的不同而有所不同。在氧供应充足的情况下，葡萄糖进行有氧氧化，生成 CO_2 和水。1 mol 葡萄糖完全氧化所释放的能量可合成 30 ~ 32 mol ATP，即有 1569 ~ 1673.6 kJ 的能量储存在 ATP 中（在生理条件下，1 mol ATP 可释放 52.3 kJ 自由能）；在缺氧的情况下，葡萄糖进行无氧酵解，生成乳酸，此时 1 mol 葡萄糖只能合成 2 mol ATP。在一般情况下，大多数组织细胞有足够的氧供应，因此，以糖的有氧氧化供能为主。糖酵解虽然只能释放少量能量，但在人体处于缺氧状态时极为重要，因为这是人体的能源物质唯一不需要 O_2 的供能途径。如剧烈运动时，骨骼肌的耗氧量剧增，但由于循环、呼吸等功能活动只能逐渐加强，不能很快满足机体对 O_2 的需要，因此骨骼肌处于相对缺氧的状态，这种现象称为氧债（oxygen debt）。在这种情况下，机体只能动用储备在磷酸肌酸等分子中的高能磷酸键和进行无氧酵解来提供能量。在肌肉活动停止后的一段时间内，循环、呼吸活动仍维持在较高水平，因而可摄取较多的 O_2，以偿还氧债。某些细胞（如成熟红细胞）由于缺乏有氧氧化的酶系，也主要依靠糖酵解来供能。正常成年人脑组织主要依赖葡萄糖的有氧氧化供能。脑组织的代谢水平高，耗氧量大，对缺氧非常敏感。脑组织的糖原储存量较少，对血糖的依赖性也较高，当发生缺氧或低血糖时，可引起脑功能活动的障碍，出现头晕、头疼等症，重者可发生抽搐甚至昏迷。此外，在休克、肺心病和心力衰竭等情况时，因呼吸循环衰竭、组织缺氧、糖酵解过度，易发生乳酸堆积而出现酸中毒甚至死亡。

（二）脂肪是体内重要的储能和供能物质

体内储存的脂肪量较多，约占体重的 20%，而糖类作为能源的贮存量只占体重的 0.3% 左右。一般情况下，机体所消耗的能量 30% ~ 50% 来自脂肪。每克脂肪在体内氧化所释放的能量约为糖类的 2 倍。通常成年人储备的肝糖原在饥饿 24 小时后即被耗尽，而储存的脂肪所提供的能量可供机体使用多达 10 天至 2 个月之久。当机体需要时，储存的脂肪首先在脂肪酶的催化下分解为甘油和脂肪酸。甘油主要在肝脏被利用，经过磷酸化和脱氢而进入糖的氧化分解途径供能，或转变为糖。脂肪酸的氧化分解可在心、肝、骨骼肌等许多组织细胞内进行。脂肪酸与辅酶 A 结合后，经过 β- 氧化，逐步分解为乙酰辅酶 A 而进入糖的氧化途径，同时释放能量。此外，脂肪酸代谢的中间产物酮体也是肝脏输出能源的一种形式，由于酮体分子小且溶于水，易于透过血脑屏障，在糖供应不足时，酮体是脑组织的主要能源物质，用以维持脑组织的功能活动。然而，当肝脏酮体生成量超过肝外组织的利用能力时，则可导致酮症酸中毒，对机体造成严重危害。

（三）蛋白质在特殊情况下参与体内供能

不论是由肠道吸收的氨基酸，还是由机体自身蛋白质分解所产生的氨基酸，都主要用于重新合成蛋白质，成为细胞的构成成分，以实现组织的自我更新，或用于合成酶、激素等生物活性物质。为机体提供能量则是氨基酸的次要功能。只有在某些特殊情况下，如长期不能进食或体力极度消耗时，机体才会依靠由组织蛋白质分解所产生的氨基酸供能，以维持基本的生理功能。

二、三磷酸腺苷是机体能够直接利用的能量载体

机体的组织细胞在进行各种生理活动时并不能直接利用营养物质释放的能量。组织细胞所需要的能量实际上是由三磷酸腺苷（adenosine triphosphate，ATP）直接提供的。ATP 是糖类、脂肪和蛋白质在生物氧化过程中合成的一种高能化合物，当 ATP 水解为二磷酸腺苷（adenosine diphosphate，ADP）及磷酸时，同时释放出能量（在生理条件下可释放 51.6 kJ/mol）供机体利用。ATP 既是体内直接的供能物质，又是体内能量储存的重要形式。人体在生命活动过程中所消耗的 ATP，由营养物质在体内被氧化分解所释放的能量不断地使 ADP 重新氧化磷酸化而得到补充。

除 ATP 外，体内还有其他高能化合物，如磷酸肌酸（creatine phosphate，CP）等。CP 主要存在于肌肉和脑组织中。当物质氧化释放的能量过剩时，ATP 将高能磷酸键转给肌酸，在肌酸激酶催化下合成磷酸肌酸，将能量储存起来。反之，当组织消耗的 ATP 量超过营养物质氧化生成 ATP 的量时，CP 的高能磷酸键又可快速转给 ADP，生成 ATP，以补充 ATP 的消耗。因此，磷酸肌酸是体内 ATP 的储存库。从机体能量代谢的整个过程来看，ATP 的合成与分解是体内能量转化和利用的关键环节。

三、机体利用 ATP 提供的能量完成各种功能活动并维持体温恒定

各种能源物质在体内氧化过程中释放的能量，50% 以上转化为热能，其余部分是以化学能的形式储存于 ATP 等高能化合物的高能磷酸键中，供机体完成各种生理功能，如肌肉的收缩和舒张、细胞组分及生物活性物质的合成、产生生物电活动的某些离子转运、神经传导、小肠和肾小管细胞对某些物质的主动转运、腺体的分泌和递质的释放等。除骨骼肌收缩对外界物体做一定量的机械功外，其他用于进行各种功能活动所做的功最终都转化为热能。热能是最低形式的能量，主要用于维持体温，而不能转化为其他形式的能，因此不能用来做功。机体产生的热能除用于维持体温，主要由体表散发到外界环境中去，小部分通过呼气、排泄物等被带出体外。

四、能量平衡

机体的能量平衡是指摄入能量与消耗能量之间的平衡。若在一段时间内体重不变，便可认为此时人体的能量达到"收支"平衡，即这段时间内摄入的能量与消耗的能量基本相等。机体每日消耗的能量主要包括基础代谢的能量消耗、食物的特殊动力效应（见下文）、身体运动的能量消耗和其他的生理活动（包括生长发育）所需能量。若

摄入食物的能量少于消耗的能量，机体即动用储存的能源物质，因而体重减轻，称为能量的负平衡；反之，若机体摄入的能量多于消耗的能量，多余的能量则转变为脂肪等机体组织，因而体重增加，甚至导致肥胖，称为能量的正平衡。从幼年到成年的生长发育期，机体总体为能量正平衡，表现为身高和体重的增加。成年人过度消瘦会使机体抵抗各种不利因素刺激的能力降低，而肥胖则可能引发多种疾病，如心脑血管疾病、高脂血症、糖尿病等。因此，应根据个体的实际生理状况、活动强度等调整营养物质的摄入量，以满足自身生长发育和各种功能活动的能量需求，使机体能够保持在有利于健康的能量代谢水平。

临床上常用体重指数（body mass index, BMI）、腰围和腰臀围比作为判断肥胖的简易诊断指标。体重指数是体重（kg）除以身高（m）的平方所得之商，主要反映全身性超重和肥胖情况。在我国，成人体重指数 24 kg/m² 为超重界限，28 kg/m² 为肥胖界限。腰围和腰臀围比也能反映体内脂肪总量和脂肪分布情况。腰围主要反映腹部脂肪的分布，成人的腰围在男性不宜超过 85 cm、女性不宜超过 80 cm。人们应该改善膳食结构并养成良好的生活习惯，以避免肥胖和多种相关疾病的发生。

第二节　能量代谢的测定

一、能量代谢的测定原理

机体的能量代谢遵循能量守恒定律，即在整个能量转化过程中，机体摄入的蕴藏于食物中的化学能与最终转化的热能和所做的外功，按能量来折算是完全相等的。机体的能量代谢水平通常用能量代谢率（energy metabolism rate）作为评价指标。能量代谢率指单位时间内机体所消耗的能量。能量代谢率可通过测定机体在一定时间内所消耗的食物，按照食物的热价（见下文）计算出这些食物所包含的能量；也可测定机体一定时间内产生的热量与所做的外功。但实际上机体在一定时间内所消耗的食物量是很难测出的，因此，通常是先测定机体一定时间内所消耗的能量，再计算出机体的能量代谢率。如果排除机体所做的外功，则在一定时间内机体产生的热量即为机体消耗的全部能量。这样，只需要测量单位时间内机体的产热量即可得到机体的能量代谢率。

二、能量代谢的测定方法

测定整个机体能量代谢率包括直接测热法（direct calorimetry）和间接测热法（indirect calorimetry）。

（一）直接测热法

直接测热法是直接测定受试者安静状态下在一段时间内的散热量。测定时让受试者居于一个特殊的隔热小房间内并保持安静状态，通过测定一定时间内流经隔热室的水温变化及水的流量，计算出受试者单位时间内发散的总热量。直接测热法所使用的装置结构较为复杂，操作也很烦琐，故其应用受到很大限制，一般主要用于科学研究。

（二）间接测热法

1. 与间接测热法相关的几个概念　用间接测热法进行实际测算时，涉及食物的热价、氧热价和呼吸商的概念和相关数据。

1）食物的热价：1 g 某种食物氧化时所释放的能量，称为这种食物的热价（thermal equivalent of food）。食物的热价通常用焦耳（J）作为计量单位（1 J = 0.239 cal）。食物的热价分为生物热价和物理热价，分别指食物在体内氧化和体外燃烧时释放的能量。糖类、脂肪和蛋白质三种主要营养物质的热价列于表 2-11-1 中。从表中可见，糖类和脂肪的生物热价和物理热价相同；蛋白质则不同，这是由于蛋白质在体内不能完全被氧化，有一部分包含在尿素、尿酸和肌酐等分子中的能量从尿中排泄，还有少量含氮产物随粪便排出。因此，生物热价小于物理热价。

表 2-11-1　糖类、脂肪和蛋白质氧化时的热价、氧热价和呼吸商

物质	耗氧量 (L/g)	产 CO_2 量 (L/g)	物理热价 (kJ/g)	生物热价 (kJ/g)	氧热价 (kJ/L)	呼吸商 (RQ)
糖类	0.83	0.83	17.2	17.2	21.1	1.00
脂肪	2.03	1.43	39.8	39.8	19.6	0.71
蛋白质	0.95	0.76	23.4	18.0	18.9	0.80

2）食物的氧热价：某种食物氧化时消耗 1 L O_2 所产生的热量，称为这种食物的氧热价（thermal equivalent of oxygen）。氧热价表示某种物质氧化时的耗氧量和产热量之间的关系。由于各种营养物质中所含的碳、氢和氧等元素的比例不同，因此，同样消耗 1 LO_2，各种物质氧化时所释放的热量也不相同（表 2-11-1）。

3）呼吸商：营养物质在细胞内氧化供能的过程中，需要消耗 O_2，并产生 CO_2。一定时间内机体呼出的 CO_2 量与吸入的 O_2 量的比值，称为呼吸商（respiratory quotient, RQ）。由于各种营养物质中 O_2 的含量不同，其呼吸商也有差异（表 2-11-1）。测算呼吸商时，严格地说，应以 CO_2 和 O_2 的摩尔数来计算呼吸商；但由于在同一温度和气压条件下，摩尔数相同的不同气体，其容积也相等，所以常可用 CO_2 与 O_2 的容积数（ml 或 L）来计算呼吸商，即：

RQ=CO_2 产生量（mol）/O_2 消耗量（mol）= CO_2 产生量（ml）/O_2 消耗量（ml）

葡萄糖氧化时，产生的 CO_2 量与消耗的 O_2 量是相等的，所以糖氧化时的呼吸商等于 1.00，蛋白质和脂肪氧化时的呼吸商分别为 0.80 和 0.71。如果某人的呼吸商接近于 1.00，说明此人在这段时间内所利用的能量主要来自糖的氧化。糖尿病患者因葡萄糖的利用发生障碍，机体主要依靠脂肪代谢供能，因此呼吸商偏低，接近于 0.71；在长期饥饿的情况下，人体的能量主要来自自身蛋白质的分解，故呼吸商接近于 0.80。正常人进食混合食物时，呼吸商一般在 0.85 左右。

一般认为，整体条件下的呼吸商可反映机体中三种营养物质氧化分解的比例，但

实际情况并不完全吻合。例如，让受试者在一定时期内只摄取某种单一的营养物质，结果所测得的呼吸商与理论计算值并不完全一致。这是因为机体的组织细胞不仅能同时氧化分解各种营养物质，而且也可使一种营养物质转变成另一种营养物质。由于脂肪的分子组成中氧的含量较少，当一部分糖类转化为脂肪时，原来糖分子中的氧就有剩余，这些剩余的氧可参加机体代谢过程中的氧化反应，相应减少了从外界摄入的氧量，从而使呼吸商变大，甚至超过 1.00。另外，在肌肉剧烈活动时，由于出现氧债，糖酵解就加强，可产生大量乳酸。乳酸与体内缓冲系统作用，结果使肺排出的 CO_2 量明显增加；在肺过度通气或酸中毒等情况下，CO_2 的排出量也增多，这些情况均可使呼吸商变大。相反，在肺通气不足或碱中毒等情况下，呼吸商则变小。

通常情况下，体内能量主要来自糖和脂肪的氧化，蛋白质的代谢量可忽略不计。由糖和脂肪氧化时产生的 CO_2 量和消耗的 O_2 量的比值称为非蛋白呼吸商（non-protein respiratory quotient, NPRQ）。表 2-11-2 中显示不同的非蛋白呼吸商所对应的糖类和脂肪各自氧化的百分比及相应的氧热价。根据这些数据，可使能量代谢的测算更为简便。

表 2-11-2　非蛋白质呼吸商和氧热价

呼吸商	糖类（%）	脂肪（%）	氧热价（kJ/L）
0.707	0.00	100.00	19.62
0.71	1.10	98.90	16.64
0.72	4.75	94.20	19.69
0.73	8.40	91.60	19.74
0.74	12.00	88.00	19.79
0.75	15.60	84.40	19.84
0.76	19.20	80.80	19.89
0.77	22.80	77.20	19.95
0.78	26.30	73.00	19.99
0.79	29.00	70.10	20.05
0.80	33.40	66.60	20.10
0.81	36.9	63.10	20.15
0.82	40.30	59.70	20.20
0.83	43.80	56.20	20.26
0.84	47.20	52.80	20.31
0.85	50.70	49.30	20.36
0.86	54.10	45.90	20.41
0.87	57.50	42.50	20.46
0.88	60.80	39.20	20.51
0.89	64.20	35.80	20.56
0.90	67.50	32.50	20.61
0.91	70.80	29.20	20.67
0.92	74.10	25.90	20.71
0.93	77.40	22.60	20.77
0.94	80.70	19.30	20.85

续表

呼吸商	糖类（%）	脂肪（%）	氧热价（kJ/L）
0.95	84.00	16.00	20.87
0.96	87.20	12.80	20.93
0.97	90.40	9.58	20.98
0.98	93.60	6.37	21.03
0.99	96.80	3.18	21.08
1.00	100.00	0.00	21.13

2. 间接测热法的步骤　根据化学反应中反应物与产物的量之间成一定比例的关系，即定比定律，就可知道体内的糖类、脂肪和蛋白质氧化分解时的耗氧量和 CO_2 产生量，以及释放的热量都有一定的比例。间接测热法就是利用这种定比关系来测定受试者在一定时间内产热量的一种方法。例如，氧化 1 mol 葡萄糖时，需要消耗 6 mol O_2，并将产生 6 mol CO_2 和 6 mol H_2O，同时释放一定的热量（ΔH）。其反应式为：

$$C_6H_{12}O_6 + 6\ O_2 = 6\ CO_2 + 6\ H_2O + \Delta H$$

间接测热法具体步骤如下。

1）计算氧化蛋白质食物的产热量：测定机体在一定时间内的尿氮排出量。蛋白质的含氮量一般为 16% 左右，即在体内氧化 1 g 蛋白质可产生 0.16 g 左右的尿氮（粪便中的氮排出量忽略不计）。将测出的尿氮量除以 0.16，即为体内氧化蛋白质的量。根据蛋白质的生物热价（见表 2-11-1），即可计算出氧化蛋白质食物的产热量。

2）计算氧化非蛋白食物的产热量：测定机体在一定时间内总的耗氧量和总的 CO_2 产生量（见下文）。根据 1 g 蛋白质氧化时的耗氧量和 CO_2 产生量，计算出受试者在这段时间内蛋白质食物氧化时的耗氧量和 CO_2 产生量，分别从总耗氧量和总 CO_2 产生量中减去蛋白质食物氧化时的耗氧量和 CO_2 产生量，即为非蛋白部分（糖和脂肪）食物氧化时的耗氧量和 CO_2 产生量，由此即可求得非蛋白呼吸商。然后查表 2-11-2 可知非蛋白呼吸商相对应的非蛋白氧热价，从而计算出氧化非蛋白食物的产热量。

3）计算出总产热量：将氧化蛋白质食物与非蛋白质食物两部分的产热量相加，即可算出总产热量。

现举例说明间接测热法测量能量代谢率。假定某受试者 24 h 的耗氧量是 400 L，CO_2 产生量为 340 L（已换算成标准状态的气体容积），尿氮排出量为 12 g。根据这些数据，氧化蛋白质食物的产热量计算如下：

蛋白质氧化量 =12 g ÷ 0.16=75 g

蛋白质产热量 = 蛋白质生物热价 × 蛋白质氧化量 =18 kJ/g × 75 g=1350 kJ

氧化非蛋白食物的产热量计算如下：

蛋白质食物氧化耗氧量 =0.95 L/g × 75 g=71.25 L

蛋白质食物氧化 CO_2 产生量 =0.76 L/g × 75 g=57 L

非蛋白质氧化耗氧量 =400 L–71.25 L=328.75 L

非蛋白质氧化 CO_2 产生量 =340 L–57 L=283 L

NPRQ=283 L ÷ 328.75 L=0.86

查表 2-11-2，当 NPRQ 为 0.86 时，氧热价为 20.41 kJ/L，因此，
氧化非蛋白食物的产热量 =20.41 kJ/L × 328.75 L=6709.79 kJ

所以，该受试者 24 小时内的总产热量计算如下：

总产热量 = 氧化蛋白质食物的产热量 + 氧化非蛋白质食物的产热量
= 1350 kJ+6709.79 kJ=8059.79 kJ

该受试者 1 天的能量代谢率为 6709.79 kJ，即 1 天的能量消耗量为 6709.79 kJ。由于上述经典的测算方法较为烦琐，故在临床上和卫生工作实践中，能量代谢率的测定常用以下两种简化方法计算：①蛋白质食物的氧化量忽略不计，测得一定时间内的耗氧量和 CO_2 产生量，将求出的呼吸商视为非蛋白呼吸商，经查表取得相对应的氧热价，便可计算出这段时间内的产热量；②仅测定一定时间内的耗氧量，根据我国成人的统计资料，基础状态下的非蛋白呼吸商约为 0.82，与此相对应的氧热价则为 20.20 kJ/L，以测定的耗氧量与此氧热价相乘，即可求得这段时间内的产热量。实际上，用简化法所得数值与上述经典测算方法所得数值非常接近，仅相差 1% ~ 2%。临床上也可用能量代谢测定仪精确评估能量代谢状况。

3. 测定耗氧量和 CO_2 产生量的方法

1）闭合式测定法：临床上常采用肺量计来测定耗氧量。在肺量计内充有一定量的 O_2，让受试者通过呼吸口瓣吸入装置中的 O_2，呼出气中的 CO_2 和水则被气体回路中的吸收剂所吸收。描计装置与气体容器的上盖相连，可自动记录呼吸曲线。吸气时上盖下降，呼气时则上盖升高。每次呼吸将摄取一定量的 O_2，呼出气中的 CO_2 又被吸收，因此，描笔不能回到原来的高度。随着呼吸的持续进行，气体容器中的 O_2 逐渐减少，描笔记录出曲线逐渐下降。在一定时间内（通常测试 6 min），以描笔下降的高度与容器的换算系数相乘，即为该时间内的耗氧量。根据实验前后 CO_2 吸收剂的重量改变，即能算出单位时间的 CO_2 产生量。

2）开放式测定法：即气体分析法，是在受试者呼吸空气的条件下测定耗氧量和 CO_2 产生量的方法。该方法是收集受试者一定时间内的呼出气，通过气量计等测试仪测出呼出气量并分析呼出气中 O_2 和 CO_2 的容积百分比。吸入气为空气，而空气中的 O_2 和 CO_2 的容积百分比是已知的，因此可根据吸入气和呼出气中 O_2 和 CO_2 的容积百分比的差值，计算出这段时间内的耗氧量和 CO_2 产生量。

第三节　影响能量代谢的主要因素及其调节

一、影响能量代谢的主要因素

（一）肌肉活动

骨骼肌的收缩和舒张都是主动耗能过程，机体任何轻微的运动即可提高能量代谢

率，肌肉活动对于能量代谢的影响最为显著。人在体育运动或劳动时，肌肉活动所消耗的能量需要通过营养物质的氧化来补充，因而可引起机体的耗氧量显著增加。机体耗氧量的增加与肌肉活动的强度成正比，机体持续体育运动或劳动时的耗氧量可达安静时的 10 ~ 20 倍。肌肉活动的强度通常用单位时间内机体的产热量来表示，能量代谢率可作为评估肌肉活动强度的指标。

（二）精神活动

人在平静地思考问题时，产热量增加一般不超过 4%。但当人处于精神紧张状态时，如烦恼、恐惧或情绪激动时，能量代谢率可显著增高。这是由于随之出现的无意识的肌紧张，以及交感神经兴奋，甲状腺激素、肾上腺素等刺激代谢的激素释放增多所致。与肌肉组织相比，脑组织的血流量大，代谢水平也高，在安静状态下，每 100 g 脑组织的耗氧量为 3 ~ 3.5 ml/min（氧化的葡萄糖量约为 4.5 mg/min），约为肌肉组织安静时耗氧量的 20 倍，但在不同精神活动状态下脑组织本身的能量代谢率却变化不大。研究发现，在睡眠时和精神活动活跃的状态下，脑中葡萄糖的代谢率却几乎没有差异。

（三）食物的特殊动力效应

人在进食后的一段时间内，即使在安静状态下，也会出现能量代谢率增加的现象，一般从进食后 1 h 左右开始，2 ~ 3 h 增至最大，可延续 7 ~ 8 h。进食能刺激机体额外消耗能量的作用，称为食物的特殊动力效应（specific dynamic effect）。在三种主要营养物质中，进食蛋白质产生的特殊动力效应最为显著，若进食含 100 kJ 能量的蛋白质，机体的产热量将多增加 30 kJ，总产热量为 130 kJ，即进食蛋白质的特殊动力效应约为 30%；进食糖类和脂肪的特殊动力效应分别为 6% 和 4% 左右；进食混合性食物约为 10%。因此，在计算所需能量摄入量时，应注意到额外消耗的这部分能量而给予相应的补充。有关食物特殊动力效应产生的确切机制目前尚不清楚。实验表明，将氨基酸经静脉注射后仍然可以看到这种现象，但在切除肝脏后此现象即消失。因而认为，食物的特殊动力效应与食物在消化道内的消化和吸收无关，可能主要与肝脏内氨基酸的脱氨基反应以及合成糖原消耗能量等相关，使体热有所增加。

（四）环境温度

当人在安静时，环境温度在 20 ~ 30℃范围内，在裸体或只穿薄衣的情况下，其能量代谢最为稳定，主要是因为肌肉比较松弛。当环境温度低于 20℃时，代谢率便开始增加；在 10℃以下时，则显著增加。环境温度较低时，代谢率的增加主要是由于寒冷刺激反射性地引起寒战，以及肌肉紧张度的增强。当环境温度超过 30℃时，代谢率又将逐渐增加，这与体内化学反应速度加快，出汗功能旺盛，以及呼吸、循环功能增强等因素有关。

（五）其他因素对能量代谢的影响

年龄、性别、睡眠等也影响能量代谢。儿童和青少年的生长发育需要能量。每增

Note

加 1 g 新组织约需消耗 20 kJ 能量；老年人新陈代谢相对减弱，能量代谢率逐渐降低。同龄男性和女性比较，男性能量代谢率平均增加 10% ~ 15%，因为男性的性激素可增加能量代谢率而女性的性激素对能量代谢率的影响则不明显。睡眠可降低能量代谢率，主要由于睡眠时骨骼肌紧张性降低及交感神经系统的活动水平降低。

二、调控能量代谢的神经和体液因素

能量代谢水平与能量的摄入和消耗相关，影响能量摄入和消耗的因素可影响能量代谢的水平。如影响食物摄入、食物在体内消化和吸收、三大营养物质代谢和机体能量消耗等因素。

（一）下丘脑对摄食行为的调控

下丘脑摄食中枢受刺激，食物的摄入量会增加；下丘脑饱中枢受刺激，食物的摄入量减少。体内血糖水平、胃的牵张刺激程度等发生变化时，影响下丘脑摄食中枢或饱中枢，影响摄食行为从而调控能量的摄入量。

（二）激素对能量代谢的影响

影响食物的消化和吸收、三大营养物质代谢和机体能量消耗等的激素均会影响能量代谢，如胰岛素、胰高血糖素、生长激素、糖皮质激素、肾上腺素、甲状腺激素、性激素等。甲状腺激素对能量代谢的影响最显著，可提高绝大多数组织的耗氧量和产热量。另外，体内有很多影响能量代谢的蛋白质和活性肽，如解耦联蛋白、瘦素、神经肽 Y 等。解耦联蛋白是一种线粒体的质子转运蛋白，可调节 H^+ 的跨膜转运，消除 H^+ 在线粒体内膜两侧的电化学梯度，解除呼吸链氧化磷酸化和 ATP 合成的耦联，使 H^+ 在氧化过程中释出的能量转化为热量释放，而不生成 ATP。瘦素可通过中枢及外周受体影响摄食、能量消耗、脂肪分解等。

第四节　基础代谢

基础代谢（basal metabolism）是指基础状态下的能量代谢。基础代谢率（basal metabolism rate, BMR）则是指在基础状态下单位时间内的能量代谢。所谓基础状态是指人体处在清醒而又非常安静，不受肌肉活动、精神紧张、食物及环境温度等因素影响时的状态。因此，测定基础代谢需要在清醒、静卧，未做肌肉活动，无精神紧张，餐后 12 ~ 14 h，室温保持在 20 ~ 25℃的条件下进行。此时能量消耗主要用以维持血液循环、呼吸等基本生命活动，在这种状态下，基础代谢是比较稳定的。因此，基础代谢率常作为评价机体能量代谢水平的指标。基础代谢率比一般安静时的代谢率低，是人体在清醒时的最低能量代谢水平。在熟睡时机体的各种生理功能减弱至更低水平，

Note

此时的能量代谢率更低，但在做梦时可增高。

体型不同的个体，其能量代谢量有较大的差异。若以每千克体重的产热量进行比较，则身材矮小的人每千克体重的产热量要高于身材高大的人。若以每平方米体表面积的产热量进行比较，则不论身材，每平方米体表面积每小时的产热量就非常接近。即能量代谢率的高低与体重不成比例关系，而是与体表面积成正比关系。因此，能量代谢率常以单位时间（每天或每小时）每平方米体表面积的产热量为单位，即用 kJ/（m²/d）或 kJ/（m²/h）来表示。

人体的体表面积可应用 Stevenson 公式进行测算，即：

体表面积（m²）= 0.0061 × 身高（cm）+ 0.0128 × 体重（kg）– 0.1529

近年来对国人体表面积的测算结果显示，利用 Stevenson 公式的计算值较实测值略小。

另外，体表面积还可以在体表面积测算图（图 2-11-1）上直接读取。具体做法是在图中分别找出受试者的身高值和体重值在各自标尺上的对应点，这两点的连线与体表面积标尺交点的读数，就是该受试者的体表面积。

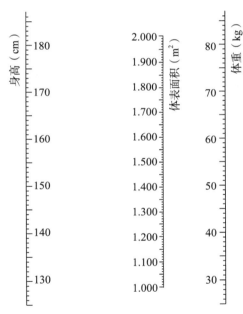

图 2-11-1　体表面积测算图

临床上通常利用简化的间接测热法测定基础代谢率，即将非蛋白呼吸商定为 0.82，与之相对应的氧热价为 20.20 kJ/L。因此，只需在基础状态下测定一定时间内的耗氧量和体表面积，即可计算出基础代谢率。例如，某受试者，男性，20 岁，在基础状态下，1 小时的耗氧量为 14 L，测算的体表面积为 1.6 m²，故其基础代谢率为：

20.20 kJ/L × 14 L/h ÷ 1.6 m²=176.75 kJ/（m²/h）

基础代谢率随性别、年龄的不同而有差异。当其他情况相同时，男性的基础代谢率平均值比同年龄组的女性高；儿童比成人高，年龄越大，代谢率越低。

临床上评价基础代谢率时，常用实测值和正常平均值相差的百分数，即用相对值来表示。

$$基础代谢率 =（实测值 - 正常平均值）/ 正常平均值 \times 100\%$$

用此相对值表示时，如实测值在正常平均值 ±15% 范围之内，可认为属于正常范围；差值在 ±20% 范围之外的，则表示可能是病理性变化。很多疾病都伴有基础代谢率的改变，特别是影响甲状腺功能的疾病。当甲状腺功能减退时，基础代谢率可比正常值低 20% ～ 40%；而甲状腺功能亢进时，基础代谢率可比正常值高 25% ～ 80%。其他如肾上腺皮质和垂体功能低下、肾病综合征、病理性饥饿等，常出现基础代谢率降低；糖尿病、红细胞增多症、白血病以及伴有呼吸困难的心脏病等，基础代谢率可升高。当人体发热时，基础代谢率也升高，一般情况下，体温每升高 1℃，基础代谢率将升高 13% 左右。基础代谢率的测定是临床上某些疾病的辅助诊断方法之一，尤其是用于甲状腺疾病的辅助诊断；由于目前可直接测定反映甲状腺功能的血清甲状腺激素（T_3、T_4）水平，在甲状腺疾病的诊断上已很少应用。但在甲状腺功能亢进的治疗过程中，基础代谢率可以作为观察疗效的指标。测定基础代谢率也是合理制定营养标准和合理膳食的依据。

（谢冬萍）

参考文献

［1］王庭槐 . 生理学 [M]. 9 版 . 北京：人民卫生出版社，2018.

［2］Guyton AC, Hall JE. Textbook of Medical Physiology[M]. 14th ed. Philadelphia: Saunders, 2021.

第十二章　皮肤的散热功能

■ 皮肤的散热功能
　　◎ 体内热量主要经血液循环到达皮肤
　　◎ 皮肤是主要的散热器官

　　◎ 皮肤通过辐射、传导、对流和蒸发方式散热
　　◎ 皮肤散热的调节

皮肤的散热功能

　　机体能量代谢过程中产生的热量，除了用于维持体温外，其余通过散热途径释放到体外。皮肤的结构、血管分布特点、汗腺的汗液分泌等使其成为主要的散热器官。

一、体内热量主要经血液循环到达皮肤

　　水的比热较大，通过血液循环，血液中的水可以将体内产生的多余的热量带到皮肤血管。分布到皮肤的动脉穿透隔热层（如脂肪组织等），在真皮的乳头下形成微动脉网，再经迂回曲折的毛细血管网延续为丰富的静脉丛。此外，皮下还有大量动 - 静脉吻合支（图 2-12-1）。皮肤血液循环的这些结构特点决定了皮肤血流量可在很大范围内发生变动。

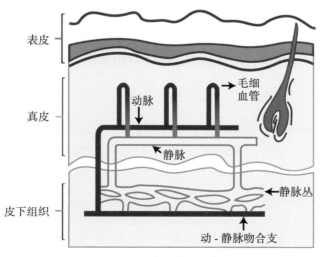

图 2-12-1　皮肤血管结构模式图

二、皮肤是主要的散热器官

人体的热量可通过皮肤、呼吸道、消化道、尿道等部位向外界散发。大部分体热（约 85%）通过皮肤散发，而且皮肤散热量受机体体温调节机制的调控，皮肤是主要的散热部位并在体热平衡中发挥重要作用。

三、皮肤通过辐射、传导、对流和蒸发方式散热

（一）辐射

辐射散热（thermal radiation）是指机体通过热射线的形式将体热传给外界较冷物质的一种散热方式。在 21℃ 的环境中，人在裸体情况下，约有 60% 的热量是通过辐射方式散发的。辐射散热量的多少主要取决于皮肤与周围环境之间的温度差。当皮肤温度高于环境温度时，温差越大，散热量就越多。反之，温差越小，辐射散热量就越少。若环境温度高于皮肤温度，则机体不仅不能辐射散热，反而将吸收周围环境中的热量。此外，辐射散热量还取决于机体的有效散热面积，有效散热面积越大，散热量就越多。人在站立时，如两臂放在身体两侧，人体的有效辐射面积约为总辐射面积的75%；如两臂和两腿伸张，有效辐射面积可达 85%；身体尽量卷曲时，有效辐射面积可减少 50%。

（二）传导

传导散热（thermal conduction）是指机体的热量直接传给与之接触的温度较低物体的一种散热方式。经这种方式发散的热量取决于皮肤温度与接触物体之间的温度差、接触面积，以及与皮肤接触的物体的导热性能等。空气的导热性较小，在空气中通过直接传导散热量极小。棉、毛织物也是热的不良导体，所以体热因传导而散失的热量并不多。另外，人体脂肪的导热效能也较小，因而肥胖的人身体深部的热量不易传向表层，在炎热的天气里就容易出汗。由于水的比热较大，导热性能较好，在临床治疗中常利用水的热传导作用进行局部加温处理或利用冰帽、冰袋等给高热患者降温。

（三）对流

对流散热（thermal convection）是指通过气体流动进行热量交换的一种散热方式。通过对流散失热量的多少，除取决于皮肤与周围环境之间的温度差和机体的有效散热面积外，受风速的影响较大。风速越大，散热量就越多；相反，风速越小，散热量也越少。衣服覆盖皮肤表面，加之棉毛纤维间的空气不易流动，这些因素都可使对流难以实现而有利于保温。

（四）蒸发

蒸发散热（evaporate convection）是水分从体表汽化时吸收热量而散发体热的一种散热方式。在正常体温条件下，蒸发 1 g 水可使机体散发 2.43 kJ 的热量。体表水分

的蒸发是一种十分有效的散热形式。当环境温度等于或高于皮肤温度时，蒸发将成为机体唯一有效的散热形式。患有无汗症的人，在冷环境中的反应与正常人无异，但在热环境中，由于不能借助于汗液蒸发散热，因而容易中暑。

蒸发散热包括不感蒸发和出汗两种形式。

1. **不感蒸发**   不感蒸发（insensible evaporation）是指体液的水分从皮肤和黏膜（主要是呼吸道黏膜）表面不断渗出而被汽化的形式。这种蒸发形式不被人们所察觉，且与汗腺活动无关。其中水分从皮肤表面的蒸发又称不显汗（insensible perpiration）。在环境温度低于30 ℃时，人体通过不感蒸发所丢失的水分相当恒定，为12 ~ 15 g/（h·m²）。人体24 h的不感蒸发量一般约1 000 ml，其中从皮肤表面蒸发的水分为600 ~ 800 ml，通过呼吸道黏膜蒸发的水分为200 ~ 400 ml。当环境温度增高、机体活动增加或发热时，不显汗可增加。婴幼儿不感蒸发的速率比成人快，因此，在缺水的情况下，婴幼儿更易发生严重脱水。临床上给患者补液时，应注意勿忘补充由不感蒸发丢失的这部分体液。在有些不能分泌汗液的动物，不感蒸发是一种有效的散热途径，如狗，在炎热环境下，常采取热喘呼吸（panting）的方式来加强散热。

2. **出汗**   出汗（sweating）是指汗腺主动分泌汗液的过程。汗液蒸发可有效带走大量体热。出汗可被意识到，故又称可感蒸发（sensible evaporation）。需要注意的是，汗液只有在汽化时才有散热功能，被擦掉的汗液起不到散热的作用。

人体皮肤上分布有大汗腺（顶泌汗腺）和小汗腺（局泌汗腺）。其中小汗腺在炎热的环境下以及运动或劳动时对维持体热平衡非常关键。小汗腺可见于全身皮肤，其分布密度因部位而异，手掌和足跖最多，额部和手背次之，四肢和躯干最少。然而，汗腺的分泌能力却以躯干和四肢为最强。

出汗是一种反射性活动，根据引起汗液分泌的刺激因素不同，可将出汗分为温热性出汗、精神性出汗和味觉性出汗。

1）温热性出汗：温热性刺激引起的发汗称为温热性出汗（thermal sweating），见于全身各处。主要受下丘脑出汗中枢调控，通过支配汗腺的交感胆碱能纤维，使全身小汗腺分泌汗液，其主要意义在于通过汗液的蒸发散热，维持体温的相对稳定。

2）精神性出汗：精神紧张或情绪激动时引起的出汗，称为精神性出汗（mental sweating）。出汗部位主要在手掌、足跖、腋窝和前额等处。其中枢位于大脑皮质运动前区，通过支配汗腺的交感肾上腺素能纤维，使部分汗腺分泌汗液。精神性发汗是应激反应的表现之一，与体温调节的关系不大。温热性出汗和精神性出汗常同时出现。

3）味觉性出汗：进食辛辣食物时，口腔内的痛觉神经末梢受到刺激，可反射性引起头面部和颈部出汗，称为味觉性出汗（gustatory sweating）。

四、皮肤散热的调节

（一）皮肤血流量改变对散热的影响

通过辐射、传导和对流等散热方式散失热量的多少，取决于皮肤和环境之间的温度差，而皮肤温度的高低与皮肤的血流量有关。机体可以通过改变皮肤血管的舒缩状态进而改变皮肤血流量来调节体热的散失量。机体通过交感神经控制皮肤血管的口径，调节皮肤的血流量，使散热量能符合当时条件下体热平衡的要求。例如，在炎热环境中，交感神经紧张性活动降低，皮肤小动脉舒张，动 - 静脉吻合支开放，皮肤血流量因而大大增加。据推算，全身皮肤的血流量最多可达到心排血量的 12%。皮肤血流量增多时，有较多的体热可从机体深部被带到表层，使皮肤温度升高，故散热量增加。此时汗腺的活动也加强，皮肤血流量增加也给汗腺分泌提供必要的水分。在寒冷的环境中，交感神经紧张性活动增强，皮肤血管收缩，皮肤血流量减少，散热量也因此大大减少，此时身体表层宛如一个隔热器，可起防止体热散失的作用。当环境温度在 20 ~ 30 ℃时，机体的产热量没有大幅变化，机体既不出汗，也无寒战，仅仅通过调节皮肤血管的口径，改变皮肤温度，即可控制机体的散热量以维持体热的平衡。另外，由于四肢深部的静脉和动脉相伴行，这样的结构相当于一个热量的逆流交换系统，即从四肢远端回流的静脉血温度较低，可从与其伴行的动脉摄取热量，而动脉血在流向四肢远端的过程中温度逐渐降低，可以减少热量的散失。

（二）影响蒸发散热的因素

温热可以刺激交感神经胆碱能纤维，其释放乙酰胆碱，通过作用于 M 受体促进汗腺分泌。出汗量和出汗速度还受环境温度、风速、空气湿度和机体活动的影响。安静状态下，当环境温度达到 30℃左右时便开始出汗；如果空气湿度较高，且衣着较多时，气温在 25℃时便可发汗，加之湿度高时汗液不易被蒸发，体热不易散失，可反射性地引起大量出汗；在劳动或运动时，气温虽在 20℃以下，也可产生出汗，而且发汗量往往较多；若在高温环境中停留时间过久，出汗速度可因汗腺疲劳而明显减慢。风速大可加快汗液气化而有利于散热。

（谢冬萍）

参考文献

［1］王庭槐 . 生理学 [M]. 9 版 . 北京：人民卫生出版社，2018.

［2］王庭槐 . 生理学 [M]. 3 版 . 北京：人民卫生出版社，2015.

［3］李继承，曾园山 . 组织学与胚胎学 [M]. 9 版 . 北京：人民卫生出版社，2018.

［4］Guyton AC, Hall JE. Textbook of Medical Physiology[M]. 14th ed. Philadelphia: Saunders, 2016.

第十三章　体热平衡与体温调节

- **■ 体　温**
  - ◎ 体表温度
  - ◎ 体核温度
- **■ 体温的生理性波动**
  - ◎ 体温的日节律
  - ◎ 性别的影响
  - ◎ 年龄的影响
  - ◎ 肌肉活动的影响
  - ◎ 其他因素的影响
- **■ 机体的产热**
  - ◎ 产热的主要器官
  - ◎ 产热的形式
  - ◎ 产热的调节
- **■ 体温调节**
  - ◎ 体温调节的基本方式
  - ◎ 自主性体温调节
  - ◎ 温度习服

　　鸟类和哺乳类动物在环境温度发生变化时，通过其体温调节机制能够保持机体核心部分的温度相对恒定，称为恒温动物（homeothermic animal）。爬行类、两栖类动物的体温不稳定，随环境温度的变化而改变，称为变温动物（poikilothermic animal）。人属于恒温动物，人体核心部分温度的相对稳定，即体热平衡，是保证机体生命活动正常进行的必要条件。

第一节　体温

　　体温是影响机体细胞结构和功能的重要因素，如影响蛋白质肽键、核酸碱基共价键的稳定及生物膜磷脂的溶解度；影响细胞生化代谢酶的活性等。人的体温是生命的基本体征，是临床判断健康状况的重要指标。

　　由于代谢水平和散热条件不同，在相同的环境温度下，人体各部的温度并不完全相同。因此，在研究人体的体温时把人体分为核心与表层两个部分。机体核心部分的温度称为体核温度（core temperature）；机体表层部分的温度称为体表温度（shell temperature）。临床上所说的体温（body temperature）是指机体核心部分的平均温度。体核温度和体表温度的比例并不是固定不变的，随着环境温度的变化，其比例也发生改变。如图 2-13-1 所示，在寒冷的环境中，由于体表部血管收缩，体核部区域缩小，主要集中在头部与胸腹内脏，体表部区域相应扩大，表层部分与核心部分之间存在着温度梯度。相反，在炎热环境中，体表部血管舒张，体核部区域扩大，可扩展到四肢，

Note

而体表部区域明显缩小。

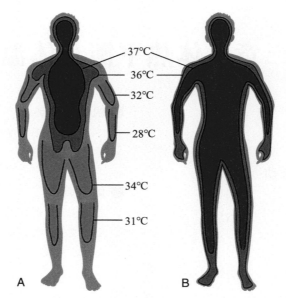

图 2-13-1　不同环境温度下体核温度和体表温度分布比例

A. 环境温度 20℃；B. 环境温度 35℃

一、体表温度

体表温度低于体核温度，而且由表层向深部存在着比较明显的温度梯度。体表温度易受环境温度的影响，各部位之间的温度差异较大。机体表层的最外层即皮肤的温度称为皮肤温度（skin temperature）。当环境温度为 23℃时，足部皮肤温度约 27℃，手部约 30℃，躯干部约 32℃，额部为 33 ~ 34℃。四肢末梢皮肤温度最低，胸腹次之，头部皮肤温度最高。当气温达 32℃以上时，皮肤温度的部位差别将变小。在寒冷环境中，随着气温下降，各部位的皮肤温度差异逐渐增大，手、足部皮肤温度降低最为显著，而头部皮肤温度的变动相对较小。皮肤温度与局部血流量有密切的关系。凡能影响皮肤血管舒缩的因素（如环境温度变化或精神紧张等）都能改变皮肤温度。例如，人在情绪激动时，交感神经兴奋，皮肤血管紧张性增高，皮肤温度，特别是手的皮肤温度显降低，可从 30℃骤降至 24℃。皮肤温度的变化在一定程度上可以反映血管的功能状态，因此，临床上常用皮肤温度作为诊断外周血管疾病的指标。

二、体核温度

体核温度（core temperature）是指机体深部（包括心脏、肺、腹腔器官和脑）的温度，相对稳定，各部位之间的温度差异很小。其中肝脏在全身各器官中温度最高，为 38℃左右；脑产热量较多，也接近 38℃；肾、胰腺及十二指肠等器官温度略低；直肠的温度则更低，约 37.5℃。由于机体深部各个器官通过循环的血液交换热量而使温度趋于一致，因此机体深部血液的温度可以代表内脏器官温度的平均值。

由于机体深部温度特别是血液温度不易测量，所以临床上通常用直肠、口腔和腋窝等部位的温度来代表体温（见本篇第十四章内容）。

第二节　体温的生理性波动

在生理情况下，体温可随昼夜、年龄、性别等因素而有变动，但这种变动幅度一般不超过1℃。

一、体温的日节律

体温在一昼夜之间有周期性的波动：在凌晨2—6时体温最低，下午1—6时最高。机体功能活动的周期节律性变化的特性，称为生物节律。人体体温的这种昼夜周期性波动，称为体温的昼夜节律或日节律（circadian rhythm）。研究结果表明，体温的日节律是由一种内在的生物节律所决定的，而与机体的精神或肌肉活动状态等没有因果关系。比如，让受试者处于特定的环境中，将一切标志时间的外在因素，如昼夜明暗周期、环境温度的规律性变化、定时的进餐等都去除，此时受试者的体温仍表现出昼夜节律性波动的特性，但这种节律的周期要比地球的自转周期（24 h）略长，故称为自由运转周期（free-running period）。人在日常生活中，由于上述各种外在因素的作用，自由运转周期就和24 h运转周期同步化了。因此，体温的昼夜节律与地球自转周期是相吻合的。目前认为，体温生物节律现象主要受下丘脑视交叉上核和松果体的控制。体温昼夜节律在体温调节机制完善后才出现，新生儿体温调节机制尚不完善，故无此生理现象。

二、性别的影响

男性和女性体温略有差别，成年女性的体温平均高于男性0.3℃。此外，育龄期女性的基础体温随月经周期而变动。基础体温是指在基础状态下的体温，通常在早晨起床前测定。在月经周期中，月经期和卵泡期内体温较低，排卵日最低，排卵后升高0.3 ~ 0.6℃。因此，通过测定成年女性基础体温有助于了解有无排卵和排卵日期。排卵后体温升高是黄体分泌的孕激素作用于下丘脑所致。

三、年龄的影响

儿童和青少年的体温较高，而老年人因基础代谢率低，体温偏低。新生儿，特别是早产儿，由于其体温调节机构的发育还不完善，调节体温的能力差，因此体温易受环境因素的影响而变动。如果不注意保温，洗澡时婴儿的体温可降低2 ~ 4℃。婴幼儿和老年人应加强保温护理。

四、肌肉活动的影响

肌肉活动时由于代谢增强，产热量增加，可使体温升高。所以，临床上测量体温应让受试者先安静一段时间后再进行，测量小儿体温时应防止小儿哭闹。

五、其他因素的影响

情绪激动、精神紧张、进食等通过影响能量代谢率，进而影响体温。麻醉药通常可抑制体温调节中枢或影响体温信息传入途径，也可扩展皮肤血管，从而降低体温。所以，术中和术后一段时间内都应注意患者的保温护理。

第三节　机体的产热

营养物质代谢所释放的化学能在体内转化中，50% 以上直接转变成热能，其余不足 50% 的化学能载荷于 ATP 等高能化合物的高能磷酸键上，经过转化与利用，最终大部分也变成热能。体内的一部分热能用以维持体温，多余的热量则由循环血液传送到体表并散发到体外。恒温动物之所以能维持相对稳定的体温，就是因为通过体温调控，产热（heat production）和散热（heat loss）两个生理过程可以维持动态平衡。关于散热前文已详述。

一、产热的主要器官

体内的热量由三大营养物质分解代谢和机体利用 ATP 进行各种功能活动时产生，因此，代谢水平高的组织器官产热量大，如内脏、骨骼肌和脑等，其中对体温影响较大的主要产热器官是肝和骨骼肌。机体在安静时主要以内脏产热为主，占总产热量的56%。在各内脏中肝的代谢最旺盛，产热量最高，肝的血液温度比主动脉血液温度高0.4 ～ 0.8℃。机体活动时，则以骨骼肌产热为主，运动时机体的产热量可由总产热量的 18% 增加到 73%，剧烈运动时可达总产热量的 90%。骨骼肌的总重量约占体重的40%，具有巨大的产热潜力，骨骼肌的紧张度稍有增强，其产热量即可发生明显改变。此外，褐色脂肪组织在寒冷环境下可发挥重要的产热作用，特别对于新生儿尤为重要。

二、产热的形式

机体有多种产热形式，如基础代谢产热、骨骼肌运动产热、食物的特殊动力效应产热、寒战产热和非寒战产热等。安静状态下，机体的产热量大部分来自全身各组织器官的基础代谢，其中内脏器官和脑组织的产热量约占基础代谢产热量的 70%。机体活动或运动时，主要通过骨骼肌运动产热。在寒冷环境中则主要依靠寒战产热（shivering thermogenesis）和非寒战产热（non-shivering thermogenesis）两种形式增加产热量。

（一）寒战产热

寒战是指在寒冷环境中骨骼肌发生不随意的节律性收缩（每分钟 9 ～ 11 次）。寒战的特点是屈肌和伸肌同时收缩，许多肌纤维同步化放电，此时肌肉收缩不做外功，能量全部转化为热量。在寒冷环境中，机体首先出现肌紧张，又称寒战前肌紧张，此时代谢率有所增加，在此基础上寒战，代谢率可增加 4 ~ 5 倍，产热量明显增多，有利于维持机体在寒冷环境中的体热平衡。

（二）非寒战产热

非寒战产热又称代谢产热，是一种通过提高组织代谢率增加产热量的形式。非寒战产热作用最强的组织是分布在肩胛下区、颈部大血管周围、腹股沟等处的褐色脂肪组织（brown adipose tissue，又称棕色脂肪组织），在褐色脂肪组织细胞的线粒体内膜上存在解耦联蛋白（uncoupling protein, UCP）。UCP 的作用是使线粒体呼吸链中的氧化磷酸化和 ATP 合成之间的耦联被解除，能量可以释放出来但不合成 ATP，而是以热量的形式散发出来。棕色脂肪组织的代谢产热量约占非寒战产热总量的 70%。成年人褐色脂肪组织含量很少，仅占脂肪组织的 1%，新生儿体内有大量褐色脂肪组织。由于新生儿体温调节功能尚不完善，不能发生寒战，所以寒冷条件下，新生儿主要依赖非寒战产热维持体温。

三、产热的调节

（一）神经调节

寒冷刺激可使位于下丘脑后部的寒战中枢兴奋，经传出通路到达脊髓前角运动神经元，引起寒战。寒冷刺激可促进下丘脑释放促甲状腺激素释放激素，后者刺激腺垂体释放促甲状腺激素，从而促进甲状腺激素的合成与分泌，通过甲状腺激素促进产热。也可使交感神经系统兴奋，通过增强肾上腺髓质活动，使肾上腺素和去甲肾上腺素等激素释放增多，加强代谢活动而产热。

（二）体液调节

甲状腺激素、肾上腺素、去甲肾上腺素、生长激素等可作用于细胞增强其代谢而增加产热。

甲状腺激素是调节机体产热最重要的体液因素。如果机体暴露于寒冷环境中数周，甲状腺的活动明显增强，甲状腺激素大量分泌，使机体代谢率可增加 20% ~ 30%。甲状腺激素调节代谢的特点是作用缓慢，但持续时间长。肾上腺素、去甲肾上腺素以及生长激素等也可通过加强代谢产热，其特点是起效较快，但维持时间较短。

第四节　体温调节

一、体温调节的基本方式

体温调节包括自主性体温调节和行为性体温调节两种方式。自主性体温调节（autonomic thermoregulation）是在体温调节中枢的控制下，通过增减皮肤的血流量、出汗或寒战等生理调节反应，维持产热和散热过程的动态平衡，使体温保持相对稳定的水平。行为性体温调节（behavioral thermoregulation）是指有意识地调节体热平衡的活动，即通过在不同环境中采取的姿势和发生的行为来调节体热的平衡，如拱肩缩背、踏步或跑步御寒、增减衣着、人工改变环境温度等。自主性体温调节是恒温动物体温调节的基础，通常所说的体温调节主要是指自主性体温调节。

二、自主性体温调节

自主性体温调节本质上属于反射性活动。体温调节的基本中枢（体温调节的控制系统）位于下丘脑，效应器（体温调节的受控系统）是散热器官（如皮肤血管、汗腺等）和产热器官（如肝脏、骨骼肌等）。皮肤和机体深部有温度感受器。温度感受器感受温度变化的刺激，将该信息传至体温调节中枢。经过中枢的整合，再调整受控系统的活动，使产热和散热活动与温度变化匹配，使体温保持相对稳定。

（一）温度感受器

根据温度感受器存在的部位可将它们分为外周温度感受器和中枢温度感受器；根据温度感受器感受温度的性质又可将它们分为冷感受器和热感受器。

1. 外周温度感受器　外周温度感受器（peripheral thermoreceptor）是存在于皮肤、黏膜和内脏中的对温度变化敏感的游离神经末梢，包括热感受器和冷感受器。在一定温度范围内，当局部温度升高时，热感受器兴奋；反之，当温度降低时冷感受器兴奋。皮肤的温度感受器呈点状分布，冷感受器较多，是热感受器的 5 ~ 11 倍。热感受器和冷感受器有各自特定的最敏感温度范围。冷感受器在低于正常体温的某一温度时放电频率最高，而热感受器在高于正常体温的某一温度时放电频率达高峰。当温度偏离各自敏感的温度时，感受器发放冲动的频率将减少。此外，皮肤的温度感受器对温度的变化速率更为敏感。

2. 中枢温度感受器　中枢温度感受器（central thermoreceptor）是指存在于中枢神经系统内的对温度变化敏感的神经元。下丘脑、脑干网状结构和脊髓等处都含有温度敏感神经元，包括热敏神经元和冷敏神经元。热敏神经元（warm-sensitive neuron）在局部组织温度升高时发放冲动频率增加；冷敏神经元（cold-sensitive neuron）在局部

Note

组织温度降低时发放冲动频率增加。动物实验表明，在视前区 - 下丘脑前部（preoptic-anterior hypothalamus area, PO/AH）热敏神经元居多；而在脑干网状结构和下丘脑的弓状核，则冷敏神经元较多。温度敏感神经元对温度变化非常敏感，当局部脑组织温度变动 0.1 ℃时，温度敏感神经元的放电频率就会发生变化，且不出现适应现象。

近年来发现一种被称为瞬时受体电位通道（transient receptor potential channel, TRP channel）的非选择性阳离子通道蛋白，在感觉神经末梢、皮肤和中枢神经系统等多种组织中广泛表达。根据氨基酸残基序列的同源性，哺乳动物的 TRP 通道家族可分为 6 个亚家族，每一亚家族再分为若干亚型。各种 TRP 通道的共同作用是调节细胞内的 Ca^{2+}、Na^+ 浓度和膜电位。其中 TRPV1、TRPV2 感受伤害性高温刺激；TRPV3、TRPV4、TRPM2、TRPM4、TRPM5 感受温和热刺激；而 TRPM8 和 ANKTM1 则感受冷（凉）刺激。这些通道蛋白不仅可感受温度刺激，还能分别感受不同的理化刺激，如渗透压、H^+ 浓度、辣椒素和薄荷醇等。TRP 通道在温度感受中的确切作用及其机制目前尚不清楚。

（二）体温调节中枢

从脊髓到大脑皮质的整个中枢神经系统中都存在参与调节体温的神经元。但对恒温动物进行脑分段横断实验证明，只要保持下丘脑及其以下的神经结构完整，动物虽然在行为等方面可能出现障碍，但仍具有维持体温相对恒定的能力，说明调节体温的中枢主要位于下丘脑。下丘脑 PO/AH 是调节体温的基本中枢。PO/AH 中的某些温度敏感神经元不仅能感受局部脑组织温度的变化，对于下丘脑以外的部位，如中脑、延髓、脊髓，以及皮肤、内脏等处的温度变化也发生反应。这类神经元还接受多种化学物质的刺激，包括致热原、5- 羟色胺、去甲肾上腺素以及多种肽类物质的反应。广泛破坏 PO/AH 区后，与体温调节有关的散热和产热反应都明显减弱或消失。PO/AH 会聚来自中枢和外周的温度信息，整合后发出传出信息，启动机体相应的体温调节反应。

（三）体温调节过程：体温调定点学说

体温调定点（set point）是指下丘脑热敏神经元活动引起的散热速率和冷敏神经元活动引起的产热速率正好相等时的温度值。生理状态下的体温调定点约为 37℃。体温调定点学说认为，PO/AH 可通过某种机制使体温调定点保持在 37℃。当体温与调定点的水平一致时，机体的产热与散热基本平衡，从而维持体温的恒定；当体温高于调定点（＞ 37℃）的水平时，中枢的调节活动会使产热活动降低，散热活动加强；反之，当体温低于调定点（＜ 37℃）的水平时，产热活动加强，散热活动降低，直到体温回到调定点水平。例如，当机体处于寒冷环境中，由于散热增加体温有所下降，此时冷感受器活动增加，传入神经将改变的温度信息传至下丘脑 PO/AH，与调定点比较后，下丘脑 PO/AH 发出信息加强产热活动（如内脏代谢增加、骨骼肌寒战等），同时限制散热活动（如皮肤血管收缩、汗腺活动抑制等），最终使体温回升到 37℃（图 2-13-2）。

体温调定点不是固定不变的。如致热原可作用于下丘脑 PO/AH 温度敏感神经元，使热敏神经元的温度阈值升高而冷敏神经元的温度阈值降低，引起体温调定点上移（如39℃）。这种体温调定点被重新设置而上移或下移的现象称为重调定（resetting）。由传染病、感染等引起的感染性发热便是由于致热原引起调定点上移所致的调节性体温升高。当环境温度过高而引起机体中暑时，也可出现体温升高，但是这种情况并非因为体温调节中枢调定点的上移，而是由于机体的散热能力不足或体温调节中枢功能障碍所致，为非调节性体温升高。

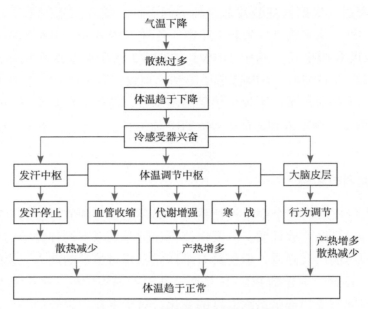

图 2-13-2　寒冷刺激对体温调节的影响

三、温度习服

机体在低温或高温环境下，经过一段时间，逐渐产生适应性变化，使机体温度调节能力增强，这种现象称为温度习服，包括热习服（heat acclimation）和冷习服（cold acclimation）。

（一）热习服

热习服是机体反复或持续暴露于高温环境后产生的适应性变化。表现为引起出汗的体温阈值降低，出汗反应的潜伏期缩短，出汗量增加，汗液中钠盐含量减少；引起皮肤血管扩张的体温阈值降低，皮肤血流量增加等。

（二）冷习服

冷习服是机体反复或持续暴露于冷环境后逐渐出现的适应性改变。例如，基础代谢率增加、非寒战性产热增加、细胞膜流动性改变、细胞骨架重新构建、Na^+-K^+-ATP酶活性增高、热绝缘层（皮下脂肪层或动物的羽毛密度）增大等。

（谢冬萍）

参考文献

［1］王庭槐. 生理学 [M]. 9 版. 北京：人民卫生出版社, 2018.

［2］王庭槐. 生理学 [M]. 3 版. 北京：人民卫生出版社, 2015.

［3］Guyton AC, Hall JE. Textbook of Medical Physiology[M]. 14th ed. Philadelphia: Saunders, 2016.

第十四章 发 热

- ■ **发热的原因和机制**
  - ◎ 发热激活物
  - ◎ 内生致热原
  - ◎ 致热信号传入中枢的途径
  - ◎ 体温"调定点"上移的机制
- ■ **发热的时相及其热代谢特点**
  - ◎ 体温上升期（寒战期）
  - ◎ 高温持续期（高峰期）
  - ◎ 体温下降期（退热期）
- ■ **发热时机体代谢与功能变化**
  - ◎ 物质代谢的变化

- ◎ 生理功能变化
- ■ **发热的测量及临床表现**
  - ◎ 体温测量方法
  - ◎ 发热的分度
  - ◎ 常见热型及临床意义
- ■ **发热防治的病理生理基础**
  - ◎ 积极治疗原发病，去除致热的原因
  - ◎ 发热的一般处理
  - ◎ 必须及时解热的情况
  - ◎ 解热的具体措施

当机体在致热原作用下，体温调节中枢的调定点上移而引起的调节性体温升高（超过 0.5℃）时，称为发热（fever）。

曾经很长时间，体温上升超过正常值 0.5℃ 都被称为发热，并认为发热是机体体温调节功能紊乱而造成的。但进一步研究发现，发热不但不是体温调节功能紊乱，而是体温调节中枢对体温的调节性升高。体温升高与发热也并不等同，根据引起体温升高的机制不同，可分为生理性体温升高和病理性体温升高。

1. **生理性体温升高** 生理情况下，如剧烈运动、女性月经前期、妊娠和应激时，由于躯体运动、精神活动增强或体内产热激素产生增多等，可引起体温暂时升高。如剧烈运动时因肌肉产热过多，体温可达 40℃。生理性体温升高体温调定点正常，机体通过加强散热，体温可以很快恢复正常。

2. **病理性体温升高** 病理性体温升高可分为调节性体温升高（发热）和非调节性体温升高（过热）。体温调节中枢的调定点并没有上移，因体温调节功能障碍而引起的被动性体温升高称为过热（hyperthermia）。如皮肤鱼鳞病、先天性或后天性汗腺缺乏或环境高温中暑等，患者因散热障碍出现体温升高；甲亢患者因甲状腺激素引起代谢旺盛产热增加而引起体温升高（图 2-14-1）。

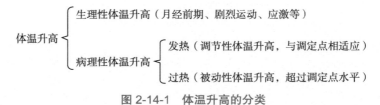

图 2-14-1 体温升高的分类

Note

发热是多种疾病中并发的重要病理过程，也是疾病发生的重要信号。体温作为重要的生命体征，在某些疾病过程中，体温曲线往往随着病情的改变而发生相应变化，对于病情判断、疗效评价或预后估计都有非常重要的参考意义。

病例 13-1 发热

患者，男，23岁，因发热伴头痛、肌肉酸痛、食欲减退2天，经发热门诊以"发热原因待查"入院。入院查体：T 38.4℃，P 90次/分，R 20次/分，BP 105/75 mmHg，咽部充血，双肺呼吸音略粗，未闻及干、湿性啰音，心、腹未见异常。血常规：WBC 14.1×10^9/L，中性粒细胞占比84%。

入院后给予抗生素治疗，在输液过程中突发严重寒战、烦躁不安，T 41.5℃，P 116次/分。立即停止输液，异丙嗪肌注，嘱用温水全身擦浴。第2天，体温逐渐恢复正常，继续抗生素治疗。

（1）患者入院和输液过程中出现体温升高的原因分别是什么？
（2）患者发热过程中出现了哪些临床表现？发生机制是什么？
（3）针对患者的发热反应进行了哪些处理？

第一节 发热的原因和机制

一、发热激活物

凡是能够激活体内产内生致热原细胞产生和释放内生致热原的物质，称为发热激活物（pyrogenic activator），包括外源性致热原（exogenous pyrogen）和某些体内产物。

（一）微生物

致病微生物及其代谢产物是人体主要的发热激活物。临床上多数发热性疾病（50% ~ 60%）是由微生物引起的。

1. 细菌

1）革兰阳性菌：如葡萄球菌、肺炎双球菌和溶血性链球菌等的感染都可以引起发热。这类细菌的全菌体、菌体碎片及释放的外毒素等都有致热作用。给家兔静脉注射活的或加热杀死的葡萄球菌，都能引起发热反应；加热杀死的葡萄球菌与白细胞共孵育，可引起白细胞释放大量内生致热原。葡萄球菌细胞壁成分肽聚糖、脂磷壁酸可激活单核-巨噬细胞，产生和释放内生致热原。此外，这些细菌产生的外毒素，如金黄色葡萄球菌肠毒素、白喉毒素和溶血性链球菌红疹毒素等，也是强发热激活物。

2）革兰阴性菌：如大肠埃希菌、伤寒杆菌、淋球菌、脑膜炎球菌、志贺菌等，此类细菌的致热成分除全菌体和菌壁所含的肽聚糖外，其菌壁所含的内毒素（endotoxin，

ET）是最常见的发热激活物。ET 的主要成分为脂多糖（lipopolysaccharide, LPS），由脂质 A、核心多糖及 O- 抗原多糖侧链组成，其中脂质 A 是其主要致热成分。ET 耐热性高（干热 160℃，2 h 才能灭活），一般灭菌方法难以清除，临床上输血或输液过程中所引起的发热反应，多数就是由于 ET 污染所致。体外实验显示，微量 ET 与白细胞共培养，可引起白细胞释放内生致热原；家兔静脉内注射 ET 后，血清中可增加大量的内生致热原。

3）分枝杆菌：如结核杆菌，菌体及菌壁中所含的肽聚糖、多糖和蛋白质均可引发热反应。结核病活动期患者大多表现为明显发热和盗汗，且往往出现于其他临床症状之前。

2.病毒 常见的如流感病毒、麻疹病毒、腮腺炎病毒、风疹病毒、流行性乙型脑炎病毒、非典型病原体肺炎、冠状病毒以及新型冠状病毒等。病毒以全病毒体和其所含有的血细胞凝集素（hemagglutinin）引起内生致热原产生和释放而致热。

此外，真菌的菌体、荚膜多糖和菌体蛋白，螺旋体的外毒素、溶血素和细胞毒因子，疟原虫的裂殖子和代谢产生的疟色素等也可以造成发热反应。

（二）抗原 - 抗体复合物

许多自身免疫性疾病（如系统性红斑狼疮、类风湿、皮肌炎）均可出现顽固性发热，血液循环中持续存在的抗原 - 抗体复合物可能是其发热激活物。牛血清白蛋白对正常家兔无致热作用，而用牛血清白蛋白致敏家兔并将其血清转移给正常家兔后，再用特异性抗原攻击受血动物时，可引起后者发热，表明抗原 - 抗体复合物可能有激活产内生致热原细胞的作用。

（三）类固醇

体内某些类固醇产物有明显的致热作用。给人肌内注射睾酮的代谢产物——本胆烷醇酮后可引起明显发热，而在体外实验中，本胆烷醇酮与人的外周血白细胞共培养可刺激单核吞噬细胞释放内生致热原。而其他类固醇如糖皮质激素和雌激素，则能抑制内生致热原的产生和释放。因此，有人认为类固醇代谢失调可能是某些周期性发热的原因，如肝癌、肝硬化及肾上腺癌等的周期性发热。

（四）致炎刺激物和无菌性坏死组织

尿酸盐结晶和硅酸盐结晶等在体内不仅可以引起炎症反应，其本身还可以激活单核吞噬细胞产生和释放内生致热原。大面积烧伤、严重创伤、心肌梗死、大手术和物理及化学因素等所造成的组织坏死引起的无菌性炎症，其组织蛋白的分解产物作为发热激活物，或者组织坏死引起的无菌性炎症释放的某些发热激活物可引起发热反应。

二、内生致热原

内生致热原（endogenous pyrogen, EP）是指由产内生致热原细胞产生和释放的能引起发热反应的细胞因子。

（一）产内生致热原细胞

在发热激活物作用下，能够产生和释放 EP 的细胞主要有三类：一是单核 - 巨噬细胞，是产生 EP 的主要细胞；二是某些肿瘤细胞，如骨髓单核细胞性肿瘤细胞、白血病细胞、肾癌细胞等；其他还包括内皮细胞、淋巴细胞、星形胶质细胞、肾小球系膜细胞等。

（二）内生致热原的种类

从 1948 年 Beeson 发现白细胞致热原以来，已有多种具有致热作用的细胞因子被不断发现，许多细胞因子注入动物体内可以引起发热。

1. 白细胞介素 -1　现已证明，最早发现的白细胞致热原的化学本质是白细胞介素 -1（interleukin-1, IL-1），主要来源于单核 - 巨噬细胞，其次为内皮细胞、星形胶质细胞、成纤维细胞、肿瘤细胞等。IL-1 是一种分子量为 17 kD 的多肽类物质，耐热性低（70℃、30 min 即可失活）。IL-1 致热性很强，通过作用于相应的受体而引起致热效应，其受体广泛分布于脑组织中，主要在下丘脑外表区域，与体温调节中枢邻近。IL-1 还具有诱导急性期反应、活化并增殖淋巴细胞，增强吞噬细胞杀菌功能等效应。

2. 肿瘤坏死因子　1975 年 Carswell 等发现，接种卡介苗的小鼠注射细菌内毒素后，血清中出现一种能使多种肿瘤发生出血性坏死的物质，命名为肿瘤坏死因子（tumor necrosis factor, TNF）。葡萄球菌、链球菌、内毒素等发热激活物都可诱导巨噬细胞、激活的 T 淋巴细胞等产生和释放 TNF。TNF 不耐热，70℃、30 min 即可失活，但有很强的致热效应，将 TNF 注入家兔、大鼠等脑室或静脉内可引起明显发热。除引起体温调定点上移外，TNF 还可以作用于众多的靶位，引起多种生物学效应，如杀伤或抑制肿瘤细胞、诱导肝细胞合成急性期蛋白、提高中性粒细胞的吞噬能力、抗感染等。

3. 干扰素　干扰素（interferon, IFN）是一种有抗病毒、抗肿瘤和免疫调节作用的糖蛋白，是单核细胞和淋巴细胞等对病毒感染的反应产物，是病毒性发热的重要内生致热原。IFN 不耐热，60℃、40 min 可灭活，主要有 α、β、γ 三型，均具有致热性。1984 年 Dinarello 等发现给家兔静脉注射人干扰素，可引起单峰热。此外，IFN 还具有增强 TNF 表达及自然杀伤细胞活性的作用。

4. 白细胞介素 -6　白细胞介素 -6（IL-6）是单核 - 巨噬细胞、内皮细胞、成纤维细胞等分泌的，具有多种生物学活性的细胞因子。内毒素、病毒、IL-1、TNF 等均可诱导 IL-6，并引起发热反应。

5. 巨噬细胞炎症蛋白 -1　巨噬细胞炎症蛋白 -1（macrophage inflammatory protein-1, MIP-1）是 1988 年 Wolpe 等发现一种单核细胞因子，经皮下注射能引起炎症反应，故取名为巨噬细胞炎症蛋白。家兔静脉注射微量 MIP-1 或单独脑室内注射 MIP-1，都能引起发热。

同一激活物可引起多种内生致热原产生，共同引起发热。内生致热原之间也可以相互诱导、相互影响。大多数发热过程很可能是多种内生致热原同时或先后作用的结果。

（三）内生致热原的产生和释放

EP 的产生和释放是一个复杂的细胞信号转导和基因表达的调控过程，包括产内生致热原细胞的激活和内生致热原的产生释放。

1. **产 EP 细胞的激活**   发热激活物可结合并激活产 EP 细胞，经典的产 EP 细胞活化主要有 2 种方式：

1）Toll 样受体（Toll-like receptors, TLR）介导的细胞活化：主要为 LPS 激活产 EP 细胞的方式。在单核 / 巨噬细胞，LPS 与血清中 LPS 结合蛋白（1ipopolysaccharide binding protein, LBP）形成复合物，再与细胞膜表面 CD14（mCD14）结合形成 LPS-LBP-CD14 三重复合物，经 TLR 向细胞内传递信号；在上皮细胞和内皮细胞中，LPS 与 LBP 结合形成的复合物，然后此复合物中的 LPS 又与可溶性 CD14（sCD14）结合形成 LPS-sCD14 复合物，经 TLR 激活细胞。较大剂量的脂多糖可不通过 CD14 途径而直接激活单核 / 巨噬细胞产生内生致热原。

2）T 细胞受体（T cell receptor, TCR）介导的 T 淋巴细胞活化途径：主要为革兰阳性菌的外毒素激活 T 淋巴细胞、B 淋巴细胞以及单核 - 巨噬细胞。细菌抗原直接结合抗原提呈细胞上的主要组织相容性复合体（MHC）- Ⅱ类分子的抗原结合槽外侧，以超抗原形式与 TCR 结合，进而导致一种或多种蛋白酪氨酸激酶的活化过程。

2. **EP 的产生和释放**   经上述受体激活后启动相应的信号转导途径，活化核转录因子，引发内生致热原（如 IFN、TNF、IL-6 等）的基因表达与合成。内生致热原合成后释放入血，通过一定方式引起发热（图 2-14-2）。

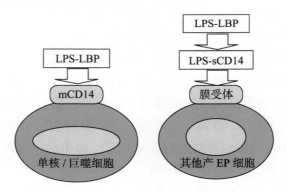

图 2-14-2   产 EP 细胞的激活途径

三、致热信号传入中枢的途径

体温调节中枢位于 PO/AH，而内生致热原中只有 IL-1 和 TNF 等水解产生的短肽可以自由通过血脑屏障，其他的大分子多肽难以透过血脑屏障，目前认为 EP 可能通过以下途径发挥作用。

（一）下丘脑终板血管器

此途径目前认为可能是 EP 作用于体温调节中枢的主要通路。终板血管器（organum vasculosum lamins terminalis, OVLT）位于第三脑室壁视上隐窝处，紧靠 PO/AH。该部位为有孔毛细血管，且未被星形胶质细胞完全包裹，对大分子物质有较高的通透性。但也有人认为，EP 是被分布在此处的巨噬细胞、神经胶质细胞等的膜受体识别结合，产生和释放新的发热介质，将 EP 的信息传递到 PO/AH（图 2-14-3）。

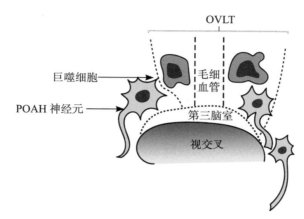

图 2-14-3　OVLT 结构示意图

（二）血脑屏障

有研究发现，在血脑屏障的毛细血管床部位存在有对 IL-1、IL-6、TNF 等蛋白质分子的可饱和转运机制，推测其可将相应的 EP 转运入脑。另外，EP 也可能从脉络丛部位渗入或者易化扩散入脑。

（三）迷走神经传入纤维

研究认为，某些致热原可刺激肝库普弗细胞周围迷走神经传入纤维而将发热信息传入中枢。膈下切断大鼠迷走神经的传入纤维则可阻断腹腔注入 LPS 所引起的脑内 IL-1 mRNA 的转录和发热反应。目前认为胸、腹腔的致热信号可能通过迷走神经传入中枢。

四、体温“调定点”上移的机制

（一）体温调节中枢

一般认为体温调节中枢位于 PO/AH 区含有的温敏神经元可感受和整合来自外周和深部温度信息，损伤该区可以造成体温调节障碍。PO/AH 主要表现为体温的正调节作用，将致热原或发热介质微量注射于此可引起明显的发热反应，同时检测该部位的发热介质显著升高。腹中隔、中杏仁核和弓状核等中枢部位可释放中枢解热介质，产生发热时的体温负向调节。目前认为发热时的体温调节涉及中枢神经系统的多个部位，正、负调节的相互作用决定了调定点上移的水平及发热的幅度和病程。

（二）发热的中枢调节介质

内生致热原不是引起调定点上升的直接物质，只是作为“信使”传递发热信息，引起中枢发热介质的释放，继而引起体温调节中枢调定点上移。根据调节效能的不同，可将中枢发热介质分为正、负两类调节介质。

1. **正调节介质**

1）前列腺素E：前列腺素E（prostaglandin E, PGE）在内生致热原诱导的发热反应中，下丘脑合成和释放PGE，动物的脑脊液及第四脑室中PGE浓度明显升高；下丘脑前部微量注射PGE，可引起实验动物明显发热；使用PGE合成抑制剂阿司匹林等，在体温降低的同时，PGE在脑脊液中的含量也下降。

有学者认为PGE的前体花生四烯酸也是发热介质，多种动物脑室内注入花生四烯酸可以引起明显发热，且其致热作用不受PGE拮抗剂的影响。

2）Na^+/Ca^{2+}比值：研究表明，动物脑室内灌注Na^+可以使体温快速升高，而灌注Ca^{2+}则使体温很快下降；脑室内灌注降钙剂（如EGTA）也可以引起体温升高。因此，认为Na^+/Ca^{2+}比值改变在发热机制中担负着重要的介质作用。内生致热原可能通过升高体温调节中枢Na^+/Ca^{2+}的比值，进一步使调定点上移。

3）环磷酸腺苷：环磷酸腺苷（cyclic adenosine monophosphate, cAMP）作为细胞内的第二信使物质，可能是EP升高"调定点"过程中的重要中间环节。外源性cAMP注入多种动物脑室内可迅速引起发热，潜伏期明显短于EP引起的发热；茶碱（磷酸二酯酶抑制剂，抑制cAMP分解）可增强其致热效应，而尼克酸（磷酸二酯酶激活剂，加快cAMP分解）则减弱其致热效应；在致热因素和EP诱导的发热期间，动物脑脊液中cAMP明显增高，并与发热效应呈正相关。下丘脑中cAMP含量也与内毒素和EP双相热期间的体温变化呈同步性双相变化。

研究表明，Na^+/Ca^{2+}比值改变并不直接引起调定点上移，而是通过cAMP发挥作用。目前认为：内生致热原→下丘脑Na^+/Ca^{2+}比值↑→cAMP↑→调定点上移可能是多种致热原引起发热的重要途径。

4）促肾上腺皮质激素释放激素：促肾上腺皮质激素释放激素（corticotrophin releasing hormone, CRH）是41肽神经激素，主要分布于室旁核和杏仁核，也是一种发热的中枢正调节介质。IL-1、IL-6等均能够刺激下丘脑释放CRH，脑室内注射CRH可引起动物体温明显升高。使用CRH抗体或CRH受体拮抗剂，可完全抑制IL-1β和IL-6等内生致热原的致热作用。但也有研究报道TNF-α和IL-1α引起的发热不依赖于CRH，并且给发热动物脑室内注入CRH可使升高的体温下降。因此，目前倾向认为CRH可能是一种双向调节介质。

5）一氧化氮：一氧化氮（nitric oxide, NO）是一种广泛分布于中枢神经系统的新型神经递质。一氧化氮作为发热中枢介质的可能机制包括：①通过作用于PO/AH、OVLT等部位引起发热时的体温上升；②通过刺激棕色脂肪组织的代谢增加产热；③抑制发热时负调节介质的合成和释放。

2. **负调节介质** 发热时体温升高常随病情加重而升高，但很少超过41℃，即使再增加致热原的剂量体温也会限制在这一范围内。这种"热限"现象证明，体内存在自我限制体温升高的物质，主要包括精氨酸升压素、促黑素细胞激素、膜联蛋白A_1等发热抑制物。

1）精氨酸升压素：精氨酸升压素（arginine vasopressin, AVP）是由下丘脑神经元合成的神经垂体肽类激素，即抗利尿激素（antidiuretic hormone, ADH），是一种与多种中枢神经系统功能（如心血管中枢和学习记忆功能）有关的神经递质。其解热作用机制如下。

①脑内微量注射 AVP 具有解热作用；

② AVP 拮抗剂或受体阻滞剂能阻断 AVP 的解热作用或加强致热原的发热效应。研究发现，不同的环境温度下，AVP 对体温调节的效应器影响不同：在 25℃时，AVP 的解热效应主要表现为散热加强，而在 4℃时，则主要表现为产热减少。这说明 AVP 是通过中枢调节机制来影响体温的。

2）促黑素细胞激素：促黑素细胞激素（α-melanocyte-stimulating hormone, α-MSH）是由腺垂体分泌的一种多肽类激素，由 13 个氨基酸组成。α-MSH 是迄今为止发现的效应最强的解热物质，比对乙酰氨基酚（acetaminophen）的解热作用强 2.5 万倍左右。研究表明：

①经不同途径将 α-MSH 注入脑室、静脉、PO/AH 均能减弱 EP 引起的发热；

②在 EP 引起发热时，脑室中隔区 α-MSH 含量增加，而且将 α-MSH 注射于此区可使发热减弱，表明其解热作用位点可能在此区；

③在 α-MSH 的解热实验中，家兔耳皮肤温度升高，说明其解热作用与增强散热有关；

④内源性 α-MSH 能够限制发热的程度和持续时间，使用 α-MSH 抗体预先阻断内源性 α-MSH 的作用，能明显增强 IL-1 引起的发热强度和延长持续时间。

3）膜联蛋白 A_1：膜联蛋白 A_1（annexin A_1）又称脂皮质蛋白 -1（1ipocortin-1），是一种钙依赖性磷脂结合蛋白。膜联蛋白 A_1 在体内分布广泛，主要存在于脑、肺等器官。向大鼠中枢内注射膜联蛋白 A_1，可明显抑制 IL-1β、IL-6、CRH 等诱导的发热反应。研究还发现糖皮质激素发挥解热作用依赖于脑内膜联蛋白 A_1 的释放。

4）白细胞介素 -10：白细胞介素 -10（IL-10）在 LPS 引起发热的实验中，将 IL-10 注入动物脑室或静脉内，可明显抑制 IL-1β、IL-6 和 TNF 的增高。目前认为，IL-10 有可能也是一种发热时体温调节的中枢负调节介质。

发热时机体对发热激活物的反应和调控是一个逐级整合、有序递进的过程，最后将致热信息准确传送到体温调节中枢。体温调节中枢受到致热信息激活后，正、负调节中枢经过一系列神经 – 内分泌调控，通过正、负调节介质间的相互作用，将"调定点"重置于与发热激活物刺激强度相吻合的水平。调定点的上移引发了机体随后一系列功能代谢的调节性变化（图 2-14-4）。

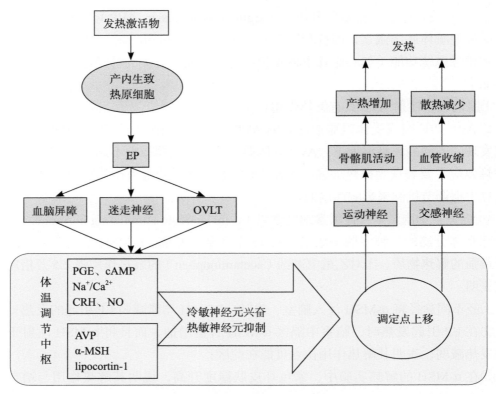

图 2-14-4　发热的发病学机制示意图

第二节　发热的时相及其热代谢特点

根据体温改变，发热的临床过程大致可分为 3 个时相。

一、体温上升期（寒战期）

发热的初始阶段，由于调定点上移，正常体温变成了"冷刺激"，体温调节中枢发出"升温"指令，体核温度迅速或逐渐升高。此期患者皮肤苍白、自感发冷或畏寒，可出现"鸡皮"等现象，相当于健康人暴露于冷环境中出现的生理性反应。交感神经兴奋引起皮肤血管收缩、血流减少使皮肤苍白、皮肤温度下降。皮温下降刺激冷感受器使患者自感发冷，严重时可表现为"恶寒"。交感神经的传出冲动引起皮肤立毛肌收缩，出现"鸡皮"。位于下丘脑后部的寒战中枢发出冲动，经脊髓侧索的网状脊髓束和红核脊髓束，通过运动神经引起骨骼肌不随意的周期性收缩，引起寒战。寒战是屈肌和伸肌的同时收缩，产热率较高，代谢可比正常增加 4 ~ 5 倍。

此期热代谢特点是散热减少、产热增多，产热大于散热，引起体温上升。

二、高温持续期（高峰期）

当体温升高达到新的调定点水平后，不再继续上升，而是在与这个新调定点相适应的高水平上波动，因此称为高温持续期、高峰期或稽留期（fastigium）。不同的发热性疾病，高峰期持续时间可持续几小时（如疟疾）、几天（如大叶性肺炎）或数周（如伤寒）不等。

此期体温与调定点相适应，寒战、鸡皮等现象停止，开始出现散热反应。皮肤血管由收缩转为舒张，皮肤血流增多，因而皮肤发红、皮温增高，使散热增加。皮肤温度增高，热感受器将信息传入中枢而使患者产生酷热感。高热期皮肤水分蒸发增多引起皮肤和口唇干燥。

本期体核温度与上升的调定点水平相适应，热代谢特点是产热与散热在较高水平上保持相对平衡。

三、体温下降期（退热期）

度过了高温持续期后，随着发热激活物、EP 及各种发热介质的清除，体温调节中枢的调定点回到正常水平。这时体核温度高于调定点水平，PO/AH 的温敏神经元频率发放增加，引起降温反应，体温开始下降，逐渐恢复到与正常调定点相适应的水平。

此期下丘脑发出降温指令，一方面抑制交感神经，皮肤血管扩张，散热增加；另一方面刺激出汗中枢，汗腺分泌增加，患者大量出汗，除引起皮肤潮湿外，严重者可导致脱水。本期热代谢特点是散热多于产热，体温下降，直至与回降的调定点相适应。对于退热期患者，应注意防止因大汗所致的细胞外液容量不足，甚至低血容量性休克，尤其是体温骤降或伴有心功能障碍者，更应密切注意。

发热各期体温与调定点的关系见图 2-14-5。

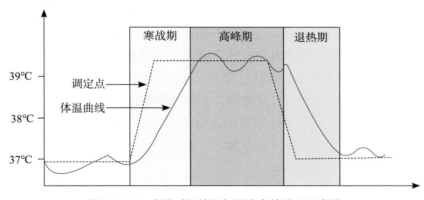

图 2-14-5　发热时相体温与调定点的关系示意图

第三节　发热时机体代谢与功能变化

除原发病引起的各种改变外，发热时的体温升高、EP 以及体温调节效应也可以引起机体一系列代谢与功能变化。

一、物质代谢的变化

发热时通过寒战和代谢率的提高使三大营养物质分解加强，这是体温升高的物质基础。一般认为，体温每升高 1℃，基础代谢率大约提高 13%。持久发热患者机体消耗过多，而营养物质得不到相应的补充，而出现消瘦和体重下降。

1.**糖类代谢**　发热时能量消耗大大增加，对糖类的需求增多，使糖类的分解代谢增强，肝糖原和肌糖原储备减少。寒战期肌肉活动增强，由于相对氧供不足，无氧酵解加强使乳酸大量生成，可引起代谢性酸中毒，发热时的肌肉酸痛也可能与此有关。

2.**脂肪代谢**　发热时由于糖原储备减少、营养摄入不足，机体动员脂肪分解供能加强。另外，交感 - 肾上腺髓质系统兴奋性增强、脂解激素分泌增加，也可促进储备脂肪动员加速，患者可出现酮血症和酮尿。此外，发热时人体内的棕色脂肪组织代谢亦明显增高，在婴儿期尤为突出，是体内非寒战性产热的主要来源，对于维持机体的体温和能量平衡起重要作用。

3.**蛋白质代谢**　发热时蛋白质代谢亦明显加快，血浆中游离氨基酸水平增高，尿素氮比正常人增加 2 ~ 3 倍，此时如果未能及时补充足够的蛋白质，将产生负氮平衡。实验证实，IL-1 可通过 PGE 合成增多导致骨骼肌蛋白分解加强，后者是疾病急性期反应之一，除保证能量供应之外，还可为肝脏提供大量的游离氨基酸，用于急性期反应蛋白的合成和组织修复，提高组织抗感染能力和提高机体抵抗力。

4.**水、盐及维生素代谢**　在体温上升期，由于交感 - 肾上腺髓质系统兴奋，肾血流量减少，导致尿量明显减少和水钠潴留。在体温下降期，由于尿量恢复和大量出汗，再加上高温持续期经呼吸道、皮肤蒸发的水分增加，可导致水和 Na^+ 的大量丢失，严重者甚至引起脱水，应及时补充水和电解质。另外，发热时组织分解增强，细胞内 K^+ 释放入血增多，容易继发高钾血症。

发热尤其是长期发热患者，由于糖、脂肪和蛋白质分解加强，参与酶系统组成的维生素消耗过多，特别是维生素 B 族及 C 族，应注意及时补充。

二、生理功能变化

1.**中枢神经系统**　发热时的症状主要集中在中枢神经系统，患者常感不适、头晕、头痛、嗜睡等，大多是由 EP 直接引起的。高热（40 ~ 41℃）及交感神经兴奋可使患者出现烦躁、谵妄、幻觉等，持续高热还可引起昏迷。有些高热患者神经系统也可处于抑制状态，出现反应淡漠、嗜睡等症状，可能与 IL-1 的作用有关。

对于 6 个月至 4 岁的小儿，高热容易引起热惊厥，出现意识丧失、四肢抽搐等表现，这可能与小儿中枢神经系统发育尚未成熟有关。

2. 循环系统 发热时心率加快，体温每上升 1℃，心率约增加 18 次 / 分，儿童可增加得更快，主要是交感 - 肾上腺髓质系统兴奋和血温升高刺激窦房结的结果。一定程度的心率加快可增加心排血量，但对心肌劳损或有潜在心脏疾病的患者，则会加重心肌负担而易诱发心力衰竭。在寒战期间，心率加快和外周血管收缩可使血压轻度升高；而高温持续期和退热期因外周血管舒张，血压可轻度下降。少数患者体温骤降大量出汗，可引起脱水甚至低血容量性休克，应及时预防。

3. 呼吸系统 发热时，血温增高可刺激呼吸中枢并提高呼吸中枢对 CO_2 的敏感性，另外酸性代谢产物产生增多也对呼吸中枢有兴奋作用。呼吸中枢兴奋使患者呼吸加深加快，在增加热量散发的同时，也可引起呼吸性碱中毒和高渗性脱水。持续的体温升高可引起大脑皮质和呼吸中枢的抑制，使呼吸变浅变慢或不规则。

4. 消化系统 发热时交感神经兴奋，消化液分泌减少，胃肠蠕动减慢，各种消化酶活性降低，食物的消化、吸收与排泄功能异常。患者出现口干、口腔异味、食欲下降、厌食、恶心、呕吐、腹胀、便秘等消化道症状。由于患者对脂肪、蛋白质的消化吸收差，应给予多糖、多维生素的清淡饮食。

5. 免疫系统 EP 本身就是一些免疫调控因子，如 IL-1、IL-6 可刺激 T、B 淋巴细胞增殖活化，诱导肝细胞分泌急性期反应蛋白；IFN 是一种抗病毒细胞因子，能增强巨噬细胞和自然杀伤细胞的活性；TNF 具有抗肿瘤活性，能增强吞噬细胞的杀菌活性，促进 B 淋巴细胞的分化，并诱导其他多种细胞因子的生成。此外，发热时 EP 会降低血清铁水平，从而抑制微生物的生长繁殖。因此，发热时免疫系统的整体功能增强。有研究表明，一定高温能灭活对高温敏感的病原微生物，如淋球菌、肺炎球菌和梅毒螺旋体。有学者已将发热疗法用于治疗淋球菌尿道炎和神经梅毒等疾病，并已获得了成功。但也有资料表明，发热可能会降低免疫细胞功能（如抑制 NK 细胞的活性）和机体的抗感染能力（如人工发热可降低感染沙门菌大鼠的生存率）。持续高热也可造成免疫系统的功能紊乱。

第四节 发热的测量及临床表现

一、体温测量方法

临床上，常用的体温测量方法有腋测法、口测法和肛测法，近年来出现了耳测法和额测法。所用的体温计有水银体温计、电子体温计和红外线体温计。

1. 腋测法

将体温计头端置于患者腋窝深处，嘱患者用上臂将体温计夹紧，10分钟后读数。正常值36～37℃。使用该法时，注意腋窝处应无致热或降温物品，并应将腋窝汗液擦干，以免影响测定结果。该法简便、安全，且不易发生交叉感染，为最常用的体温测定方法。

2. 口测法

将消毒后的体温计头端置于患者舌下，让其紧闭口唇，5分钟后读数。正常值为36.3～37.2℃。使用该法时应嘱患者不用口腔呼吸，测量前10分钟内禁饮热水和冰水，以免影响测量结果。该法结果较为准确，但不能用于婴幼儿及神志不清者。

3. 肛测法

让患者取侧卧位，将肛门体温计头端涂以润滑剂后，缓慢插入肛门内达体温计长度的一半为止，5分钟后读数。正常值为36.5～37.7℃。肛测法一般较口测法读数高0.2～0.5℃。该法测值稳定，多用于婴幼儿及神志不清者。

4. 耳测法

应用红外线耳式体温计，测量鼓膜的温度，此法多用于婴幼儿。

5. 额测法

应用红外线测温计，测量额头皮肤温度，此法常用于体温筛查。

二、发热的分度

根据体温，可将发热分为：

（1）低热：37.3～38℃。

（2）中等度热：38.1～39℃。

（3）高热：39.1～41℃。

（4）超高热：41℃以上。

三、常见热型及临床意义

将患者在不同时间测得的体温数值分别记录在体温单上，再把各体温数值点连接起来的曲线称为体温曲线，该曲线的形态（形状）称为热型（fever type）。热型对疾病诊断有一定的提示作用。

临床上常见的热型如下：

1. 稽留热（continued fever）

体温持续在39～40℃或以上，达数天或数周，24小时内体温波动不超过1℃。常见于肺炎球菌肺炎、斑疹伤寒及伤寒高热期（图2-14-6）。

2. 弛张热（remittent fever）

弛张热又称为脓毒症热型。体温常在39℃以上，24小时内体温波动超过2℃，但都在正常水平以上。常见于脓毒症、风湿热、化脓性炎症、重症肺结核等（图2-14-7）。

3. 间歇热（intermittent fever）

体温骤升达39℃以上，高峰后持续数小时，又迅速降至正常水平，无热期可持续

1天至数天,高热期与无热期反复交替出现。常见于疟疾、急性肾盂肾炎等（图2-14-8）。

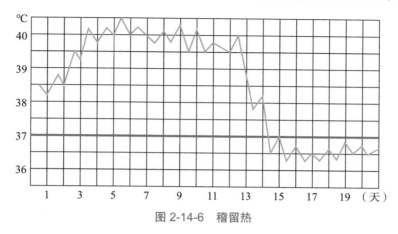

图 2-14-6 稽留热

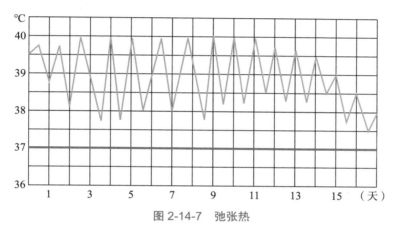

图 2-14-7 弛张热

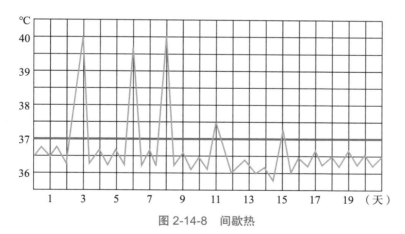

图 2-14-8 间歇热

4. **波状热**（undulant fever）

体温逐渐上升达39℃或以上,数天后又下降至正常水平,持续数天后又逐渐升高,如此反复多次。常见于布鲁菌病（brucellosis）（图2-14-9）。

5. **回归热**（recurrent fever）

体温骤升至39℃或以上,持续数天后又骤然下降至正常水平,数天后体温又骤升,如此规律性交替出现。见于回归热、霍奇金病（图2-14-10）。

6. 不规则热（irregular fever）

发热的体温曲线无一定规律。见于结核病、癌性发热、支气管肺炎等（图2-14-11）。

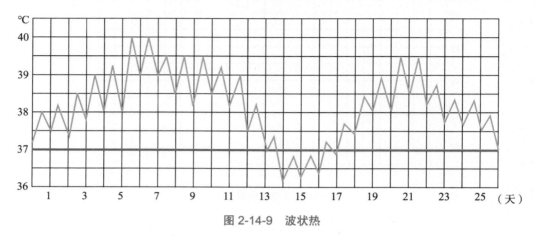

图2-14-9　波状热

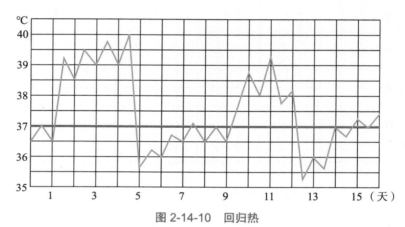

图2-14-10　回归热

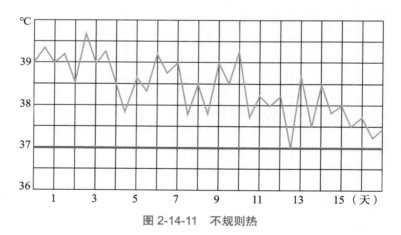

图2-14-11　不规则热

　　但应注意，由于抗生素、解热药、糖皮质激素的应用，可使某些疾病的特征性热型变得不典型或呈不规则热型，此外热型也与患者个体反应的强弱有关。

第五节　发热防治的病理生理基础

发热是动物进化过程中获得的保护性反应。一般认为，中度、低度的发热能增强单核-巨噬细胞系统的功能，促进淋巴细胞的转化，有利于抗体的形成，并能增强肝脏的解毒功能，从而提高机体的抗感染能力。但高热（＞40℃）或长期发热则对机体产生不良的影响，可导致烦躁谵妄、负氮平衡、心肺负荷加重、细胞外液容量不足，甚至低血容量性休克等多种危害，因此需正确认识和及时处理。

一、积极治疗原发病，去除致热的原因

大多数发热性疾病都是由感染性疾病引起的，最常见的是各种病毒性感染，在这种情况下，发热的原因比较容易确定。积极治疗原发性疾病，随着发热激活物、内生致热原和中枢介质的清除，发热反应往往可以缓解。

二、发热的一般处理

发热是一个重要的疾病信号，典型的体温曲线变化常具有重要的诊断价值，且一定程度的发热有利于增强机体防御功能。某些致病微生物，如淋球菌、梅毒螺旋体等不耐热，一定程度的体温升高可将其杀灭。因此，体温＜40℃，且不伴有其他严重疾病者，不必急于采取解热措施。由于发热患者有一系列机体代谢变化，故必须对其进行必要的监护和营养支持。

（1）注意监护心血管功能状况，对既往有心脏疾患的患者，更应注意体温骤降时，防止发生循环衰竭。

（2）对于消耗性发热患者，提供足够营养物质，包括维生素，防止过多消耗和负氮平衡。

（3）注意发热患者的水盐代谢，补充足够水分，防止脱水，及时纠正水、电解质紊乱和酸碱代谢障碍。

三、必须及时解热的情况

下述情况时，发热能够加重病情甚至威胁生命，应及时、迅速解热。

1.高热　高热病例（体温高于40℃），尤其是达到41℃以上者，中枢神经系统可受到较大的影响，患者可出现明显不适、头痛、意识障碍和惊厥等。因而，对于高热病例，无论有无明显的原发病，都应尽早解热。尤其是小儿高热，容易诱发热惊厥，更应及早预防。

2.心脏病患者　发热时心率增快、循环加速，增加心脏负担，易诱发心力衰竭。因而，对心脏病患者及有潜在心肌损害者也须及早解热。

3. **妊娠期女性** 发热可使胎儿发育障碍而导致畸胎，是一个重要的致畸因素。孕妇应尽量避免发热或人工过热（如洗桑拿浴），尤其在妊娠中晚期，循环血量增多，发热会进一步增加心脏负担，甚至可能诱发心力衰竭。因此，妊娠期伴发热要及时解热。

4. **肿瘤患者** 癌性发热是恶性肿瘤患者的常见症状，由于这类患者的抵抗力低下、能量消耗大，发热会导致体能的进一步消耗，应注意紧急解热。

四、解热的具体措施

（一）药物解热

1. **化学药物** 具有解热作用的非甾体类解热镇痛药有多种类别，解热镇痛抗炎效果特点各异。典型代表水杨酸类药物的解热机制可能是：作用于 PO/AH 附近使中枢神经元的功能复原；阻断 PGE 合成；可能还以其他方式发挥作用。

2. **类固醇解热药** 以糖皮质激素为代表，主要原理可能为：①抑制内生致热原的合成和释放；②抑制免疫反应和炎症反应；③中枢效应。

3. **清热解毒中草药** 这些药物也有一定解热作用，可适当选用。

（二）物理降温

从发热的机制来看，物理降温作用有限，因为"调定点"未降之前用物理方法（冷敷、酒精擦浴等）强行降低血温，会引起机体更明显的产热反应。但当过高的体温将损害中枢神经系统时，头部的局部性物理降温可能有助于保护大脑。在高热或病情危急时，可采用冰帽或冰带冷敷头部、四肢大血管处用酒精擦浴以促进散热等；也可将患者置较低温度的环境中，加强空气流通，以增加对流散热。有人报道针刺曲池、内关穴也有一定的退热作用。

（石　磊　陆　楠）

参考文献

［1］王建枝，钱睿哲 . 病理生理学 [M]. 9 版 . 北京：人民卫生出版社，2018.

［2］王建枝 . 病理生理学（八年制）[M]. 3 版 . 北京：人民卫生出版社，2015.

［3］Theresa M. Capriotti. Davis Advantage for Pathophysiology[M]. 2th. F.A. Davis Company, 2020.

中英文索引

C

D

E

F

Note

Note

K

L

M

Note

Note

X

Note